Arne Burchartz / Beate Kunze (Hrsg.)
Mitherausgegeben von der Fachzeitschrift
Kinder- und Jugendlichen-Psychotherapie

Psychodynamische
Kinder- und Jugendlichen-Psychotherapie
Band 2: Theorie und Praxis der Behandlung

BA
V

Auf der Grundlage der Psychoanalyse haben sich eine Fülle technischer und methodischer Behandlungsansätze für die psychischen und psychosomatischen Krisen und Erkrankungen von Kindern und Jugendlichen ausdifferenziert. Je nach Alter, Entwicklungsstand, Strukturniveau der Störung und familiärem Hintergrund kann die Behandlungspraxis ganz verschieden aussehen. Der Band repräsentiert diese Bandbreite mit Texten zur Psychotherapie vom Säuglingsalter bis in die Adoleszenz, zu verschiedenen Störungen: Angststörung, psychosomatischen Störungen, Traumafolgen, Dissozialität, Selbstverletzungen usw. Ebenso kommen praktische Prinzipien zur Sprache: der Rahmen, die Deutung, das Spiel, die Fantasietätigkeit und nicht zuletzt die Arbeit mit den Eltern.
Die Beiträge stammen von erfahrenen Kinder- und Jugendlichen-Psychotherapeuten, die sich über die Schulter schauen lassen und Einblicke in ihre alltägliche psychotherapeutische Arbeit eröffnen.

Arne Burchartz, Diplom-Pädagoge und Theologe, Kinder- und Jugendlichen-Psychotherapeut in eigener Praxis, Dozent und Supervisor an analytischen und tiefenpsychologischen Instituten, Mitherausgeber und Redakteur der Zeitschrift *Kinder- und Jugendlichen-Psychotherapie (KJP)*, Mitherausgeber der Buchreihe *Psychodynamische Psychotherapie mit Kindern, Jugendlichen und jungen Erwachsenen*. Aktuelle Veröffentlichung: *Traumatisierung bei Kindern und Jugendlichen. Psychodynamisch verstehen und behandeln* (2. Aufl., 2024).

Beate Kunze, Kinder- und Jugendlichen-Psychotherapeutin, Supervisorin am Anna-Freud-Institut, Kita- Supervisorin im Rahmen des Starthilfe-Projektes der Stadt Frankfurt, Herausgeberin der Fachzeitschrift für *Kinder- und Jugendlichen-Psychotherapie (KJP)*, Mitarbeiterin in der Walk-In-Sprechstunde für Jugendliche des Anna-Freud-Institutes, Frankfurt. Veröffentlichung zu einer Fokaltherapie mit einer 18-jährigen Jugendlichen.

Arne Burchartz / Beate Kunze (Hrsg.)

Psychodynamische Kinder- und Jugendlichen-Psychotherapie

Band 2: Theorie und Praxis der Behandlung

Mitherausgegeben von der Fachzeitschrift
Kinder- und Jugendlichen-Psychotherapie

Mit Beiträgen von Rose Ahlheim, Marie-Luise Althoff,
Susanne Benzel, Claudia Burkhardt-Mußmann,
Heidemarie Eickmann, Michael Günter, Gabriele Häußler,
Thomas Hüller, Ellen Lang-Langer, Johan Norman, Angelika Staehle,
Gabriele Teckentrupp, Erwin Sturm, Gisela Zeller-Steinbrich

Brandes & Apsel

Auf Wunsch informieren wir Sie regelmäßig mit unseren Katalogen *Frische Bücher* und *Psychoanalyse-Katalog*. Wir verwenden Ihre Daten ausschließlich für die Zusendung unserer beiden Kataloge laut der EU-Datenschutzrichtlinie und dem BDS-Gesetz.
Bitte senden Sie uns dafür eine E-Mail an info@brandes-apsel.de mit Ihrer Postadresse. Außerdem finden Sie unser Gesamtverzeichnis mit aktuellen Informationen im Internet unter: www.brandes-apsel.de sowie www.kjp-zeitschrift.de

1. Auflage 2025

Umschlag und DTP: Brandes & Apsel Verlag.
Druck: STEGA TISAK d. o. o., Heinzelova 60/1, 10000 Zagreb, Kroatien
Kontakt: upit@stega-tisak.hr
Printed in Croatia, gedruckt auf säurefreiem, alterungsbeständigem und chlorfrei gebleichtem Papier, FSC CO15522

Bibliografische Information der Deutschen Nationalbibliothek:
Die Deutsche Nationalbibliothek verzeichnet diese Publikation in der Deutschen Nationalbibliografie; detaillierte bibliografische Daten sind im Internet über www.ddb.de abrufbar.

ISBN 978-3-95558-395-8

Inhalt

Vorwort

Sie halten den zweiten Band der Reihe *Psychodynamische Kinder- und Jugendlichen-Psychotherapie. Theorie und Praxis der Behandlung* in den Händen.

Sigmund Freud hat seine Leser und Hörer stets an der Art und Weise seiner Erkenntnisgewinnung teilhaben lassen. Das dokumentiert sich nicht allein in seinem Schreibstil, sondern besonders in seinen Fallberichten. »… es berührt mich selbst noch eigentümlich, daß die Krankengeschichten, die ich schreibe, wie Novellen zu lesen sind…« (Freud, S., 1895d, mit Breuer, J.; *Studien über Hysterie*. GW I, Frankfurt a. M., S. 227). Dabei blieb er stets selbstkritischer Wissenschaftler und scheute sich nicht, auch anhand von Fallberichten, die für ihn nicht schmeichelhaft verlaufen sind, das psychoanalytische Wissen zu vertiefen.

Hermann Argelander leitet das Buch *Zeit allein heilt keine Wunden* so ein:

> »Vielleicht vermissen wir heute Falldarstellungen, weil die Kunst nicht mehr so hoch im Kurs steht, Lebensgeschichten zu erzählen, dass ein Leser sie ohne Mühe verstehen und sich von ihnen ergreifen lassen kann. Diese Kunst ist um so höher zu bewerten, je weniger der Leser bemerkt, wie viel an wissenschaftlicher Systematik und mühevoller Kleinarbeit in diese Darstellungen eingeht.« (Eckstaedt, A., Klüwer, R., 1980, *Zeit allein heilt keine Wunden*. Frankfurt a. M., S. 7)

Geleitet von diesem Vorbild wollen wir in dem hier vorliegenden Band dem Leser die Möglichkeit geben, analytischen Kinderpsychotherapeuten gewissermaßen über die Schulter zu schauen – oder hinter die Türe des Behandlungszimmers.

Mit dem Band 2 liegt eine Sammlung von 14 Texten zur klinischen Praxis der psychodynamischen Kinder- und Jugendlichen-Psychotherapie vor. Der Schwerpunkt liegt auf Fallberichten, die verknüpft werden mit theoretischen und vor allem behandlungstechnischen Überlegungen, nachdem im Band 1 die metapsychologischen Grundlagen dargestellt wurden. Der Bogen spannt sich über alle Altersstufen der Kindheit und Jugend, vom Säugling bis zum jungen Erwachsenen. Wir haben uns bemüht, mit unserer Auswahl ein weites Spektrum von Störungsbildern abzudecken.

Alle Artikel fokussieren in der therapeutischen Arbeit zwischen Patientin und Patient und Therapeutin und Therapeut auf das Aufsuchen und Verstehen des Unbewussten und in diesem Kontext auf den unbewussten inneren Konflikt des

Kindes, des Jugendlichen unter Einbeziehung der vergangenen und aktuellen äußeren familiären Realität.

Die Beiträge untersuchen die Übertragungsangebote des Patienten und erforschen, wie sich unbewusste Erfahrungen, internalisierte Beziehungsszenen, Traumata in der therapeutischen Beziehung reinszenieren und abbilden müssen, vor allem, wenn es zu Fixierungen auf nonverbalem Niveau kam.

Die Darstellung von Übertragungsprozessen und Gegenübertragungsmanifestationen z. B. der negativen Übertragung oder auch einem Nicht-Verstehen, das vom Therapeuten auszuhalten ist, werden theoretisch eingeordnet und miteinander verzahnt präsentiert.

Es wird vielfach aufgezeigt, dass ein Agieren der Patientin und des Patienten nicht ausschließlich als Abwehrmaßnahme einzuschätzen ist, sondern der interpersonellen Kommunikation via projektiver Identifizierung dient, mit der Hoffnung der Patientin und des Patienten, gesehen, (aus)gehalten und verstanden zu werden.

Die Funktion und Bedeutung von Containment, von Interventionen und Deutungen im Gespräch und im Spiel wird für eine Durcharbeitung der unbewussten inneren Konfliktsituation anschaulich, oft berührend als »work in progress« beschrieben. Es werden darüber hinaus Grenzen unserer Arbeit diskutiert und reflektiert.

Die Besonderheit der kindertherapeutischen Arbeit besteht u. a. darin, dass wir auch mit den realen Eltern und Bezugspersonen in den diversen Familienkonstellationen unserer Patientinnen und Patienten sprechen. Der Arbeit mit Bezugspersonen ist ebenfalls ein Artikel gewidmet.

Wir gehen davon aus, dass die Beiträge in diesem Buch für die klinische Praxis anregend und überaus hilfreich sind. Die Auswahl erfolgte in mehreren Verdichtungsschritten aufgrund der Kriterien, die für die psychodynamische Psychotherapie grundlegend sind:

- die Psychologie des Unbewussten
- die psychoanalytische Entwicklungspsychologie
- die Neurosenlehre
- Konfliktdynamik und Objektbeziehungen
- Übertragung und Gegenübertragung
- Abwehr und Widerstand
- Regression und Progression
- eine therapeutische Beziehung innerhalb eines verlässlichen äußeren Rahmens
- ein Zugang zum szenischen Verstehens
  (vgl. Burchartz A. [2021]. *Psychodynamische Psychotherapie bei Kindern und Jugendlichen.* Stuttgart: Kohlhammer, S. 40).

Es ist nicht schwer, eine Fülle bemerkenswerter Texte in den Heften aus über 30 Jahrgängen zu finden – schwer jedoch fiel uns der unvermeidliche Umstand, dass wir auf so manchen wertvollen Beitrag verzichten mussten. Eine gewisse Entschädigung dafür liegt jedoch darin, dass die meisten der Ausgaben noch verfügbar sind, zumindest online (www.brandes-apsel.de/fachzeitschriften/kinder-und-jugendlichen-psychotherapie-kjp/).

Die Mehrzahl der Autorinnen und Autoren konnte ihre Texte noch einmal gegenlesen und aktualisieren. Manches wurde aber auch im historischen Kontext belassen und sollte vor diesem Hintergrund gelesen werden. Johan Norman ist inzwischen verstorben, sein Artikel erscheint in der Fassung der Erstveröffentlichung, lediglich die Schreibweise wurde angepasst.

Auch für diesen zweiten Band gilt, was wir bereits im Vorwort des ersten Bandes geschrieben haben:

Wir wünschen Ihnen eine angeregte Lektüre, Interesse und Neugier für eine Vertiefung und inhaltliche Auseinandersetzung mit der Psychoanalyse von Kindern und Jugendlichen. Möglicherweise motiviert dieser Band auch manche langjährige Leserin, manchen langjährigen Leser unserer Zeitschrift dazu, einmal zu den »alten Heften« zu greifen, neben unserer kleinen Auswahl gibt es da Vieles (neu?) zu entdecken!

Für die Redaktion:

Beate Kunze
Arne Burchartz

Marie-Luise Althoff

Der Rahmen – seine Konstituierung und Inszenierung in ersten Begegnungen mit Kindern[1]

Der Rahmen und seine Konstituierung

Mit dem Erstkontakt entsteht ein Rahmen der Begegnung. Es wird eine Zeit und ein Ort vereinbart. Die Begrüßung erfolgt nach bestimmten Gepflogenheiten. Aus dem Rahmen fällt das zwölfjährige Kind, das beim ersten Kontakt sagt: »Hallo Marie-Luise, was geht; wie geht es dir?« Besonders eindrücklich zeigen sich in den Momenten des Kennenlernens erste Besonderheiten. Es gibt z. B. sofort Hinweise auf die Zuverlässigkeit und Absprachefähigkeit der Patienten und Bezugspersonen. Ebenso ergeben sich oft erste (unbewusste) Handlungsdialoge, die mehr oder weniger klar als Botschaft verstanden werden können. Zu einer Mutter sagte ich z. B. im Flur: »Sie können Ihre Jacke gerne an der Garderobe lassen.« Sie entgegnete lachend: »Lieber warm anziehen hier!«

Es ist auch unsere Aufgabe, den Rahmen von Anfang an erklärend und strukturierend zu vertreten. Haben die Bezugspersonen oder Patienten noch keine Therapieerfahrungen, so empfiehlt es sich, darauf hinzuweisen, dass es sich um eine Bestellpraxis handelt: »Bitte kommen Sie pünktlich. Die Sitzungen beginnen genau zur vereinbarten Zeit.«

In der Kinderpsychotherapie beginnen die Patienten meist sofort zu spielen. Die in den Spielen entstehenden spielerischen und magischen Elemente kommen als initiale Übertragungen zur Geltung. In der psychodynamischen Psychotherapie ist es unsere Aufgabe, die uns unbewusst zugewiesenen Übertragungsrollen zu erkennen und einen Umgang damit zu finden. Damit lassen wir uns auf die reale Spielebene und zugleich auf die unbewusste psychische Realität des Patienten ein. Wir können oft beobachten, dass uns – als Vertretern des Rahmens – magische Kräfte zugeschrieben werden, die uns eine Machtposition verleihen. Mit dieser Machtzuschreibung muss sorgfältig umgegangen werden. Oft fühle ich die Zuschreibung magischer Kräfte, wenn Patienten oder Eltern ihre

1 Vortrag gehalten auf der 12. Kinderanalytischen Konferenz des Mainzer Psychoanalytischen Instituts am 26.10.2019.

Schwierigkeiten geschildert haben, mich – wohlbemerkt in der ersten Begegnung – fragend anschauen und eine Lösung erwarten. Dann fühle ich mich unter Druck, manchmal auch hilflos, gebe dann den Patienten oder Eltern meist als Antwort, dass jede Lösung individuell sei und gemeinsam gefunden werden müsse. Schon die Einhaltung des äußeren Rahmens einer Kinder- oder Jugendlichen-Psychotherapie ist herausfordernd: Der Kontakt zu dem Kind oder Jugendlichen und gleichzeitig zu den Bezugspersonen muss gehalten werden. Die Spielsachen und das Spielzimmer in Ordnung und up to date zu halten, ist oft eine Herausforderung.

Zu den inneren Belastungsfaktoren zählen unspezifische, generelle Ängste, die mit der Behandlung von Kindern als solchen verbunden sind, wie z. B. Ängste vor der Verantwortung, die man übernehmen muss. Esther Bick schreibt dazu:

> »Diese Ängste sind wesentlich größer, wenn es um Kinder und nicht um Erwachsene geht, nicht nur, weil die Verantwortung eine doppelte ist – dem Kind wie auch seinen Eltern gegenüber –, sondern auch deshalb, weil die Verantwortung für den Analytiker umso größer ist, je unreifer das Ich des Patienten ist.« (Bick, 1962/1991, S. 227)

Schwer erträglich kann die Intensität der Abhängigkeit des Kindes sein, die Intensität seiner positiven und negativen Übertragung, der primitive Charakter seiner Fantasien: All das wird unsere *eigenen* unbewussten Ängste wieder*beleben*. Bick schreibt:

> »Das Material des Kindes ist überdies unter Umständen schwerer zu verstehen als das des Erwachsenen. [...] In der Kinderanalyse tappt man unter Umständen lange Zeit völlig im Dunkeln, bis plötzlich aus der Tiefe etwas hervorkommt, das Licht auf die Vorgänge wirft, und man deutet, ohne in jedem Fall erkennen zu können, wie man zu dieser bestimmten Schlussfolgerung gelangt ist. Der Kinderanalytiker ist stärker auf sein Unbewusstes angewiesen, das ihm Hinweise auf die Bedeutung des Spiels und der non-verbalen Kommunikationen des Kindes vermittelt.« (a.a.O., S. 230)

Sich dem eigenen Unbewussten zu überlassen, bedeutet aber oft, dass es anstrengend ist, gleichzeitig den Rahmen zu halten. Aber gerade die Erfahrung eines sehr intimen therapeutischen Raumes ist zentral für die kinderanalytische Arbeit. Diese Notwendigkeit ist Außenstehenden oder Laien oft nicht leicht vermittelbar. Zur Entstehung dieses intimen therapeutischen Raumes trägt die Konstituierung und Handhabung des Rahmens wesentlich bei. Ein Rahmen ist natürlich von Anfang an präsent, wie Pflichthofer feststellt: »Der Rahmen gehört mit zur Empfangswelt.« (Pflichthofer, 2011, S. 37)

Mit der ersten Begegnung zwischen Patient und Therapeut oder Bezugspersonen und Therapeut beginnen Rahmenkommunikationen und damit beginnt die Therapie insgesamt. Es wird manchmal – je nachdem wie aktiv der Therapeut seine diagnostischen Erkenntnisse gewinnt – erst nach den probatorischen Sitzungen mit »freier Assoziation« und »freiem Spiel« des Patienten oder der Bezugspersonen und der gleichschwebenden Aufmerksamkeit des Therapeuten begonnen. Jedoch entwickelt sich die Begegnung zwischen Patient und Therapeut bzw. Bezugspersonen und Therapeut von Anfang an unter dem Aspekt der sich inszenierenden Beziehung (im Sinne Argelanders, 1970a, 1970b) und des sich konturierenden Übertragungs-, Gegenübertragungsgeschehens sowie des sich bildenden Therapierahmens.

Besonders in den ersten Sitzungen einer Psychotherapie wird ständig ein zirkulärer Prozess der Entwicklung von Behandlungsregeln durchlaufen:

a) Die Interaktion zwischen Therapeut und Patient führt zum Entwickeln von Regeln.
b) Das Entwickeln von Regeln führt dazu, dass Regeln zum Kontext und damit Auslöser für unbewusste Kommunikation und Interaktion werden.
c) Der Kontext beeinflusst also die Interaktion. Es folgt wieder Schritt a), etc...

Die Etablierung des Rahmens ist Teil der direkten Beziehung zwischen Patient, Bezugspersonen und Therapeut. Diese wird *direkt* genannt, »weil sie unter der Bedingung steht, die Aufgabe sofort und unter Mitbeteiligung des Objekts zu lösen«; sie sei deshalb »nicht simulativ« (Moser, 2001, S. 102). Tatsächlich erwartet der Therapeut ja z. B. ganz konkret, dass der Patient oder die Bezugspersonen *wirklich* pünktlich zur Sitzung erscheinen und zu reden beginnen, so wie Patient und Bezugspersonen erwarten, dass der Therapeut sich ihnen *wirklich* zuwendet. Sie erörtern nicht, wie es wäre, sich zu treffen und miteinander zu sprechen. Es ist also keine Als-ob-Beziehung mit simulativem Charakter.

In der Kinder- und Jugendlichen-Psychotherapie scheint es mir besonders wichtig zu sein, dass der Therapeut selbst einen stabilen und sicheren *inneren* Rahmen aufbaut, da die Patienten und Bezugspersonen oft mit großer Verunsicherung und Hilfsbedürftigkeit in Beziehung gehen. Die Wirkungen, die die Rahmenvereinbarung dann entfaltet, geben dem Therapeuten Hinweise auf deren Eignung. Pflichthofer formuliert: »Die psychische Besetzung des Patienten durch die Analytikerin schafft den Rahmen, der dann für beide verbindlich werden kann, innerhalb dessen Wachstum und Entwicklung (vielleicht sogar auf beiden Seiten!) möglich werden.« (Pflichthofer, 2011, S. 59) Die Rahmenkomponenten werden den Patienten und Bezugspersonen explizit oder implizit zu verschiedenen

Zeitpunkten vermittelt oder mit diesen besprochen. Jedoch vertrete ich die Regeln unterschiedlich, und zwar je nach Strukturniveau des Patienten bzw. der Bezugspersonen unterschiedlich (wie es Zwiebel, 2013, ausdrückte): Wenn es im Außen fest ist, kann es im Innen flexibel sein. Und umgekehrt: Wenn es im Innen starr ist, muss es zuweilen im Außen flexibel sein dürfen.

In diesem Aufsatz zeige ich auf, dass Psychotherapeuten darauf eingestellt sein müssen, dass der Rahmen in Abhängigkeit von der Form des kindlichen Spiels unterschiedlich gehandhabt werden sollte, denn die Form des Spiels kann etwas über die Problematik des Kindes aussagen.

Der Rahmen und erste Inszenierungen

Diese Überlegungen gelten für Kinder ab etwa drei bis vier Jahren, wenn Kinder unter normalen Entwicklungsbedingungen und bei normaler Reifung Rollenspiele spielen und im Spiel Geschichten erzählen können. Ich stelle beispielhaft verschiedene Formen des Spiels vor, wobei ich mich dabei auf Paulina Kernberg (2006) beziehe.

Beispiel eines autistischen Kindes

Ein siebenjähriger Junge beschäftigt sich in seiner ersten Sitzung damit, die zahlreichen Buntstifte immer wieder aufs Neue in eine Reihe zu legen, wieder aufzunehmen, um sie wieder hinzulegen. Er will, dass die Tür zum Flur, in dem seine Mutter sitzt, offenbleibt, ohne erkennbaren Bezug zur Mutter. Ich frage nicht, ob ich die Tür schließen könne, was ich normalerweise ohne Nachfrage einfach tue. Er schaut mich nicht an; es entsteht keine Gegenseitigkeit und kein Übertragungsangebot.

Paulina Kernberg schreibt:

> »Das autistische Kind ›spielt‹ mit Gegenständen, die kein Spielzeug sind, zum Beispiel mit Staubkörnchen, oder es dreht sich auf einem Stuhl. Es dreht Hähne auf und zu oder schaltet das Licht aus und wieder ein in endlosen Wiederholungen ohne die geringste Entwicklung oder Lösung. Das Spiel lässt typischerweise keine Gegenseitigkeit zu. Noch bezeichnender ist es, dass es *freudlos* ist. Ab und zu kommt es vor, dass das Kind das Spielzeug in den Mund nimmt und darauf herumkaut. Es fehlt die kombinatorische Verwendung von Spielzeug (Behar & Rapaport, 1983), d. h. es werden keine Häuser oder Bahnen gebaut, es wird keine Tasse auf eine Untertasse gestellt usw. Solche Beschäftigungen lassen sich am besten als Reaktionen in einer sensomotorischen Welt auf die rein physikalische Gegenwart von Objekten mit Ecken,

Konturen oder Geruch beschreiben. Symbolische Aktivität fehlt vollständig oder kommt nur sehr selten vor. In einer Untersuchung von Mundy et al. (1986) zeigten von 18 autistischen Kindern im Spiel 15 tatsächlich deutlich weniger symbolische Handlungen, als es ihrem Alter angemessen wäre.« (Kernberg, 2006, S. 368)

Prinzipien der Handhabung des Rahmens

Die Rahmenhandhabung muss klar und einfach geschehen und wird überwiegend mit den Bezugspersonen kommuniziert. Erklärungen – insbesondere mit emotionaler Begleitmelodie – sind eher ängstigend. Ausnahmen sind nicht nötig, sogar problematisch. Es geht zunächst darum, die Möglichkeiten des Patienten zu akzeptieren und keine direkten Erwartungen an ihn oder sie zu richten.

Beispiel eines psychotischen Kindes

Eine zehnjährige Patientin beginnt sofort im Erstkontakt mit verstörenden Spielen. Sie lässt Puppen einander umarmen und küssen, masturbiert dann unruhig für kurze Zeit, beginnt dann Kampfspiele mit einander bekämpfenden Parteien. Im schnellen Wechsel geht sie aus diesem Spiel und attackiert mich direkt, indem sie mich mit Spielzeug bewirft und das Spielregal ausleert. Dann versteckt sie sich hinter dem Schrank. Es wirkt gehetzt, als erwarte sie nun einen Angriff. Die Patientin ist offensichtlich nicht in der Lage, die Grenzen zwischen der Spielwelt und sich selbst zu wahren.

Besonders verstörend ist, dass die Figuren jederzeit wechseln können. Aus den Polizisten z. B. werden Monster oder Tiere, aus guten Figuren werden böse und umgekehrt. Das Spiel erzählt keine Geschichte, die einen Anfang und ein Ende hat oder eine Lösung präsentiert. Weiteres Merkmal ist, dass es zu Unterbrechungen und Spielwechseln kommt.

Paulina Kernberg schreibt:

> »Herausragendes Merkmal des Spiels [des psychotischen Kindes; Anm. M.-L. A.] ist, dass das Kind durch die Intensität der aggressiven und sexuellen Themen getrieben ist, wodurch das Spiel zwingend wird. Es kommt zu einem fließenden Übergang der unterschiedlichen Sphären, etwa der Mikrosphäre mit der Makrosphäre.« (Kernberg, 2006, S. 368)

In Anlehnung an Erikson (1950) verwendet Kernberg den Begriff Makrosphäre dafür, wie das Kind Dinge und Menschen der realen Umwelt einbezieht; Mikrosphäre bezieht sie auf den Bereich der Puppen, des Spielzeugs und der symbolischen Objekte:

> »Ein Kind legte zum Beispiel Feuer im Puppenhaus und verließ dann schreiend das Spiel: ›Es brennt! Es ist heiß! Es tut mir weh.‹ Die Angst ist ungezügelt, und die ganze Thematik stammt aus einer alptraumhaften, chaotischen, bisweilen bizarren Welt. Das Spiel zeichnet sich weiter dadurch aus, dass das Kind dabei keinerlei Vergnügen oder Freude empfindet.« (Kernberg, 2006, S. 369)

Prinzipien der Handhabung des Rahmens

In der Rahmenhandhabung ist die Flexibilität des Therapeuten wichtig. Es wird darauf zu achten sein, anfangs keine Konflikte austragen zu wollen. Es könnte im Erleben des Kindes zu unerwarteten Gut-böse-Verwandlungen des Therapeuten kommen, die noch nicht therapeutisch bearbeitet und überwunden werden können mit der Folge des abrupten Abbruchs der Behandlung.

Beispiel eines Borderline-Kindes

In seiner ersten Sitzung – gebeten, doch einen Baum zu malen – beginnt ein elfjähriger Junge, einen großen Baum zu zeichnen, der das ganze Blatt ausfüllt. Er zeichnet konzentriert, sorgfältig und detailreich. Ich bin zunächst sehr erfreut darüber. Die Zeichnung einer Vielzahl von Blättern mutet dann jedoch zunehmend zwanghaft an, aber es ist noch mehr: Er kann sich erst am Ende der Sitzung von der Zeichnung lösen und möchte in der nächsten Sitzung wieder malen. Mir ist es nicht erlaubt, irgendetwas zu sagen oder zu tun, außer ihm aus großer Entfernung zuzusehen. Nach Kernberg, die ein ähnliches Beispiel anführt, können sich solche »Spiele« über mehrere Wochen hinziehen (vgl. Kernberg, 2006, S. 369). Paulina Kernberg schreibt:

> »Weil (1953) nannte dieses Spiel [des Borderline-Kindes; Anm. M.-L. A.] ›suchterzeugend‹; es hat eine zwanghafte, ebenfalls freudlose Qualität. Es handelt sich eher um ein monotones Abspulen von Spielen als um Phantasiespiele. Die Ursache hierfür liegt darin, dass leicht aggressive und sexuelle Themen auftauchen können, die Angst erzeugen und das Spiel sprengen. In Form von Zwanghaftigkeit und Monotonie finden diese Triebe im Thema des Spiels Ausdruck. Bei Aktivitäten außerhalb der Sitzungen werden etwa Sportspiele wegen der Projektion von Aggression gemieden; ein acht Jahre alter Patient konnte sich zum Beispiel nur dann vorstellen, Fußball zu spielen, wenn er aufblasbare Kleidung trug, um sich vor dem ihn treffenden Ball zu schützen. Während der Sitzungen ist das Spiel kontrolliert, monoton, ohne Freude.« (Kernberg, 2006, S. 369)

Prinzipien der Handhabung des Rahmens

Für die Rahmenhandhabung kann der Schluss gezogen werden, dass die Distanz zunächst akzeptiert werden muss, dass man weder handelnd noch deutend Nähe herstellen kann und auch nicht herzustellen versucht. Wenn möglich braucht es einen klaren, festen Rahmen, wenn nötig Flexibilität wegen der andrängenden heftigen aggressiven und sexuellen Themen sowie der (paranoiden) Angst, zu Schaden zu kommen.

Beispiel eines narzisstischen Kindes

Einer meiner narzisstischen Patienten, anfangs zwölf Jahre alt, »spielt« von Anfang an über viele, viele Sitzungen *Star Wars*, und zwar in einer Weise, die höchst langweilig und emotional anstrengend für mich ist. Er spielt nämlich keine Geschichten, in denen die Protagonisten etwas erleben, sondern agiert Gewalt und Destruktion. Ich bin anfangs immer auf der Verliererseite; gut, naiv und ohnmächtig. Er verhöhnt mich so stark, dass ich aufpassen muss, dass seine Attacken mich nicht zu sehr real erreichen. Niemand bleibe übrig, erst recht ich nicht, meint er einmal.

Paulina Kernberg schreibt:

> »Das Auffällige bei der Gruppe [von narzisstischen Kindern; Anm. M.-L. A.] ist ihre Weigerung [Geschichten; Anm. M.-L. A.] zu spielen, was den Eindruck der Langeweile erweckt; keines der Spielzeuge im Spielzimmer scheint gut genug zu sein. Diese Langeweile ist aber eher ein Zeichen von Spielhemmung, verursacht von intensiver Angst, die durch rohe aggressive Themen, die ein nahezu psychotisches Ausmaß erreichen, ausgelöst wird: die Puppen werden Stück für Stück verstümmelt, ausgeblutet, verbrannt; oft veranstaltet ein Mann (das Kind) Blutbade unter ›Hunderten‹ von wild durcheinander geworfenen Cowboys und Indianern. [...] Das Spiel führt im Allgemeinen zu keinem sichtbaren Schuldgefühl oder Mitgefühl mit den Opfern. [...] Das Spiel hat nicht die Qualität einer Zwischenwelt, einer Welt zwischen Realität und Phantasie. Der Spiel-Raum reduziert sich auf ein Minimum. Es wird durch das Gefühl der Realität des Spiels ersetzt. Das Größenselbst nutzt die Illusion des Spiels zur Inszenierung seiner Omnipotenz.« (Kernberg, 2006, S. 370)

Prinzipien der Handhabung des Rahmens

Der Therapeut/die Therapeutin braucht einen langen Atem. Mein Patient spielte fast 60 Sitzungen so. Wenn es gut geht, bleibt der äußere Rahmen bestehen, aber in den Spielen »muss« der Therapeut zunächst bis auf Weiteres der Looser sein, der Ohnmächtige und Gepeinigte. Diese Konstellation kann als Passiv-in-aktiv-Test verstanden werden; die in der Gegenübertragung spürbare Frustration und

Langeweile weisen auf die unbewussten Themen hin, mit denen wir projektiv-identifikatorisch besetzt/attackiert werden. In heftigen Fällen wird der äußere Rahmen mit in die Inszenierung einbezogen. Der in diesem Abschnitt erwähnte Patient räumte über Monate zu Beginn der Stunde mein Bücherregal aus und verhöhnte mich offen wegen meiner »Hilflosigkeit«.

Beispiel eines verhaltensgestörten Kindes

Ein neunjähriger Junge spielt planlos; flirrt von einem Spielzeug zum anderen. Es macht mir bald keinen Spaß mehr, und ich merke, dass phantasievolle oder längere Spiele nicht gespielt oder durchgehalten werden können.

Paulina Kernberg schreibt:

> »Typischerweise zeigen diese [verhaltensgestörten; Anm. M.-L. A.] Patienten Schwierigkeiten im Phantasiespiel. Spiele werden immer wieder von einem chronischen Gefühl der Unzufriedenheit begleitet. Der Wechsel von einer Aktivität zur nächsten ist planlos. Das Umschalten von einer Beschäftigung zur anderen ist sicherlich den häufig ebenfalls vorhandenen Aufmerksamkeitsdefizitproblemen zuzuschreiben, aber auch dem fehlenden Vertrauen dieser Kinder, dass sie selbst irgendeine interessante, kreative und selbsterfüllende Aktivität anstoßen könnten. Sie verfügen über keinen Phantasieraum. Ein verhaltensgestörtes Kind wird während der Sitzungen lange Zeit unermüdlich gewisse Spiele spielen; zum Beispiel verwenden sie einen Wurfspeer, werfen auf Ziele wie z. B. ein Loch, schmeißen Wurfpfeile in ein Loch oder spielen Ball, lediglich begleitet von einem Minimum an verbalen Äußerungen.« (Kernberg, 2006, S. 370)

Prinzipien der Handhabung des Rahmens

Was den Rahmen angeht, so kann man bei diesen Kindern keine Symbolisierungsfähigkeit voraussetzen. Der Rahmen muss konkret und nachvollziehbar gehandhabt werden, denn er gilt dem Patienten und den Eltern lediglich auf der organisatorischen Ebene. Es muss dem Therapeuten zugänglich sein, dass der Rahmen in seiner symbolischen und haltenden Qualität nicht erfasst wird bzw. erfasst werden kann. Insofern müssen – soweit nötig und möglich – konkrete Auseinandersetzungen geführt werden. Darüber hinaus kann die kontrollierte Abgabe von Kontrolle erforderlich sein (vgl. Abschnitte »Überlegungen zur Handhabung des Rahmens« und »Kontextanalyse«).

Beispiel eines depressiven Kindes

Eine kleine Patientin baut stundenlang langsam und sorgfältig Szenen in der Puppenstube auf. Es kommt jedoch nicht zum Rollenspiel, so als habe sie dazu keine Ideen. Sie kommentiert ihre Aufbauten und gibt bereitwillig Antworten auf meine Fragen.

Paulina Kernberg schreibt:

> »Depressiven Kindern fehlt typischerweise das Interesse am Spielen. Entweder sind sie ganz und gar unfähig zu spielen oder gehen das Spielen sehr langsam an. Zuweilen wird ein Thema so langsam angegangen, dass die Vorbereitung die meiste Zeit der Sitzung in Anspruch nimmt und das Spiel selbst sich gar nicht entfaltet; ein Tableau vivant, eine statische Szene von Figuren entsteht. Wenn depressive Kinder Zeichnungen machen, dann entstehen sie typischerweise langsam und wohlüberlegt, meist nur in einer kleinen Ecke des Blattes.« (Kernberg, 2006, S. 371)

Prinzipien der Handhabung des Rahmens

Der Rahmen als schützendes und nährendes Element kann erlebt werden und dieses Erleben sollte gefördert werden. Es dauert lange, bis eine aggressive Auseinandersetzung gewagt wird. Die Gefahr einer zu großen Anpassung besteht häufig und ist manchmal für den Therapeuten eine Verführung, es harmonisch zu lassen. Eine große Chance liegt immer darin, einen eigenen Fehler, ein Versäumnis oder eine Ungeschicklichkeit zu thematisieren und die Reaktion des Kindes zu beobachten.

Beispiel eines traumatisierten Kindes

Traumatische Störungen zeigen sich z. B. in unvermittelter heftiger Angst. In den ersten Sitzungen wirkt ein zehnjähriger Junge wie gehetzt. Er spielt kurz und oberflächlich. Bei einem von ihm gemalten Bild kommentiere ich ahnungslos: »Das Fohlen trinkt Milch bei seiner Mama.« Er dreht das von ihm gemalte Bild auf die Vorderseite und sagt verzweifelt: »Bitte reden Sie mit meiner Mutter darüber.« Ich habe aufgrund der vermuteten Panik des Jungen das Gespräch mit der Mutter gesucht, obwohl ich in der Regel strikter bin mit der wechselseitigen Verschwiegenheit und diese zumindest thematisiere. Ich erfahre von der Mutter, dass ihn das Wort Milch besonders stark triggere aufgrund seiner Traumatisierung.

Paulina Kernberg schreibt:

»Themen von sexuellem oder körperlichem Missbrauch kommen beim Spielen vorzugsweise in der symbolischen Mikrosphäre mit folgenden Merkmalen zum Ausdruck:

1. Passive Aktivität wird in aktive verwandelt;
2. Das Spiel ist angsterfüllt;
3. Falls es eine Lösung gibt, ist es ein traumatisches ›böses Ende‹;
4. Das Spiel hat eine dokumentarische Qualität, in dem das Kind alle Rollen, die des Opfers und die des Aggressors, spielt;
5. Statt Vergnügen ist Traurigkeit oder Verzweiflung spürbar;
6. Das Spiel dringt auch in die Übertragung ein, so dass es zu flüchtigen paranoiden Reaktionen auf den Therapeuten kommen kann (›Du hast mich dazu gebracht, dieses zu spielen!‹ oder ›Du willst mich verletzen‹ wie im Falle eines Kindes, das von seinem Vater angegriffen wurde);
7. Schließlich beinhaltet es die Einführung von zum Setting oder zum Ort unpassenden Aktivitäten, z. B. Essen mit Papa auf der Toilette, wie es ein zweieinhalbjähriges Kind beschrieb, oder ein Papa-und-Mama-Paar mit einer nackten Puppe, die miteinander kämpfen – die männliche Figur drückt die nackte Figur gegen die Wand, und dann wirft er sie vom Dach herunter. Das Kind ist die ganze Zeit über bestürzt und weint während des Spiels.

Bei Kindern, die unter akuter Traumatisierung leiden, hat Terr (1983) die zwanghafte Qualität, die dokumentarische Qualität, den Mangel an Angstentlastung und deren langfristige Folgen beschrieben, so dass das Spiel Jahre später immer noch auftauchen kann. Außerdem hat das Spiel ansteckende Wirkung auf nicht-traumatisierte Kinder, die Ähnliches zu spielen beginnen.« (Kernberg, 2006, S. 371)

Prinzipien der Handhabung des Rahmens

Auch bei traumatisierten Kindern ist es wichtig, die reale Funktion des Rahmens in den Vordergrund zu stellen: das Verlässliche, Schützende und Entängstigende. Die Wucht von Übertragungen auf den Therapeuten kann das Kind überfordern. Insofern kann es angezeigt sein, eher von der Übertragung abzulenken (Deutung nach unten) oder Übertragung präventiv anzusprechen (Setzung von Übertragungsmarkern).

Depressive und traumatisierte Patienten gehören oft zum Typus des von Pflichthofer so genannten abstinenten Patienten.

Rahmenpassung

Wie kann der Therapeut erkennen bzw. untersuchen,

- ob der Rahmen, der zu Beginn der Therapie eingeführt/erarbeitet wird, der passende ist,
- und wie im Fall einer Korrekturbedürftigkeit ein passender Rahmen realisiert werden kann?

Im laufenden therapeutischen Prozess ist es von fundamentaler Bedeutung, wer die Macht zur Feststellung hat, ob ein Rahmen für den Patienten (oder die Bezugspersonen) passend ist. In einer konkreten Situation kann man zweistufig vorgehen: Zunächst handelt der Psychotherapeut nach den eigenen Vorstellungen und Gefühlen, versucht also, das »Richtige« oder »Passende« zu tun. Nimmt ein Therapeut ernst, dass bei einseitiger Deutungsmacht Irrtümer unentdeckt bleiben, sucht er nach Bestätigungen seiner Interventionen in der zwischenmenschlichen Realität (Langs, 1982, 2004). An anderer Stelle habe ich (Althoff, 2009, 2013, 2017a, 2017b, 2019) ausführlich beschrieben, wie ich als Psychotherapeutin erfassen kann, welche meiner Interventionen (Kontexte) *vom Patienten und den Bezugspersonen selbst* bewusst und unbewusst hilfreich oder negativ bewertet werden, welche meiner Interventionen *deren* (unbewussten) Prinzipien und Ethik entsprechen und zur Gesundung beitragen können.

Validierung setzt sich zusammen aus der kognitiven und interpersonellen Validierung:

- Kognitiv: Der Patient drückt aus, dass die Neugruppierung des Materials durch den Therapeuten stimmig war und ihm neue Sinnzusammenhänge eröffnet hat (»kognitive Validierung«, Langs, 1982, S. 200). Es wird deutlich, dass diese neuen Einsichten den gerade angebotenen hinzugefügt werden.
- Interpersonell: Der Patient drückt aus, dass er ein Erlebnis von Sich-verstanden-Fühlen, guter Zusammenarbeit, Nähe hatte, d. h. dass ein positives Introjekt evoziert wurde (Langs, 1982, S. 202).

Nicht-Validierung zeigt sich durch kognitive und interpersonelle Falsifizierung:

- Kognitiv: In den Reaktionen des Patienten kann aufgrund der Abwesenheit von neuem erkenntnisreichem Material keine Bestätigung gefunden werden.
- Interpersonell: Es stellt sich keine Nähe her, z. B. fehlen Einfälle, Geschichten oder Berichte oder es kommen keine positiv getönten Bilder.
- Nicht-Validierung macht es erforderlich, den Kontext und die Themen noch einmal zu überdenken und dabei auch das nach der Intervention erhaltene Material mit in die Reflexion einzubeziehen.

Kontextanalyse in der ersten Sitzung mit einem neunjährigen Jungen

Ausgangssituation

Der neunjährige Miles[2] wird zu seiner ersten Sitzung von seinen Eltern gebracht. Die Eltern kommen pünktlich und sagen ihm, dass sie ihn pünktlich wieder abholen werden. Ich bin erstaunt, dass Miles kommentarlos und bereitwillig mit mir mitgeht. Er sagt kein Wort zu seinen Eltern. Im Spielzimmer wirkt er planlos, nimmt aber ein Spielzeug nach dem anderen aus dem Regal. Ich vermute, dass es nicht nur mir langweilig wird, sondern auch er unzufrieden ist. Es macht den Eindruck, als fehle ihm das Vertrauen, etwas Interessantes zu finden oder ein erfüllendes Spiel beginnen zu können.

Er spricht nur das Nötigste, findet meine Fragen anscheinend eher lästig. Es hat nicht den Anschein, als gebe es für ihn einen symbolischen Raum.

Überlegungen zur Handhabung des Rahmens

Ich überlege, wie ich mit ihm das weitere Vorgehen bespreche. Da ich keine Symbolisierungsfähigkeit voraussetzen kann, gehe ich davon aus, dass der Rahmen bis auf weiteres konkret und nachvollziehbar gehandhabt werden muss (siehe Abschnitt »Beispiel eines verhaltensgestörten Kindes«). Ich stelle mich also auf eventuelle konkrete Auseinandersetzungen ein.

Ich frage ihn, ob er wisse, warum er bei mir sei. Während des folgenden Dialogs schaut er mich nicht an, flirrt weiter im Raum herum.

Er: »Ich bin gestört oder so.«

Ich: »Möchtest du hier sein?«

Er: »Ist okay.«

Ich: »Wir können uns nächste Woche wieder treffen und uns noch mehr kennenlernen.«

Er: »Okay.«

Ich: »Wie heute, Mittwoch 14 Uhr?«

Er: »Lieber Donnerstag, sonst komme ich nicht mehr.«

Ich: »Okay, ich überlege. Donnerstag geht 17 Uhr.« (kontrollierte Abgabe von Kontrolle)

---

2 Alle Personen sowie deren persönliche Daten und Kontexte in diesen Falldarstellungen sind nach nationalen und internationalen Standards und Vereinbarungen für wissenschaftliche Fachpublikationen von der Autorin anonymisiert worden. Die Autorin versichert, dass kein Interessenkonflikt mit Dritten besteht.

Er guckt erstaunt zu mir, ist einen Moment ruhig: »Okay, ist abgemacht. Meine Eltern meinten, ich soll hier lieb sein.«

Ich: »War etwas nicht lieb deiner Meinung nach?«

Er: »Nö, ich meine ja nur.« Er bleibt ruhig und meint: »Eigentlich hast du ganz gute Spiele. Halli Galli habe ich auch.«

Kontextanalyse

Kontext	Identifizierung des Kontextes	
	Wie hat sich der Therapeut verhalten bzw. was hat er gesagt? → *Dieser Ausgangspunkt wird als Kontext oder Trigger herangezogen.*	Ich möchte mich mit ihm verabreden, weil ich es als zu früh erachte, auf seine Antwort: »Ich bin gestört oder so« einzugehen. Obwohl ich weiß, dass er mittwochs um 14 Uhr kommen könnte, gebe ich hier kontrolliert die Kontrolle ab und schlage eine andere mir mögliche Zeit vor. Diesen Vorschlag betrachte ich hier als Kontext.
Verarbeitung	Verstehen der Verarbeitung des Patienten	
	Kann der Therapeut sich in die Lage des Patienten versetzen? Versteht er seine Reaktion (kognitive und emotionale Empathie) und kann er die Reaktion des Patienten als Reaktion auf seine Aktion verstehen?	Der Patient kommt mit Druck in seine erste Sitzung. Auf der Symptomebene führt dieser Druck zu Unruhe und Rastlosigkeit. Er meint, gestört zu sein (was versteht er darunter?) und lieb sein zu müssen. Seine Drohung (»sonst komme ich nicht mehr«) wird vom Therapeuten wohlwollend aufgenommen. Seine anschließende Reaktion ist emotional zugewandter als vorher, und er gibt eine wichtige Information (»Ich soll hier lieb sein.«).
Symptomatik	Begleitende Symptomatik oder Widerstand	
	Ist im Zusammenhang mit der Problemsituation bzw. dem Kontext Symptomatik oder Widerstand aufgetreten?	Die anfängliche Symptomatik des Patienten ist hoch. Die Reaktion auf meinen Vorschlag besteht in einer kurzen Reduktion der Symptomatik.

Intervention	Maßnahmen und Interventionen	
	Der Therapeut überlegt, was er zur Verfügung stellen möchte.	Ich überlege, wie ich auf seine Information eingehen könnte und entschließe mich, ihn selbst zu fragen, ob etwas nicht lieb gewesen sei (Anregung zur Mentalisierung) und keine Problematisierung seines Verhaltens anzubieten.
Reaktion 1	Reaktion des Patienten	
	Welche kognitiven und emotionalen spontanen Reaktionen kann der Therapeut beobachten?	Spontan wirkt Miles noch ruhiger und bemüht sich um einen guten Kontakt zu mir: »Eigentlich hast du ganz gute Spiele. *Halli Galli* habe ich auch.«
Reaktion 2	Reaktion des Psychotherapeuten	
	Wie sind die inneren Reaktionen auf die eigenen Interventionen und die Reaktionen des Patienten?	Ich fühle mich wohl mit dem kleinen Patienten und denke, dass wir miteinander zurechtkommen können. Meine Intervention sehe ich als in die richtige Richtung gehend und passend.
Evaluation	Evaluation und Entscheidung über das weitere Vorgehen	
	Gab es beim Patienten und beim Therapeuten validierende Reaktionen? Welche Emotionen, Bilder und Erinnerungen tauchten auf? *Weiteres Vorgehen: Sind ggf. Korrekturen oder Verbesserungen der Intervention notwendig?*	Die Reaktionen sind sowohl beim Patienten als auch bei mir klar validierend. Meine kontrollierte Abgabe von Kontrolle hat ihm die Annäherung als erstes Zeichen des Vertrauens und der Hoffnung ermöglicht. Korrekturen waren nicht erforderlich.

Schlussbemerkung

Wir lassen uns in unterschiedlicher Weise auf die ersten Sitzungen und Inszenierungen unserer Kinder-Patienten ein. In Abhängigkeit vom Störungsbild und Strukturniveau gehen wir annehmend oder abschwächend mit den uns unbewusst zugewiesenen Übertragungsrollen um. Wir betrachten dabei die reale Spielebene und zugleich auch die unbewusste psychische Realität des Patienten. Die uns – als Vertretern des Rahmens – zugeschriebenen magischen Kräfte verleihen uns eine Machtposition, die sich mal mehr oder weniger angstauslösend oder Hoffnung auslösend auswirken kann. Wir übernehmen Verantwortung für diese Machtposition, wenn wir die Reaktionen unserer Patienten daraufhin untersuchen, ob unsere Interventionen und Rahmenhandhabung verkraftbar und bekömmlich sind.

Literatur

Althoff, M. L. (2009). *Der Sichere Rahmen*. Frankfurt a. M.: Peter Lang.

Althoff, M. L. (2013). Die vakante Sitzung in Psychoanalyse und Supervision. *Forum der Psychoanalyse, 29*, 139–160.

Althoff, M. L. (2017a). *Macht und Ohnmacht mentalisieren.* Heidelberg: Springer.

Althoff, M. L. (2017b). *Die begleitende Psychotherapie der Bezugspersonen.* Stuttgart: Kohlhammer.

Althoff, M. L. (2019). *Rahmen und Rahmung.* Stuttgart: Kohlhammer.

Argelander, H. (1970a). *Das Erstinterview in der Psychotherapie.* Darmstadt: Wissenschaftliche Buchgesellschaft.

Argelander, H. (1970b). Die szenische Funktion des Ichs und ihr Anteil an der Symptom- und Charakterbildung. *Psyche – Z Psychoanal, 24*, 325–345.

Behar, D. & Rapaport, J. L. (1983). Play observation and psychiatric diagnosis. In Ch. E. Schaefer & K. J. O'Connor (Hrsg.). *Handbook of Play Therapy* (S. 193–199). New York: Wiley and Sons.

Bick, E. (1962). »Kinderanalyse heute.« In E. Bott Spillius (Hrsg.) (1991): *Melanie Klein heute. Entwicklungen in Theorie und Praxis. Bd.2, Anwendungen* (S. 225–236). Stuttgart: Klett-Cotta.

Erikson, E. H. (1950). *Kindheit und Gesellschaft.* Stuttgart: Klett-Cotta.

Kernberg, P. (2006). Formen des Spiels. *Kinderanalyse, 14*, 366–386.

Langs, R. J. (1982). *Psychotherapy: A Basic Text.* New York: Jason Aronson.

Langs, R. J. (2004). *Fundamentals of Adaptive Psychotherapy and Counselling.* New York: Palgrave.

Moser, U. (2001). »What is a Bongaloo, Daddy?« Übertragung, Gegenübertragung, therapeutische Situation. Allgemein und am Beispiel »früher Störungen«. *Psyche – Z Psychoanal, 55*, 97–136.

Mundy, P., Sigman, M., Ungerer, J. & Sherman, T. (1986). Defining the social deficits of autism. The contribution of non-verbal communication measures. *Journal of Child Psychological Psychiatry. 27, 5*, 657–669.

Pflichthofer, D. (2011). Zwischen Gesetz und Freiheit. Die Suche nach dem Rahmen und dem Objekt. *Psyche – Z Psychoanal, 65*(1), 30–62.

Terr, L. C. (1983). Play therapy and psychic trauma. A preliminary report. In Ch. E. Schaefer & K. J. O'Connor, (Hrsg.). *Handbook of Play Therapy* (S. 308–319). New York: Wiley and Sons.

Weil, A. M. (1953). Certain severe disturbances of ego development in childhood. *The Psychoanalytic Study of the Child, 8*, 271–287.

Zwiebel, R. (2013): *Was macht einen guten Psychoanalytiker aus*. Stuttgart: Klett-Cotta.

Angelika Staehle

Formen der Angst und ihre Transformation in psychoanalytischen Behandlungen von Kindern

Theoretische Einführung

»Wenn der Wanderer in der Dunkelheit singt, verleugnet er seine Ängstlichkeit, aber es sieht darum um nichts heller.« (Freud, 1926d, S. 123)

»Wenn jemand spricht, wird es hell.« (Freud, 1905, S. 128, Fn.1)[1]

Diese beiden Freudzitate vermitteln den Unterschied zwischen einem Versuch, alleine mit der Angst fertig zu werden und wie es durch eine menschliche Beziehung – wenn jemand spricht, wird es hell – gelingt, die Angst zu halten und zu bewältigen. Bindungen helfen gegen die Angst, und umgekehrt treibt die Angst uns dazu, Bindungen zu suchen, wie zwei ängstliche Kinder im Wald, die sich an der Hand fassen, damit die Angst kleiner wird. Besonders eindrücklich hat William Golding in *Der Herr der Fliegen* das schrittweise Aufkommen dieser Angst und ihr Umschlagen in tödliche Aggressivität in einer Gruppe von Kindern beschrieben, die auf einer einsamen Insel gestrandet und dadurch aus allen Bindungen an Erwachsene gefallen sind (Golding, 1963).

Wie alle anderen Konzepte Freuds unterlagen auch seine Konzepte der Angst steten Veränderungen und Umschreibungen, auf die ich in diesem Zusammenhang nicht näher eingehen kann. Als Freud 1905 diese Beobachtung aufschrieb, sah er darin ein treffendes Beispiel für seine Behauptung, dass die Angst das neurotische Verwandlungsprodukt unerfüllter Libido sei. Nach 1926, in Freuds zweitem Angstmodell, bekommt die Angst einen anderen Sinn, sie geht nicht aus einem

1 Freud berichtet von der kindlichen Angst eines dreijährigen Knaben, den er einmal aus einem dunklen Zimmer bitten hörte: »Tante, sprich mit mir; ich fürchte mich weil es so dunkel ist.« Die Tante rief ihn an: »Was hast du denn davon? Du siehst mich ja nicht.« »Das macht nichts«, antwortete das Kind, »wenn jemand spricht, wird es hell.« Er fürchtete sich also nicht vor der Dunkelheit, sondern weil er eine geliebte Person vermisste (Freud, 1905, S. 126, Fn. 1).

unbefriedigten Anspruch der Libido hervor, sondern wird durch die libidinöse Bindung an ein Objekt beruhigt, bei kleinen Kindern durch die Bindung an ein gegenwärtiges, später dann ein introjiziertes Objekt. Nun versteht Freud die Angst als Ursache der Verdrängung, sie wird zum Signal einer inneren Gefahr und erhält dadurch eine Bedeutung. Bei den Gefahren handelt es sich um traumatische Trennungserfahrungen, später um Bedrohung der Autonomie oder körperlicher, psychischer Integrität (Kastrationsangst) und Über-Ich-Angst. In der Vorstellung zur traumatischen Wirkung von zu frühen oder zu langen Trennungen bei Freud tritt zum ersten Mal die Objektbezogenheit der Angst in den Vordergrund, die bei allen folgenden Konzeptualisierungen in der Nachfolge Freuds eine große Rolle spielt.

Die Bedeutung der allerfrühesten Objektbeziehungen für die Verarbeitung von Ängsten und den Aufbau einer psychischen Struktur mit Raum und Zeiterleben wurden in der Nachfolge von Freud von Melanie Klein, Bion, Bick, Meltzer und Winnicott in ihren Modellen und Konzeptionen weiter ausgearbeitet.

Melanie Klein hat in ihren Untersuchungen der frühen Mutter-Kind-Beziehung, welche sie besonders anhand von Kinderanalysen vornahm, der Angst eine zentrale Stellung in ihrem Theoriegebäude eingeräumt:

> »Die Angst und ihre Verarbeitung stellen ein zentrales Problem der Psychoanalyse dar. Die verschiedenen psychoneurotischen Erkrankungen können als mehr oder minder missglückte Versuche der Angstbewältigung aufgefasst werden. Neben diesen als pathologisch zu bezeichnenden Verarbeitungen besteht eine Reihe von normalen Verarbeitungen der Angst, denen eine überragende Bedeutung für die Ich-Entwicklung zukommt.« (Klein, 1932, S. 327)

Bezugnehmend auf Freuds frühe Angstsituationen (Freud, 1926d, S. 166) beschreibt sie den ersten Inhalt der Angst des Säuglings folgendermaßen: »Das Gefühl des Säuglings, in Gefahr zu geraten, falls sein Bedürfnis aufgrund der Abwesenheit der Mutter nicht befriedigt wird.« (Klein, 1948, S. 48)

Nach Melanie Klein ist es die Liebe und Fürsorge der Mutter, die die Ängste des Kindes, die aus seiner inneren Welt auftauchen, beruhigen kann und dem Kind dadurch ermöglicht, sich mit der äußeren Realität auseinanderzusetzen. Allerdings konzipiert Melanie Klein die Bedeutung des primären Objektes dann vorwiegend als inneres Objekt und folglich stehen die inneren Angstsituationen im Mittelpunkt. Freuds Begriff des Über-Ichs wurde von ihr in das Konzept der inneren Objekte verwandelt. Objekte und die Beziehung zu ihnen erschienen in der Folge als der Stoff, aus dem sich die seelische Struktur aufbaut. Der Begriff der Innenwelt erhielt mit Klein den Charakter einer Beziehungswelt mit sehr lebendigen inneren Objektbeziehungen.

Innere Angstquellen entstehen dann nicht nur durch passiv erlebte Gefahr, vom guten Objekt verlassen zu werden, sondern auch aktiv durch sadistische Phantasien, die auf innere und äußere Objekte gerichtet sind und Schuldgefühle hervorrufen. Diese Phantasien verstand Klein als Manifestationen des Todestriebes, in dessen Wirken sie eine primäre Angstquelle sah. Die entstehende Verfolgungsangst ist die Angst vor Fragmentierung. Melanie Klein hat daher ihren Blick auf die Intensität der Aggressionen und Schuldgefühle kleiner Kinder gerichtet. Wenn die Erschaffung eines genügend guten, inneren Objektes durch libidinöse Strebungen und die Integration der Aggression vorangeht, kann das Ich seinen Vorrat an Libido als Barriere gegen Aggressivität nutzen. Ich möchte in diesem Zusammenhang daran erinnern – was uns nicht immer präsent ist –, welche bedeutsame Rolle Melanie Klein in den meisten ihrer Arbeiten dem Überleben des guten inneren Objekts beimisst sowie dessen Fähigkeit, Hass und Destruktivität zu mildern und am Prozess der Wiedergutmachung mitzuwirken. Die Fähigkeit der Mutter, dem Säugling dabei zu helfen, die primitiven Abwehrformen aufzugeben und sich mit der Realität zurechtzufinden, spielt eine zentrale Rolle.

Für besonders hilfreich in der klinischen Arbeit halte ich die von Melanie Klein eingeführte Unterscheidung von zwei grundsätzlich verschiedenen Seins-Zuständen (mental states) – die paranoid-schizoide Position und die depressive Position –, in denen unterschiedliche Formen und Niveaus der Angst und Symbolisierung vorherrschen. Unter Position versteht Melanie Klein eine unbewusste Konstellation von Ängsten, Abwehrformen, Objektbeziehungen und mentalen Strukturen, die unsere Sicht der Welt, unseres Selbst und unserer Objekte in einer bestimmten Weise strukturieren (Klein, 1946). Die Verfolgungsängste der PS-Position beruhen nach Klein auf der projektiven Identifizierung aggressiver Impulse in ein Objekt und deren Introjektion, so dass ein verfolgendes Objekt im Inneren etabliert wird. Diese projektive Identifizierung führt zu einer Konfusion zwischen Selbst und Objekt und dadurch entsteht auch eine Konfusion zwischen Symbol und Symbolisiertem. Das Denken ist konkretistisch auf dem Niveau von symbolischen Gleichsetzungen.

In der depressiven Position findet eine Integration zu ganzen Objekten statt. Diese Veränderungen erfolgen durch die zunehmende Fähigkeit, Erfahrungen zu integrieren und ambivalente Gefühle auszuhalten. Sie führen zu einer Wendung in der Beziehung zum Objekt. Es geht nun nicht mehr ausschließlich um das eigene Überleben, sondern um die Sorge für das Objekt, von dem das Individuum abhängig ist. In der depressiven Angst besteht die Sorge, mit den eigenen destruktiven Impulsen dem Objekt Schaden zugefügt zu haben. Klein hat das mit dem Schuldgefühl und den Bestrebungen nach Wiedergutmachung verknüpft. Damit war zugleich ein Konzept des psychischen Schmerzes formuliert, das mit der Anerkennung von Getrenntheit und Abhängigkeit vom Objekt sowie den Gefahren des Objektverlustes einhergeht. Gefühle des Verlustes und der Schuld werden aushaltbar. Die depressive Position beinhaltet zentral die Fähigkeit, das Zusammensein von zwei Objekten zu beobachten, d. h. auch das eigene Ausgeschlossen-Sein ertragen zu können. Dies impliziert eine innere trianguläre, dreidimensionale Raumstruktur, einen psychischen Raum, der die Basis für die ödipale Struktur des Denkens bildet. Nun wird symbolisches Denken möglich.

Zusammenfassend können wir festhalten, dass bei Melanie Klein die Angst, ebenso wie die anderen Affekte auch, immer als ein Verbindungsglied zu den Objekten gedacht wird, wobei es sich um innere wie um äußere Objekte handeln kann. Das Schicksal der Objektbeziehungen wird ganz wesentlich von der Verarbeitung insbesondere der destruktiven Triebimpulse bestimmt. Subjekt und Objekt konstituieren sich durch projektive und introjektive Prozesse. Klein setzt damit faktisch die Existenz eines psychischen Raums voraus.

Ester Bick (1990 [1968]) hat für den ganz frühen Bereich der menschlichen Entwicklung kurz nach der Geburt die physische Seite der von Bion beschriebenen Containment-Prozesse dargestellt. Sie beschreibt, wie durch die sinnlichen Erfahrungen über die Haut, durch Berührt- und Gehaltenwerden dem Säugling ein Gefühl des psychischen Zusammenhalts vermittelt wird. Diese psychische Haut wird in einer Beziehung, die das Kind mit einer Containing-Erfahrung verbindet, internalisiert. Bick geht davon aus, dass sich das Kind zu Beginn seines Lebens in einem unintegrierten Zustand befindet und verzweifelt nach einem bewahrenden Objekt sucht, das es zusammenhält. »Das optimale Objekt ist, zusammen mit der haltenden, sprechenden und vertraut riechenden Mutter, die Brustwarze im Mund.« (Bick, 1990 [1968], S. 237) Bick zeigt eindrücklich in Säuglingsbeobachtungen, wie das bewahrende Objekt ganz konkretistisch als eine Haut erfahren wird. Fehlt die Erfahrung mit einem bewahrenden Objekt, so entstehen existenzielle Ängste, wie verloren im Weltraum sein, unendliches Fallen in ein schwarzes Loch oder ein Auslaufen, weil keine innere und äußere haltgebende Grenze erfahren wurde. Eine Störung der ursprünglichen Haut-Behälter-Funktion der Mutter kann zu einem unangemessenen Gebrauch von sensuellen Erfahrungen führen. Bick hat dies als »Zweithaut-Bildungen« bezeichnet, die die Funktion haben, psychisch zusammenzuhalten. Auch die Beziehung zu anderen Menschen kann dann die Funktion übernehmen, die Psyche zusammenzuhalten, und es entstehen adhäsive Beziehungen, wie sie Meltzer (1975) beschrieben hat.

Esther Bick (1990 [1968]) verdanken wir wichtige Beobachtungen über die bewahrende Funktion der Haut in einem Stadium noch vor der paranoid-schizoiden

Position. Im Lichte von Bions Denktheorie wird deutlich, dass Bicks Entdeckungen als erste den nicht-symbolisierten Bereich, den Bereich der Beta-Elemente, erschlossen haben. Bicks »Haut-Container-Persönlichkeit«, Meltzers Beschreibung der Zwei-Dimensionalität bei postautistischen Kindern und Bions Unterscheidung zwischen »exo- und endoskeletalen« Persönlichkeiten beschreiben klinische Phänomene in diesen Zuständen.

Winnicott (1945, S. 57–74) befasst sich mit der primitiven emotionalen Entwicklung des Kindes und beschreibt eindrücklich die Funktion der Mutter, es so zu halten (Holding) und mit ihm umzugehen, dass es ein Gefühl der Einheit und der Kontinuität (continuity-in-being) findet. Wenn dies misslingt, so entstehen primitive Ängste, die eine Gefahr für die Integration des Ichs darstellen. Das Versagen der Mutter wird in dieser ersten Zeit nicht als eine Versagung, sondern als eine Bedrohung der gesamten Existenz des Selbst, als Angst vor Vernichtung erlebt. In dieser Phase der absoluten Abhängigkeit lebt der Säugling in der Illusion der Einheit mit seiner Mutter. Winnicott hat diese Etappe die Zeit der Illusion genannt, und es ist die Aufgabe der Mutter, diese Illusion zu unterstützen und sich so perfekt wie möglich an die Bedürfnisse des Säuglings anzupassen. Hier spricht Winnicott vom subjektiven Objekt. Nach und nach soll die Mutter ihren Säugling desillusionieren, d. h. ihm helfen anzuerkennen, dass die Brust nicht seine Schöpfung ist, sondern Eigenständigkeit besitzt. (Winnicott traf ebenso wie Bick die kritische Unterscheidung zwischen der Unintegriertheit als hilflosen, passiven Zustand maximaler Abhängigkeit einerseits und aktiven, defensiven, im Dienste der Weiterentwicklung stehenden Spaltungs- oder Desintegrationsmanövern andererseits.) Für Winnicott findet Symbolisierung statt in einem Übergangsraum, einem intersubjektiven Zwischenbereich des Erlebens, der die beiden – innere und äußere Welt – verbindet.

> »So entsteht eine symbolische Realität, in der die kindliche Allmacht des Denkens gleichsam ein Reservat erhalten hat. Diese Realität bindet Angst, indem sie darauf verweist, dass der fantastische Charakter der Objekte immer wieder zerstörbar ist, ohne dass die Objekte und das in ihnen verkörperte Gute vernichtet werden.« (Ebrecht-Laermann, 2014, S. 51)

Übergangsphänomene, wie z. B. Übergangsobjekte, schützen ebenfalls vor dem Überhandnehmen von Angst. Übergangsobjekte, wie z. B. ein Bär, eine Decke oder Kissen, es kann auch ein Wort, eine Melodie sein, haben für das Kind oft lebenswichtige Bedeutung vor allen Dingen beim Schlafengehen und dienen als Abwehr gegen Ängste. Wenn die Holding-Funktion der Mutter versagt, dann entsteht nach Winnicott ein unintegrierter Zustand; so wie dies auch Bick beschrieben hat.

Bion (1990 [1962], 2000 [1962]) und in seiner Nachfolge Meltzer (1975) beschreiben in ihren Modellen und Konzepten, wie psychischer Raum in der Beziehung zwischen Mutter und Kind im Verlaufe der Entwicklung entsteht. Im Modell vom Container-Contained beschreibt Bion, wie sich in einem Zusammenspiel von äußeren Protagonisten und inneren Räumen, durch projektive Identifizierung allmählich das Selbst strukturiert. Das Konzept der projektiven Identifizierung wird von Bion dahingegen erweitert, dass er zwischen einer pathologischen Abwehrfunktion und einer frühen Kommunikation, bevor Worte verfügbar sind, differenziert. Das Baby entledigt sich unerträglicher körperlicher Zustände und Sinneseindrücke und der damit verbundenen Affekte (die es selbst nicht in sich halten kann) durch Ausstoßung (Projektion) in seine Mutter. Dies geschieht z. B. durch einen Schrei oder durch strampelnde Bewegungen, die der Mutter signalisieren, dass das Baby versucht, ein Gefühl loszuwerden und die Mutter zu aktivieren. Der Mutter-Behälter hat die Funktion, diesen Inhalt aufzunehmen, darüber nachzudenken und mit sinnstiftender Bedeutung zu versehen und ggf. in Handlungen umzuwandeln. Voraussetzung ist, dass der verstehende Andere, die Mutter, der Analytiker, dazu bereit und fähig ist, sich in träumerischem Einfühlungs- und Ahnungsvermögen von den Rohempfindungen des Säuglings quasi anstecken, aber nicht überwältigen zu lassen. Der Mutter-Container bedarf sowohl mütterlich-aufnehmender als auch väterlich-begrenzender Fähigkeiten. Männliches und Weibliches wirken so zusammen und verleihen dem Container psychische Bisexualität. Voraussetzung ist, dass die Mutter auch den väterlich-männlichen Aspekt in ihr Selbst innerlich genügend gut integrieren kann und auch dafür Unterstützung erhält. Wenn dies nicht der Fall ist, wird die Erfahrung der Trennung und damit der Ursprung des Anderssein behindert.

Die infantilen Ausdrucksformen wie Lächeln, Weinen, Schreien, Strampeln, Sich-Krümmen usw. kann man als »Zeichen« im Sinne von Pierce (1986, S. 14) verstehen. Zeichen vertreten jedoch die Referenzobjekte nicht auf fixierte Weise. Damit ist gemeint, dass z. B. das Schreien eines Säuglings nicht automatisch ein Zeichen für Wut ist. Es ist zunächst ein an die Mutter gerichtetes Zeichen. Mutter und Säugling entwickeln allmählich semiotische Fähigkeiten, die Äußerungen des Anderen zu verstehen. Man kann sich z. B. vorstellen, dass ein Baby ein Zeichen gibt, das die Mutter dann als Hunger versteht, das Baby selbst jedoch noch kein Bewusstsein davon hat, dass es hungrig ist. Die Mutter könnte sagen: »Was ist los, mein Liebes, bist du hungrig?« Das Baby wird sich beruhigen, wenn es die Botschaft der Mutter als ein Index eines »containing objects« erlebt. Die Identifizierung mit dem »containing object« erlaubt die Aufrichtung einer psychischen Grenze, deren

Funktion es ist, die Elemente der Psyche zusammenzuhalten und ihre Transformation zu erleichtern. Gelingendes Containment bindet die emotionalen Urerfahrungen in einem Bedeutungsraum. Erst dann kann Angst einen Namen bekommen und als Verfolgungsangst oder depressive Angst wahrgenommen werden. Dieser zunehmende Bedeutungsgehalt macht die Angst tolerierbar. Für Bion »hängt Denken von der erfolgreichen Introjektion«, also Verinnerlichung, »der guten Brust ab, die ursprünglich für die Ausübung der Alphafunktion zuständig ist«. Wenn der Säugling in der Lage ist, jene Angst und Versagen zu ertragen, die durch die »abwesende Brust« entstehen, dann wird diese »im Inneren zu einem Gedanken, und es entwickelt sich ein Apparat, um die Gedanken zu denken« (Bion, 1962, S. 227, zit. nach Ebrecht-Laermann, 2014, S. 54). Die Fähigkeit, zwischen Symbol, Symbolisiertem und symbolisierendem Subjekt unterscheiden zu können, schafft sowohl die Möglichkeit der Triangulierung als auch jene im intermediären Bereich nach Winnicott (1973 [1971], S. 21), der Kreativität ermöglicht und Angst bindet.

Misslingt dieser Prozess des Containments und damit die Herstellung eines psychischen Raums, so bleiben die biologisch-archaischen Affektmuster in einem psychisch unverdauten Zustand. Sie werden für das Selbst eine traumatisierende Gefahr, auf die es mit »namenloser Angst« (Bion) reagiert. Das Selbst befindet sich jetzt in einem bedeutungsleeren Zustand, der für es eine ungeheure Bedrohung darstellt, weil er psychisch nicht gebunden werden kann.

Zusammenfassend möchte ich festhalten, dass Angst und psychischer Raum nicht nur in metaphorischer Weise für uns Analytiker bedeutsam sind, sondern dass die Entstehung eines psychischen Raumes durch die frühen Interaktionen eine Voraussetzung für die Verarbeitung und Transformation der Ängste ist, die zur Conditio humana gehören. Durch ihre Einbettung in soziale Beziehungen und Interaktionsmuster werden aus Affekten Gefühle mit einer Bedeutungsdimension (Erbrecht-Laermann, 2014, S. 13). Der biologisch verankerte Affekt Angst wird im psychischen Raum zu einem sozialen, bedeutungsgenerierenden Gefühl.

In unserer klinischen Arbeit mit Kindern beobachten wir heute eine Zunahme von Problemen und Symptomen, die mit dem Misslingen der frühen Symbolisierungsprozesse zu erklären sind. Um solchen Kindern zu helfen, innere regulierende und stabilisierende Strukturen zu entwickeln, müssen wir uns zunächst auf sie einlassen, ihre primitiven Schutzmethoden und auch ihre Formen, sich ihrer Angst zu entledigen, in uns aufnehmen, sie transformieren und allmählich versprachlichen. Der Weg zur Versprachlichung geschieht in vielen kleinen Schritten. Die im Analytiker, in seiner Gegenübertragung hervorgerufenen Bilder, die zunächst unbewusst/vorbewusst sind, werden mit interpretierenden Bildvorstellungen verbunden, so wie es normalerweise zwischen Mutter und Säugling geschieht.

Die Kinder lernen dann, innere regulierende und stabilisierende Strukturen zu entwickeln, sodass Spannung allmählich ausgehalten und Handlungen aufgeschoben werden können und angemessenere Ausdrucksmittel zur Verfügung stehen. Die Aufgabe des Kinderpsychoanalytikers ist es, den kindlichen Patienten in einer haltgebenden therapeutischen Beziehung zu helfen, ihre Fähigkeiten zur Symbolisierung, d. h. zur Verinnerlichung/Repräsentanzenbildung, zu verbessern und so im Sinne von Melanie Klein ein gutes inneres Objekt wiederzufinden oder aufzubauen.

In den Kinderbehandlungen – besonders mit kleinen Kindern, in denen am Anfang die Mutter oft mit dabei ist – geht es darum, den Eltern, zu helfen, die Affekte und das schwierige, störende Verhalten ihrer Kinder zu tolerieren und innerlich zu »halten«. Ziel ist es, einen Raum zu schaffen, in dem das Kind spielen und dadurch zunehmend seine unbewusste, innere Welt repräsentieren kann.

Die Arbeit mit den Eltern spielt sich in einem hochkomplexen Bereich ab. Wir haben es sozusagen mit drei Generationen in der Kinderanalyse zu tun: dem Kind, seinen Eltern, von denen es in vielfältiger Weise abhängig ist, und dem Analytiker, der sowohl die inneren Objekte der Eltern als auch die inneren Objekte des Kindes unterstützen und in sich tragen sollte. Dies erfordert vom Analytiker eine gute triadische Kompetenz. Er muss fähig sein, die Angst, das Schuldgefühl und die narzisstische Wunde derer annehmen zu können, die um Hilfe für ihr Kind bitten müssen, und er muss dabei ihr Leid und ihr Versagen anerkennen, auch wenn sie es in Form von Vorwürfen und Projektionen ausdrücken. Die Kunst ist, sich mit bekümmerten und wütenden Eltern identifizieren zu können. Die Schwierigkeit ist, einerseits die Übertragungen der Eltern anzunehmen und andererseits die Übertragung des Kindes, ohne dass beide im Analytiker in Verwirrung geraten. Da mein Fokus auf der analytischen Arbeit mit den Kindern liegt, wird in diesem Aufsatz die Arbeit mit den Eltern nicht weiter beschrieben.

Klinische Fallbeispiele

Überleben im Klaustrum als Zuflucht vor katastrophalen Vernichtungsängsten – Fragmente aus der Analyse des fünfjährigen Alex[2]

Alex sah ich zum ersten Mal zu einer Konsultation auf Druck der Kindergarten-Leiterin, die ihn als nicht mehr haltbar im Kindergarten bezeichnete. Sie vermutete, er leide unter einer schweren Form des ADHS und brauche Medikamente. Alex war aufgefallen durch sein getriebenes, jähzorniges Verhalten, wobei er andere Kinder angriff und kein Gefühl für die Ängste der anderen Kinder vor ihm zu haben schien. Er zog sich im Kindergarten in die Toiletten zurück und verbrachte dort mit merkwürdigen Laut-Spielen seine Zeit. Er trug noch jede Nacht eine Windel, nässte und kotete auch immer wieder tagsüber ein.

Aus den Elterngesprächen: Bei Alex Geburt waren beide Eltern noch in Ausbildung. Die überraschende Schwangerschaft war für die Eltern eine Katastrophe, sowohl aus inneren wie aus äußeren Gründen. Sowohl der Vater als auch die Mutter hatten eine sehr traumatische Kindheit mit schwierigster Ablösung von den Eltern in der Adoleszenz.

Die Schwangerschaft verlief äußerst schwierig. Hormonelle Störungen bei der Mutter führten beinahe zum Absterben der Plazenta, und Alex wurde frühzeitig durch Not-Kaiserschnitt von seiner Mutter entbunden. Als Baby hatte Alex von Anfang an Ernährungsstörungen. Er wurde nicht gestillt, weil seine Mutter dies eklig fand. Da er ständig erbrach, habe ihm sein Vater die Flasche in den Mund zwingen müssen. In Alex erstem Lebensjahr war sein Vater für ihn zuständig. Alex schrie ständig und konnte nur mit permanentem Körperkontakt beruhigt werden. So legte ihn der Vater auf seinen Schoß und zeichnete über ihn gebeugt für sein Studium. Mit einem Jahr kam Alex in eine Kinderkrippe. Er begann dort den Stuhl einzuhalten. Den Eltern zufolge war Alex ein Frühentwickler, mit einem Jahr konnte er laufen und mit zwei Jahren sprechen.

Bei meiner ersten Begegnung mit Alex bedrückte mich sein altkluger Gesichtsausdruck, und seine motorische Unruhe machte es schwer, mit ihm in Kontakt zu kommen. Alex begann in großer Hektik, ein konventionelles Bild nach dem anderen zu malen. Als ich ihm sage, dass er sehr unter Druck sei, bei mir alles richtig zu machen, um nicht hinausgeworfen zu werden, sagt er mit lauter Stimme:

2 Die Person sowie deren persönliche Daten und Kontexte in diesem Fallbericht sind nach nationalen und internationalen Standards und Vereinbarungen für wissenschaftliche Fachpublikationen von den Autorinnen anonymisiert worden.

»So malt man Blumen. So sehen alle Blumen aus.« Doch dann nimmt er ein großes Blatt und malt ein Haus, das er gänzlich mit schwarzen Gittern überzog. Sogar das Dach war von Gittern überzogen. Dazu malte er eine Sonne und sagte: »Die ist traurig.« Als ich ihn fragte: »Und Du?«, antwortet er sehr ernsthaft: »Ich auch.« Ich war davon sehr berührt. Alex hingegen begann wieder, hektisch und erregt ein Bild nach dem anderen zu malen und zwischendurch im Zimmer herumzurennen.

Ich glaube, dass der kurze emotionale Kontakt zwischen uns, als er sagte: »Ich auch«, mich bewogen hat, ihn in Therapie zu nehmen; obwohl ich wegen der schwer zugänglichen Eltern, die keine Einfühlung in die Nöte Ihres Sohnes zeigten und denen es vor allem darum zu gehen schien, aus Alex ein angepasstes, pflegeleichtes Kind zu machen, Bedenken hatte. Doch hatte ich dann das Gefühl, für die Eltern, in ihrer verleugneten Not und massiven Kränkung, einen Platz in mir halten zu können, auch wenn mich die scharfe, vorwurfsvolle Art der Mutter und der Rückzug des Vaters immer wieder an meine Grenzen bringen sollten.

Die Stunden mit Alex waren in der ersten Zeit für mich sehr anstrengend und schwer erträglich. Er läutete Sturm, rannte gegen alle Türen, zuerst gegen die private Haustüre, dann gegen die Praxistüre. Nachdem ich die Türe geöffnet hatte, riss er Anorak und Schuhe von sich und stürmte in den Behandlungsraum. Im Behandlungsraum verschwand Alex unter der Couch und blieb schweigend dort unten liegen. Ich hatte das Gefühl, er zwängt sich in mich hinein und schließt mich gleichzeitig aus.

Eine Weile saß ich schweigend und ruhig auf meinem Stuhl und begann dann, wie mit mir selbst redend, zu sprechen und dabei ihn zu suchen. »Ich will nicht gefunden werden«, tönte es von unter der Couch. Ich sprach wieder mit mir selbst, wie schwer es für mich sei, dass er sich nicht finden lassen wolle, dass ich aber auch verstehen könnte, dass er sich unter der Couch sicherer fühle. Daraufhin sagte er nach einer Weile ganz leise: »Du kannst mit mir telefonieren.« Er hatte wohl vorher ein altes Telefon auf einer Kiste stehen sehen. Ich rückte meinen Stuhl neben die Couch, nahm das Telefon und versuchte, mit ihm zu sprechen. Er war nicht zu erreichen, nahm nicht ab und sagte mir dann, er sei zu müde und schlafe jetzt.

Es war inzwischen kurz vor dem Ende der Stunde und ich sagte ihm, wieder wie zu mir selbst redend, dass er wohl hier in meinem Raum bleiben und schlafen wolle. In wütendem Ton verbot er mir, von der Uhrzeit und dem Ende der Stunde zu sprechen.

Nach der Stunde glaubte ich, etwas von Alex' Dilemma und seinen Ängsten, vereinnahmt/eingeschlossen und ausgeschlossen zu werden, gespürt zu haben. Ich erlebte ihn als ein getriebenes Kind, das nirgendwo einen sicheren Ort findet.

Er schien verzweifelt einen Ort zu suchen; das tat er jedoch, indem er sich in andere hineinzwängte – meine Türen eintrat – und dann Angst hatte, hinausgeworfen zu werden. Er hatte kein Vertrauen in einen stabilen, zuverlässigen, psychischen Container verinnerlichen können. Auch in der nächsten Stunde wiederholte sich diese Szene. Diesmal nahm ich eine Maus, näherte sie der Couch und piepste. Er blieb die ganz Stunde stumm unter der Couch liegen.

In der folgenden Stunde holte er sich die Maus unter die Couch und machte piepsende Töne. Nach einer Weile nahm ich eine Schildkröte und bewegte mich in Richtung unter die Couch. Die Maus antwortete mit Piepsen. Da hörte ich mich sagen: »Oh, die Maus sucht vielleicht einen Freund.« Mit harter Stimme wies er mich ab und sagte: »Ich lasse mich nicht austricksen.«

In der folgenden Stunde nahm er wieder die kleine Plüschmaus und piepste mit ihr unter der Couch. Sobald ich mich mit der Schildkröte näherte, verstummte die Maus, um nach kurzer Zeit wieder zu piepsen. Ich befand mich in der Situation, ihn piepsen zu hören, aber gleichzeitig keinen Kontakt herstellen zu können. Für einen kurzen Moment meinte ich zu spüren, wie Alex Babymund verzweifelt die Brustwarze suchte. Doch dann brach er unter der Couch in höhnisches Gelächter aus.

In diesem Stadium wurde mein Zimmer ein konstitutives Element in der Entwicklung hin zu einem eigenen psychischen Raum. Ich war für ihn eine Couch-Möbel-Mutter. Zu mir als separatem Objekt war die Beziehung noch nicht möglich.

Im weiteren Verlauf baute er die verschiedensten Höhlen. Die Höhle war nun nicht mehr unter der Couch, sondern er baute sie mit Stühlen und Decken im Raum. Er nahm nach und nach von meinem Behandlungsraum Besitz. Mir war lange Zeit nur erlaubt, mit ihm Kontakt über das Telefon aufzunehmen.

In mir tauchte ein Bild von einem Baby auf, das zurück in den Bauch und noch einmal geboren werden möchte. Während ich dieses Bild vor mir sah, hörte ich ihn plötzlich sagen, dass seine Höhle von Wasser umgeben sei und im Wasser unsichtbar ein gefährliches Krokodil schläfrig auf der Lauer liege. Ich soll mit ihm aufpassen. Ich sagte Alex, dass er vielleicht nun Zutrauen habe, dass ich mit ihm zusammen aufpasse. Alex hörte mir für einen kurzen Moment zu.

Ich denke, dass Alex mich zu Beginn unserer gemeinsamen Arbeit fühlen lässt, wie es ist, wenn man den anderen nicht erreichen kann, wenn man mit einem physisch anwesenden, aber emotional unerreichbaren Objekt konfrontiert ist. In ihm sind gewalttätige Emotionen (Krokodile), mit denen er nur fertig werden kann, wenn er sie einschließt oder sie von mir eingeschlossen werden (unter der Couch, in dem Schildkrötenpanzer). Doch diese, in ein Klaustrum (vgl. Meltzer, 1992) gezwungenen Inhalte führen periodisch zu Ausbrüchen von Wut und Verzweiflung. Ich beschließe, mein Verständnis Alex zu diesem Zeitpunkt nicht mitzuteilen, da es sein momentanes Verarbeitungsvermögen überfordert hätte. Ich musste es in mir halten, verarbeiten und versuchen, mit der Zeit einen gemeinsamen Bedeutungsraum herzustellen. Doch wir verfügten nun schon über einige »Figuren«, mit deren Hilfe wir die Emotionen von Alex benennen und allmählich in eine Geschichte einbauen konnten, was im Raum zwischen uns beiden geschieht. Dies ist die Voraussetzung dafür, dass die Gefühle und Affekte anerkannt, erzählt und dann transformiert werden können (vgl. Ferro, 2003). Die emotionalen Erfahrungen können in einem Bedeutungsraum gebunden werden. Dies macht die Angst tolerierbar; ängstigende, innere und äußere Gefahren können nun in der analytischen Beziehung im Spiel dargestellt, in Sprache gebracht und gedacht werden.

Im weiteren Verlauf kamen die Emotionen von Alex aus ihrem »Gefängnis« hervor. Sie wurden zum Teil in extremer Weise in den Stunden agiert: In vielen Stunden hatte ich einen Diener zu spielen, den er mit Befehlen drangsalierte. Ich versuchte, seine inneren Zustände in Worte zu fassen, und zwar ließ ich sie die einzelnen Figuren, die ich spielen musste, zum Ausdruck bringen. Nur so konnte er meine Worte aufnehmen. Viele Stunden füllte er mit dem Nachspielen von Comicgeschichten, dem Erzählen von Witzen.

Im zweiten Jahr der Behandlung veränderte sich die Atmosphäre in den Stunden. Alex kam gerne und dachte sich schon immer aus, was er mit mir spielen wollte. Er hatte inzwischen weitgehend Kontrolle über seine Ausscheidungen und brauchte keine Windel mehr. Ich meine, dass die Erfahrung mit mir als jemand, der ihn schützen kann und der auch seine eigenen Öffnungen/Türen schützt, die Voraussetzung war, dass er seine Blasen- und Darmfunktionen kontrollieren und auch sich selbst gegen aggressives Eindringen besser schützen konnte. Dies zeigte sich in den Stunden in einer größeren Frustrationstoleranz gegenüber Grenzen und draußen im Umgang mit anderen Kindern.

Ich möchte nun von einer Stunde im zweiten Behandlungsjahr berichten, um die Entwicklungen deutlich zu machen: Nach einem Wochenende und nach der Ankündigung, dass sein Vater ihn zur dritten Wochenstunde in dieser Woche nicht würde bringen können, beschrieb Alex mir sehr lebhaft das Bild eines Diebes, der vor dem Praxisfenster sei. Dieses Bild hatte die Qualität eines traumähnlichen Bildes. Er entwickelte daraus eine Geschichte, in welcher der Dieb bei mir so viel Geld entwendete, dass man davon hätte drei Häuser (drei Stunden bei mir) kaufen können. Ich nahm auf, dass er mit diesem Bild seiner Wut und Hilflosigkeit Ausdruck gab, die jedoch draußen vor dem Fenster auf Distanz gehalten werden musste. Ich benannte nicht seine wütenden Gefühle, sondern sagte ihm, dass er sich vielleicht frage, ob ich in der Lage sei, ihn und mein Haus zu beschützen.

Daraufhin begann er Verstecken zu spielen und ich musste ihn suchen. Nun wollte er gefunden werden. Kurz vor dem Ende der Stunde räumte er einen Korb aus und setzte sich hinein. Er würde drinbleiben, er wohne hier, sagte er mir. Ich geriet ziemlich unter Druck, da es kurz vor dem Ende der Stunde war und sein Vater bald drängend läuten würde, wie er es immer tat. Ich sagte zu Alex: »Er wolle mir wohl zeigen, wie schwer es sei, gehen zu müssen und ausgeschlossen zu werden.« Nach einer Weile kam er aus dem Korb herausgekrochen und sagte: »Du kannst dir gar nicht vorstellen, wie heiß es hier drin ist.« Dann sagte er: »Weißt Du, mein Vater hat nie Zeit. Wenn wir jetzt nach Hause gehen, dann sitzt er die ganze Zeit vor seinem Computer. Ich spiele alleine mit meiner Eisenbahn.« Er sagte das in einer Art, die ich bisher von ihm noch nie erlebt hatte. Ich wurde sehr traurig und dachte, wie schwer es für Alex ist, die Diskrepanz zwischen der Hitze und zugleich dem Schutz (der Korb als konkreter Behälter) in der Beziehung zu mir und seiner inneren Objektbeziehung – zu einem Objekt, das physisch präsent, aber gefühlsmäßig nicht erreichbar ist – auszuhalten. Wenn ich das Ende der Stunde ankündigte, dann erlebte er mich als jemand, der ihn ausschließt, ihn nicht bei sich mehr haben will. Dies hatte er in vielen Wiederholungen in dem ersten Jahr in den Stunden mit mir inszeniert, damals vorwiegend, um die ihn verfolgenden Gefühle bei mir loszuwerden. Nun zeigte sich seine wachsende Fähigkeit, Gefühle zu bemerken und mir mitzuteilen.

Eine passagere, phobische Verschiebung seiner Ängste auf »den Dieb« im Phantasiespiel zeigte seine gewachsene Fähigkeit zur Symbolisierung. Das Auftauchen eines phobischen Symptoms bei einem Kind, das primitive Schrecken mit einer paranoiden Qualität auszustehen hatte, kann als ein Entwicklungsschritt und Anzeichen dafür betrachtet werden, dass Konflikte beginnen internalisiert zu werden.

Einige Wochen später erzählte er mir seinen ersten, kurzen Nachttraum: *»Ein Zauberer habe meine Praxistüre in eine Blume verwandelt.«*

Er machte sich dann Gedanken über die verschiedenen Türen in meiner Praxis und wohin sie führten und wer alles noch zu mir käme. Ich könne ja durch die andere Türe jederzeit in meine Praxis hereinkommen. Ich sage ihm, dass er als Zauberer die Macht über die Türen habe. Ich glaubte, er wünsche sich, dass er jederzeit kommen könne, das sei schön wie eine Blume. *»Aber die anderen Kinder sollen nicht kommen«*, wirft er ein, *»sie sollen draußen bleiben.«*

Seine Zeichnungen und Geschichten begannen nun von seiner nie gedachten Welt zu erzählen und von den schrecklichen Emotionen oder, besser gesagt, emotionellen Turbulenzen. In einer Serie von Zeichnungen mit Bomben abwerfenden Flugzeugen, Raketenangriffen und Flugzeugabstürzen mit explodierenden Flugzeugen nahmen seine Emotionen Gestalt an, ließen sich differenzieren und benennen. Es gab dann »Gute« und »Böse« (Naziflugzeuge). Die »Bösen« wurden schwächer, »Hitler« hatte nur noch eine Schrotflinte zur Verfügung, Festungen und Rettungswagen boten Schutz und Hilfe.

Alex' Ängste bekamen eine andere Qualität und seine Symbolisierungsfähigkeit hatte zugenommen. Er konnte seine Ängste in Zeichnungen und Geschichten gestalten und träumen. Er kann nun beginnen, etwas zu wünschen und auszuhalten, wie die Dinge in der äußeren Realität und in seinem eigenen Inneren wirklich sind. Er ist nicht mehr überwältigt von einem einzigen Seelenzustand und erlebt nun keine symbolischen Gleichsetzungen (Segal, 1996 [1991]) oder psychischen Äquivalenzen (Fonagy et al., 2004 [2002]).

Es war jedoch längere Behandlungszeit nötig, bis er diesen Zustand über längere Zeit halten und seine Fähigkeit, seine emotionalen Erfahrungen zu verarbeiten und sie »denken« zu können, zunahm.

In einer der letzten Stunden sagte er mir: *»Weißt Du, ich würde doch gerne noch weiter zu Dir kommen, ich kann jetzt so gut mit Dir spielen, aber ich habe jetzt Freunde und da habe ich keine Zeit mehr.«* Ich freute mich und war auch traurig.

Alex war inzwischen in der Schule, kam mit seinen Mitschülern zurecht, wenn er auch immer wieder in Gefahr war, sich zu schnell gekränkt zu fühlen und dann in Streitereien zu geraten. Doch hatte ich die Hoffnung, dass er sich seinen Fähigkeiten entsprechend würde weiterentwickeln können. Er war inzwischen im Schulchor und seine schöne Stimme wurde gefördert. Beide Eltern konnten nun Alex etwas mehr als ihren Sohn sehen und nicht vorwiegend als eine Projektion ihrer eigenen negativen Seiten.

Alex konnte Anschluss an seine weiteren Entwicklungsaufgaben finden, wenngleich die Narben seiner frühen Geschichte bleiben werden. Was für ihn schwer war und noch sein wird, ist wahrzunehmen, was ihm in den Beziehungen zu seinen Eltern fehlte und fehlt. Ich denke, der Prüfstein in der Kinderanalyse ist, inwieweit man als Analytikerin eine innere Einstellung halten kann, in der man die Not und das Versagen der Eltern weder verleugnet noch verurteilt.

3.2 Nicht-Sprechen als Schutz vor unerträglichen Trennungsängsten – aus der Analyse eines vierjährigen, selektiv-mutistischen Mädchens

Die vierjährige Anna wurde mir auf Anraten ihres Kinderarztes und des Kindergartens vorgestellt. Sie sprach nur mit ihrer Mutter und das meistens flüsternd. Anfangs sei Anna nur bereit gewesen im Kindergarten zu bleiben, weil ihr älterer Bruder noch in der gleichen Kindergartengruppe war. Bis heute ist Anna im Kindergarten stumm und sitzt meistens in der halbdunklen Verkleidungsecke.

Zuhause führen minimale Veränderungen im täglichen Ablauf oder wenn etwas anders ausfällt, als sie es sich wohl vorgestellt hat, zu heftigen Wutanfällen, in denen sie kaum zu beruhigen sei. Sie »klebe« immer an ihrer Mutter und lasse diese kaum etwas für sich allein machen.

In den Elterngesprächen erfahre ich dann, dass beide Eltern aus den neuen Bundesländern in den Westen gekommen sind. Die Mutter war mit sechs Wochen in eine Kinderkrippe gegeben worden. Ich vermute, dass sich generationenübergreifend die frühen Trennungserfahrungen der Mutter auf die Beziehung zu Anna auswirken. Die Mutter berichtet, dass ihre eigene Mutter immer im Konflikt war zwischen ihrem Wunsch zu arbeiten und dem Bedürfnis, bei ihrer Tochter zu bleiben. Anna hat einen drei Jahre älteren Bruder, und – wie ich erst in der Behandlung erfuhr – die Mutter hatte ein Jahr vor Annas Geburt eine Eileiterschwangerschaft. Bewusst möchte die Mutter die Entwicklungsschritte von Anna unterstützen, doch ich vermute, dass sie unbewusst projektiv in ihrer Tochter ihre eigenen Trennungsängste unterbringt. Hinzu kommt, dass die Mutter selbst einen Trennungsschritt vorhat. Sie möchte wieder berufstätig werden, sobald Anna in der Schule ist. Der Vater ist beruflich die Woche über abwesend und kann die Mutter wenig in ihrer Not unterstützen. Ich vereinbarte eine Kinderanalyse mit zunächst drei und später vier Wochenstunden.

Erst nach mehreren Wochen gelang es, dass Anna alleine ins Behandlungszimmer kommen konnte. Dies wurde durch ein Ritual zwischen der Mutter, Anna und mir möglich: Ich öffnete die Praxistüre, begrüßte Mutter und Tochter und ging zurück in meinen Behandlungsraum, ließ die Türe offen und überließ Mutter und Tochter den Praxisflur. Anna klammerte sich an die Mutter, diese flüsterte etwas mit ihr und schließlich warf Anna ein Tier mit Schwung in mein Zimmer und kam dann ins Behandlungszimmer gekrabbelt oder später gerannt. In den Stunden zeigte sie mir mit Gesten wie ein zweijähriges Kind, was ich machen sollte: Ich musste mich mit dem Rücken zu ihr auf meinen Stuhl setzen – dahinter stand ein Korb mit Kuscheltieren. Ich durfte nicht zu ihr hinschauen. Hinter meinem Rücken oder im Schutze meines Rückens nahm sie eines der Tiere, die dann entweder mich angriffen (das Krokodil, der Tiger) oder unter meinen Pullover oder in mein Hosenbein krochen (die kleine, weiße Maus). Ich kommentierte, dass ich nie wisse, ob es ein gefährliches Tier sei, das mich angreift, oder ein Tier, das mit mir kuschelt. In den folgenden zwei Monaten blieb Anna bei diesem Ablauf der Stunden. Allmählich gab es minimale Variationen und Veränderungen. Sie begann, hinter meinem Rücken Tiergeräusche zu machen, fauchte und zischte mich an. Ein paar Mal pfiff sie hinter meinem Rücken. Die Tiere schienen ihre »unverdauten«, sie ängstigenden Emotionen zu sein und wurden von ihr gleichzeitig durch ihre

Stummheit unter Kontrolle gehalten. Im Spiel mit den verschiedenen Tieren gab ich den verschiedenen Gefühlen, die sie auszudrücken schienen, einen Namen.

In einem Ausschnitt aus einer Montagsstunde im 5. Monat der Behandlung möchte ich zeigen, wie sich ihr Spiel in kleinen Schritten veränderte und es ihr möglich wurde, Aspekte ihrer Trennungsangst im Spiel zu vermitteln.

Pünktlich läutet es. Anna steht mit ihrer Mutter sehr zögernd im Flur. Sie hält sich an der Mutter fest. Ich habe das Gefühl, dass sie sich heute ganz schwer von ihrer Mutter trennen kann. Sie hat eine Krone auf und ein Tuch als Königsumhang umgebunden. (Nach der Stunde fiel mir ein, dass Anna am Samstag ihren Geburtstag gefeiert hatte, und ich nahm an, dass sie die Königinnenverkleidung anhatte.)

In der Hand hat sie ihr großes Pferd, welches sie schon einmal mitgebracht hat. Ich sage: »Oh, da kommt ja heute die Königin mit ihrem Pferd.« Anna sieht mich nicht an und geht dann zögernd hinein, legt sich auf den Boden und nimmt ihr Pferd in den Arm. Ich setze mich auf meinen Stuhl. Sie verzieht das Gesicht und schaut richtig böse aus. Dann, um dem Nachdruck zu verleihen, streckt sie mir ihre Zunge heraus. Ich sage: »Ich werde das Pferd nicht anfassen, ich strecke nur meine Hand aus.« Daraufhin faucht sie etwas weniger. Sie geht dann hinter meinen Rücken, wo der Korb mit verschiedenen Tieren und Puppen steht. Ich spüre etwas an meinem Rücken hochkrabbeln. Ich sage: »Wer ist denn da an meinem Rücken? Ich möchte das doch zu gerne wissen. Ist es ein liebes oder ist es ein böses Tier?« Da kommt sie hervor und hält mir mit einem gefährlichen Geräusch den Marder entgegen. Ich zeige mimisches Erschrecken. Ich sage so vor mich hin: »Oh, es gibt hier bissige Mardergefühle, vielleicht ist der Marder böse, weil er nicht weiß, was mit seinem Haus war, als er nicht hier war.« Sie geht wieder zurück, und ich spüre wieder etwas meinen Rücken hochkriechen. Diesmal kommt ein kleiner Hund hinter meinem Rücken hervor, der bellt mich an, aber es klingt nicht böse. Als nächstes macht sie es mit der kleinen Maus. Sie kommt zu mir und schaut mich an und gibt mir die Maus in die Hand. Ich soll mit ihr spielen. Als nächstes nimmt sie den Affen, der klettert auch meinen Rücken hoch. Sie kommt dann hinter meinem Rücken hervor und wirft mir den Affen zu. Ich kann ihn nicht fangen und er fällt auf den Boden – sie lacht. Ihr Lachen berührt mich merkwürdig. Ich sage: »Oh, ich konnte den Affen nicht fangen und habe ihn fallengelassen.« Daraufhin nimmt sie den Affen und verwickelt ihm völlig die Arme und Beine, sodass er sich nicht mehr bewegen kann. Ich sage: »Oh, der arme Affe, der ist ja völlig verwickelt und kann sich gar nicht mehr bewegen und selbst zurechtfinden.« Dann kommt der Tiger und zischt mich böse an und überfällt mich, und sie schüttelt an mir und boxt mich. Dann setzt sie sich auf den Boden und lässt den Affen auf dem Pferd reiten. Er fällt jedoch immer herunter. Ich kommentiere das. Daraufhin nimmt sie das Krokodil mit der dicken roten Zunge und lässt das Krokodil mich beißen. Dann schiebt sie das Krokodil zwischen meine Beine, so als hätte ich einen Riesenpenis. Ich fühle mich sehr unbehaglich. Sie beginnt, mit ihrem Pferd im Zimmer herumzurennen. Ich sage: »Oh, das Pferd ist ganz aufgeregt. Ich glaube, Dich hat sehr erschreckt, dass ich den Affen fallenließ.« Sie geht wieder in meinen Rücken und bringt mir zuerst die Schildkröte und dann den Frosch. Sie zeigt mir dann mimisch, dass die Schildkröte den Kopf unter ihren Panzer einziehen soll. Sie lässt den Frosch hüpfen und die Schildkröte den Kopf raus- und reinziehen. Ich erlebe die Szene zwischen uns sehr sexualisiert.

Plötzlich holt Anna die Decke von der Couch. Ehe ich mich versehe, wirft sie mir die Decke über den Kopf und kriecht selbst zu mir unter die Decke. Ich sage: »Oh, nun sind wir beide ganz dicht zusammen, wie unter einer Haut. Niemand kann uns sehen.«

Erst später wird mir bewusst, dass ich hier einen Dritten eingeführt habe: Jemand, der uns sehen oder nicht sehen kann. Ich habe den Eindruck, dass sie das sehr aufnimmt. Sie zieht die Decke wieder weg, und ich bleibe auf dem Hocker sitzen. Sie geht zu dem Korb und holt zum ersten Mal kein Tier, sondern eine Puppe, die ein kleines Baby auf den Rücken gebunden hat. Sie nimmt das Baby vom Rücken der Mutter und gibt es mir. Sie geht mit der Mutterpuppe weg. Ich spiele das Baby, indem ich weine und jammere und zur Mutter will. Sie kommt immer wieder mit der Mamapuppe und geht dann wieder weg. Dann bekommt das Baby einen Teddybär, und sie geht als Mutter wieder weg. Sie ist ganz vertieft in dieses Spiel. Inzwischen ist das Ende der Stunde nahe. Ich sage, dass die Stunde gleich zu Ende ist. Sie gibt mir die Mutter zurück, und ich binde das Baby der Mutter wieder auf den Rücken und sage: »Nun warten beide, bis du wiederkommst.«

Kommentar

Diese Montagstunde beginnt damit, dass Anna sich von ihrer Mutter schwer trennen kann. Sie kommt als Geburtstagskönigin. Doch dann kommen ihre Mardergefühle zum Vorschein. Sie könnten mit der Unterbrechung durch das Wochenende und mit meinem Vergessen ihres Geburtstages zu tun haben. Ich bin dann diejenige, die »den Affen nicht halten kann«. Aus dem Affen, der nicht aufgefangen wird, wird ein verwickelter Affe. So wie sich Anna mit ihrer Mutter und zeitweise mit mir fühlt und ich mit ihr.

Zwischen uns hat sich in der Stunde etwas aus Annas inneren Objektbeziehungen ereignet. Im weiteren Verlauf der Stunde werde ich zu dem verwirrten Kind, das vor sexuellen Phantasien erschrickt. Trennungsangst wird mit Sexualisierung abgewehrt. Frosch und Schildkröte tauchen auf. Anna schwankt zwischen Sich-Zeigen und Sich-Verhüllen. Als ich den abwesenden Dritten (niemand kann uns sehen) einführe, zeigt mir Anna in einer Szene, in der ich das verlassene Baby spiele und sie die dominante Mutter, wie sie Trennung erlebt.

Mit meiner letzten Intervention habe ich in einer »ungesättigten« Form auf das Warten bis zur nächsten Stunde »angespielt«. In den folgenden Stunden wurde das Spiel Mutter und Baby weiter ausgestaltet und die wütenden und sadistischen Impulse von Anna kamen deutlich zum Ausdruck und ich konnte sie mit dem Verlassen-Werden in Verbindung bringen.

Gegen Ende des ersten Jahres beginnt Anna zu sprechen. Sie hatte vor ein paar Wochen begonnen mit mir Kaufladen zu spielen. Sie baut auf dem runden Tisch den Kaufladen auf. Ich sitze weiter etwas abgewendet und höre sie hinter meinem Rücken im Kaufladen herumkramen. Dann sehe ich, dass sie das Spielzeugtelefon in ihrem Laden aufgebaut hat. Sie bedeutet mir mit Gesten, dass ich nun einkaufen solle. Ich spiele, dass ich mit dem Auto ins Geschäft fahre. Dann frage ich sie, was es denn heute alles Neues gebe und sie deutet mit der Hand auf die verschiedenen Dinge. Ich sage: »Ich brauche etwas zu essen.« Sie holt mir das Brot, die Gurke und einen süßen Lutscher. Dann macht sie die Kasse auf und gibt mir Geld. Ich sage: »Ich muss doch eigentlich etwas bezahlen. Ich habe etwas gekauft.« Da nimmt sie mein Geld und gibt mir ihr Geld. Es erinnert mich an Kleinkinder. Ich gebe dir, du gibst mir. Ich gehe zurück zu meinem Hocker und baue auf einem kleinen Tisch die Esssachen auf. Dann hole ich mir, ohne dass ich das überlegt oder geplant habe, das alte Telefon und rufe im Geschäft an. »Hallo, hat das Geschäft geöffnet?«, frage ich, und zu meinem Erstaunen antwortet Anna: »Hallo, ja, es ist geöffnet.« Ich fahre mit meinem Hockerauto zum Laden, klingle und beginne einzukaufen. Ich gehe wieder zu meinem Haus und packe die verschiedenen Sachen aus.

Dann rufe ich wieder an und frage, ob das Geschäft noch offen habe. Ich bräuchte dringend noch etwas zu essen. Sie sagt: »Hallo, ja, es ist offen, aber dein Auto ist kaputt.« Ich sage: »Oh je, oh je.« Dann nehme ich das Auto und rufe an und sage: »Ist dort der Reparaturdienst, mein Auto läuft nicht mehr, sie müssen dringend kommen.« Anna kommt mit dem Arztkoffer zu meinem Hockerauto. Sie macht aus einem Abhörgerät und einem anderen Teil eine ganz lange Schlange. Sie bittet mich, ihr zu helfen, die Teile mit Pflaster zu verbinden. Ich sage: »Es ist ganz wichtig, hier eine Verbindung herzustellen. Eine ganz lange Schlange.« Sie nickt. Dann versucht sie, in ein Loch des Hockers eine Holzspritze hineinzudrücken. Sie ist sehr fasziniert von der Spritze und einem Loch. Dann bekommen das Auto und ich ein Pflaster. Plötzlich merke ich etwas an meinem Rücken und frage Anna: »Oh, was ist denn an meinem Rücken?« Anna sagt: »Du hast eine Spritze bekommen.« Ich sage: »Au, au, das hat aber wehgetan.« Sie lächelt. Das Auto ist nun repariert, und ich rufe wieder mit dem alten Telefon bei Anna an. Sie sagt wieder: »Hallo«, und sagt ganz stolz, sie habe mein Auto repariert. Ich sage: »Ja, und Du hast mich auch versorgt. Ich habe einmal ein Pflaster und dann aber auch eine Spritze bekommen.« Sie lacht.

Kommentar

In dieser Stunde hat Anna ihre Kontrolle gelockert. »Das Geschäft hat geöffnet«, waren ihre ersten an mich gerichteten Worte. Sie hatte zum ersten Mal das Spielzeugtelefon im Laden aufgebaut. Wir hatten so gemeinsam eine Möglichkeit gefunden, wie sie verbal mit mir kommunizieren konnte und gleichzeitig eine Distanz erhalten blieb. So konnte sie erst mal ihre Angst überwinden. Doch dann »ist mein Auto kaputt«. Indem ich sie im Spiel frage, ob dort ein Reparaturdienst sei, wollte ich herausfinden, ob ihre Angst sich mehr auf einem paranoiden Niveau oder einem depressiven Niveau befindet. Es zeigt sich dann, dass sich ihre Angst auf depressivem Niveau bewegt. Sie traut sich zu, mein Auto mit meiner Hilfe zu reparieren. Ich glaube, dass es sehr wichtig war, dass ich das aufgenommen und benannt habe. Ihre sexuellen Phantasien beginnen, eine andere Qualität zu bekommen, und werden weniger bedrohlich erlebt. Die Schlange, die Spritze dienen auch dazu, etwas zu verbinden, zu reparieren. Das Kaufladenspiel wird nun in den nächsten Wochen mit kleinen, aber wichtigen Abwandlungen von uns beiden gespielt.

In den folgenden Wochen beginnt sie, ein Haus in einer Ecke des Behandlungszimmers zu bauen, und ich soll in der anderen Ecke ein Haus bauen. Wichtig ist dabei, dass ich am Anfang der Stunde die Augen zumachen muss und nicht zuschauen darf, wie sie baut. »Deine Augen verraten«, sagt sie. Sie muss sich noch »schützen«, indem sie meine Sinneswahrnehmungen unter Kontrolle halten und sie willkürlich trennen muss. Das Spiel »Du baust ein Haus und ich baue ein Haus« entfaltet sich nun weiter, wobei das Thema Wände, Fenster und Türen, das Öffnen und Schließen zunehmend Bedeutung annimmt.

Nachdem die Grenzen zwischen meinem und ihrem Haus »selbstverständlicher« geworden waren, konnte Anna das Gesehen-Werden zulassen und unser Spiel gewann an symbolischen Qualitäten.

Im weiteren Prozess der analytischen Behandlung von Anna war besonders spannend, wie sie sich aus der Verwicklung zur inneren und äußeren Mutter löste und in der Folge die Eltern als Paar auftauchten. Zum Beispiel formte sie beim Arbeiten mit Ton zunächst immer Mutter-Kind-Paare, sei es mit Tieren oder Menschen. Dann formte sie eine Frau und bat mich, einen Mann aus Ton zu formen. Als die beiden Figuren fertig waren, nahm sie deren beider Arme und formte sie so, dass Mann und Frau sich umarmten. Als Annas Therapie beendet wurde, war sie zu einem neugierigen und am Lernen interessierten Mädchen geworden, das sich auf die Schule freute.

Konfusion zwischen präödipalen und ödipalen Ängsten – Fragmente aus der Analyse von Luna

Die neunjährige Luna kam zu mir in Behandlung, weil sie seit einem Autounfall mit ihrem Vater nächtliche Angstzustände und Albträume hatte. Sie könne nicht mehr einschlafen und sitze zitternd im Bett. Seit diesem Autounfall spreche sie sehr viel über den Tod und was danach komme.

Zum ersten Gespräch kommen die Eltern, obwohl es anders vereinbart war, zusammen mit Luna. Sie wirken zu Dritt ganz in sich eingeschlossen. Luna sitzt gelangweilt dabei. Ich habe während des ganzen Gespräches, das an der Oberfläche blieb, das Gefühl, dass es eine unbewusste Inszenierung ist: Die Eltern kommen, wollen Hilfe, doch es soll eigentlich nichts entdeckt werden. Ich habe den Eindruck, dass etwas verborgen bleiben soll.

An zwei folgenden Terminen lerne ich Luna kennen. Sie wird von ihrem Vater gebracht und kommt dann alleine lächelnd in den Behandlungsraum. Sie entdeckt das Puppenhaus und beginnt es aufzubauen. Was mir auffällt, ist, dass sie mit großer Sorgfalt alles aussucht. Sie baut zwei Wohnungen auf. Eine Wohnung für eine große Familie und eine für die Großeltern. Es ist ihr ungeheuer wichtig, dass genügend Betten vorhanden sind. Der Aufbau des Hauses und das Aussuchen der Püppchen nehmen fast die ganze Zeit ein. Ich denke, ich werde sie gleich enttäuschen müssen, wenn das Ende der Stunde kommen wird. Und so ist es dann auch. Ich biete ihr an, die Puppenstuben, die sie gebaut hat, im Nebenraum aufzubewahren. So könne sie beim nächsten Mal weitermachen. In der nächsten Stunde setzt sie das Spiel mit den Puppenstuben fort. Auffallend ist, dass sie aus den Kinderpuppen drei Zwillingspärchen macht. Ich sage so vor mich hin: »Dann ist immer der andere Zwilling da und man ist nicht allein.« Luna nickt eifrig mit dem Kopf. Dann nimmt sie weitere Babypuppen und erklärt, diese Babys seien die Puppen der großen Kinder. Sie betont das immer wieder. Ich höre mich sagen: »Die Puppen kannst du weglegen und wieder aufnehmen, dann sind sie ein Weilchen lebendig, Du kannst sie wieder weglegen, doch sie sterben nicht ›wirklich‹.« Dabei betone ich das Wort »wirklich« mit einem fragenden Tonfall. Sie hört aufmerksam zu. Dann nimmt sie eine Puppe, die eindeutig als Arzt zu erkennen ist, und erklärt, das sei der Koch, und eine andere Frau erklärt sie zum Dienstmädchen. Die Familie sei sehr reich.

Was kann ich nun aus diesem »Spiel« von Luna verstehen? Auffallend ist, dass es immer eine Doppelung gibt: Zwei Wohnungen und drei Zwillingspärchen. Ich erlebe das als einen Hinweis auf eine Verlustangst. Eine Doppelung, ein Doppelgänger, ein Zwilling kann davor schützen, dass man sich allein fühlt. Es gibt immer noch ein Double. Ich fragte mich erstaunt, was ich wohl vorbewusst aufgenommen habe, als ich sagte »die Puppen können nicht wirklich sterben«. Bewusst war mir meine Betonung von »wirklich«, um den Als-ob-Charakter hervorzuheben. Doch hatte ich auf Sterben und Tod angespielt. Weiterhin fragte ich mich, was es bedeuten könnte, dass die Babys die Puppen für die größeren Kinder sein sollen. Gibt es vielleicht einen ödipalen Hintergrund, dass sie die Babys als ihre Kinder sieht, mit denen sie spielen kann und die sie dann weglegen kann? Nimmt sie die Babys der Mutter weg? Auffallend ist auch, dass der Mann, der Koch, der Versorgende ist und die Mutter das Dienstmädchen.

In dem folgenden Elterngespräch erfahre ich, dass Luna ein »ambivalentes Wunschkind« der Mutter ist. Die Mutter schildert, sie habe bewusst die Pille abgesetzt und gedacht, ihr Mann könne doch mal aufpassen. Sie habe aber das Gefühl gehabt, dass sie mit diesem Mann ein Kind haben wollte. Dabei sieht sie ihren Mann liebevoll an. Die Schwangerschaft sei eigentlich ihre beste Zeit gewesen. Doch dann fährt sie fort, dass die Zeit der Schwangerschaft aus finanziellen Gründen sehr schwierig für sie beide gewesen sei und sie hätten sich sogar überlegt, eine Abtreibung vorzunehmen. Luna habe eigentlich nie eine geordnete sichere Situation gehabt. Die Mutter von Luna wirkt auf mich sehr herb und männlich. Sie ist auch fünf Jahre älter als ihr Mann. Lunas Vater kann ich schwer einschätzen und bekomme keinen wirklichen Kontakt zu ihm. Er hat für mich etwas Unheimliches, das mich reizt zu ergründen. Die Eltern hätten mit Taxifahren ihren Lebensunterhalt verdient. So seien sie eigentlich nie alle zusammen gewesen, sondern entweder war einer beim Lernen oder beim Taxi fahren. Mir fällt die erste Begegnung ein, wo sie alle drei zusammen kamen und ich das Gefühl hatte, dass etwas für die Familie sehr beschämend ist und verleugnet werden muss. Dazu fällt mir auch eine Zeichnung eines Jungen im selben Alter ein, dessen Vater vor Kurzem gestorben war.

Dann erfahre ich ein schwerwiegendes Ereignis, das jedoch sehr sachlich vorgetragen wird: Luna hatte einen Bruder, der geboren wurde, als sie drei Jahre alt war. Er starb mit fünf Monaten am plötzlichen Kindstod. Dieses Baby sei sehr schwierig gewesen, habe nie länger als zwei bis drei Stunden geschlafen. Lunas Vater habe ihn ständig herumtragen müssen und dabei gelernt.

Einen Monat nach dem Tod dieses Bruders wurde Lunas Mutter wieder schwanger und hatte nach fünf Wochen eine Fehlgeburt. Luna habe das sehr stark mitbekommen. Sie hätten noch viele Versuche unternommen, ein zweites Kind zu bekommen, doch dann hätten sie es schließlich vor drei Jahren aufgegeben. Es sei seitdem immer etwas mit Lunas Vater gewesen: eine schwere Operation und dann kürzlich der Unfall mit Knochenbrüchen, bei dem Luna dabei war.

Auch sei in diesem Jahr der Großvater väterlicherseits gestorben, zu dem Lunas Vater eine außerordentlich schwierige Beziehung gehabt habe.

Nachträglich kann ich meine Einfälle zu Lunas Spielgestaltung mit dem, was ich jetzt erfahren habe, verbinden. Der Tod des kleinen Bruders und die Fehlgeburt könnten von Luna wie eine unbewusste Wunscherfüllung erlebt worden sein, den Rivalen zu beseitigen und ihn sich dann ein Stück weit anzueignen. Doch das setzte schwierige unbewusste Schuldgefühle in Gang und machte es ihr schwer, die ödipale Situation und die Ablösung von den infantilen Liebesobjekten zu erreichen. Mit dem Vater, der für Lunas frühe Betreuung sehr wesentlich war, als die Mutter arbeitete, war sie bei dem schweren Unfall zusammen im Auto. Ihre Symptome, die nächtlichen Angstzustände, Panikattacken und Schlafstörungen begannen nach dem Unfall. Ich vermute, dass sich hier ödipale und präödipale Gefühle und Ängste für Luna in einer sehr schwer zu lösenden Konfusion befinden.

In der folgenden Psychotherapiestunde zeigte Luna, dass sie ihre Ängste und Konflikte in Geschichten und Spielen zur Darstellung bringen kann. Sie hat jedoch immer mit dem Beginn und dem Ende der Stunde Schwierigkeiten. Entweder kommt sie zu früh oder zu spät, und es fällt ihr schwer, nach der Stunde zu gehen. Hier zeigt sie im Handeln ihre Trennungsangst. In den Stunden spielt sie weiterhin mit den Puppenstuben und den kleinen Puppen. Sie beginnt dann, sich zu beklagen, dass bei meinen Puppen zu wenige Männer vorhanden seien. Dann beginnt sie, Krieg zu spielen. Alle Männer müssen in den Krieg. Aber der Vater der Familie, dessen Haus sie gebaut hat, der habe sich freigekauft. Doch er dürfe nicht aus dem Haus gehen, da er sonst in den Krieg müsse. Sie sagt dazu, dass sie kein Mann sein möchte, denn dann müsse sie in den Krieg. Ich bringe das mit ihrer Angst um ihren Vater zusammen und sage, vielleicht habe sie manchmal Angst um ihren Papa. Sie nickt nur, sagt nichts und sieht dabei sehr traurig aus. Ich sage dann, es sei daher im Spiel sehr wichtig, das man gut auf die Papas aufpasse, dass sie zuhause bleiben.

Nach dieser Stunde erfahre ich in einem Elterngespräch, dass der Vater an Hepatitis C erkrankt ist und eine sehr belastende Chemotherapie mache. Luna wisse nichts davon, sie wollten sie schonen, damit sie nicht wieder Alpträume bekomme. Ich sage den Eltern, dass Luna unterschwellig, vorbewusst, dies sehr wohl wisse und auch in ihrem Spiel zeige und es sie so viel mehr ängstige. Ich dächte, es sei sehr wichtig, dass sie mit Luna darüber sprechen. Die Eltern sprechen dann mit Luna darüber. Ich erfahre, dass Luna zu ihrem Vater gesagt habe: »Ich fand, dass du immer so traurig aussiehst.«

Die Situation entspannte sich, nachdem ich mehrere Einzelgespräche mit dem Vater führte, in denen ich ihn emotional erreichen konnte. Beide Eltern hatten zu mir Vertrauen gefasst und konnten ihre eingefrorenen Gefühle etwas auftauen. Der Vater hatte bislang versucht, seine Ängste intellektuell zu beherrschen, indem er an einer Dissertation über Todesbewältigung und Beerdigungsrituale arbeitete. Er entschloss sich, sich wieder an seine frühere Therapeutin zu wenden, und auch die Mutter konnte ich motivieren, eine Therapie zu beginnen. Die transgenerationelle Weitergabe von unverarbeiteten Verlusterfahrungen war inzwischen sehr spürbar geworden. Sowohl die Mutter als auch der Vater von Luna hatten ihre Mutter in ihrer Pubertät verloren. Diese Phase war ein wichtiger Wendepunkt in der Therapie, da nun die eingeschlossene Trauer in der Familie gespürt und ansatzweise miteinander geteilt werden konnte, was Luna sehr entlastete.

In der folgenden Therapiezeit konnte Luna ihre ödipalen Phantasien symbolisch in einer an dem Märchen *Dornröschen* orientierten Geschichte gestalten. Wie im Märchen sticht sich Dornröschen und fällt in Ohnmacht. Der Prinz Daniel möchte Dornröschen retten. Doch sein Vater, der König, erteilt ihm Hausarrest. Mithilfe eines Dieners flieht Daniel zu Fuß durch den Wald zum Schloss, wo Dornröschen hinter den Dornen schläft. Prinz Daniel findet das schlafende Dornröschen und spielt ihr Musik vor, aber sie erwacht nicht. Dann spielt er ihr ein altes Lied vor, küsst sie und daraufhin erwacht sie. Auch in der Therapie erwacht nun Luna. Sie beginnt, sich für mich zu interessieren. Sie wird neugierig, was für eine Frau ich bin, ob ich einen Mann habe und Kinder. Lunas Sehnsucht nach einer idealisierten, guten Mutter wird deutlich spürbar. Nach einer Mutter, der sie ihre Sehnsüchte und Wünsche zeigen kann, ohne dass sie gleich von Schuldgefühlen und Todesängsten überfallen wird.

Ausgelöst durch Ereignisse in der Familie kommt das Thema Krankheit und tödliche Bedrohung wieder mit voller Wucht in die Beziehung zwischen uns. Die beste Freundin ihrer Mutter stirbt an Brustkrebs. Luna erzählt mir das in der Stunde. Sie kommt an diesem Tag mit einem verbundenen Knie. Sie beginnt ein Spiel mit dem Arztkoffer, und es geht um Verletzung und Kranksein. Zunächst werden Tiere behandelt, dann bekomme ich eine Spritze. Dabei erzählt sie mir in Bruchstücken von ihrem Papa und dem Autounfall. Die eingekapselten traumatischen Erlebnisse beim Unfall werden aktualisiert. In vielen Details gestaltet sie diesen Unfall über mehrere Stunden im Spiel. Bei dem Unfall waren ein Arzt und eine Krankenschwester dabei, erzählt sie mir. Der Mann, der den Unfall verursacht habe, habe mit seiner Freundin telefoniert. Eine Frau habe ihrem Vater ein Handy gegeben. Das Telefon wird nun in die Spielszenen eingebaut. In einer regressiven Bewegung wendet sich nun Luna den Kuscheltieren zu. Besonders die Schildkröte und die Schnecke ziehen sie an. Sie findet die Tiere so schön und sie haben ein schützendes Haus. Sie fühlt sich nun genügend sicher, ihre Ängste und Panikzustände auch in der therapeutischen Beziehung auszuleben.

Ein starkes Gewitter, während einer ihrer Stunden, löst bei ihr einen Panikanfall aus. Sie hält sich die Ohren zu und sagt, das sei so laut, wie wenn man ein Haus sprengen würde. Ihr Vater habe ihr davon erzählt. Ich greife ihre Angst auf, dass alles auseinanderfliegen könnte, dass nichts mehr zusammenhält und dass es für sie sehr schwer wäre zu glauben, dass man sie auch beschützen könne. In den nächsten Stunden fällt mir auf, dass Luna grobmotorisch noch ziemlich ungeschickt ist. Ich hatte das noch nie bemerkt. Am Ende einer der folgenden Stunden stürzte sie die Treppe zu meiner Praxis hinab. Es war unklar, ob sie sich am Fuß verletzt hatte. Ich trug Luna zurück in den Behandlungsraum, legte sie auf die Couch und schaute mir zunächst einmal ihren Fuß an. Ich sagte: »Nun ist tatsächlich hier auch ein Unfall passiert und Du machst eine Erfahrung, wie wir das zusammen aushalten können.« Es war die letzte Therapiestunde an diesem Tag. Die Eltern waren nicht erreichbar und Luna konnte ich so nicht mit Bus und Straßenbahn nach Hause fahren lassen. Also packte ich sie in mein Auto und fuhr sie nach Hause. Dies war eine für den weiteren Verlauf sehr wichtige Szene. Luna konnte das aufgreifen und wir konnten darüber noch viel sprechen. Ich vermutete, dass sie den Sturz auch unbewusst wie eine Bestrafung für ihre ödipalen Wünsche erlebt haben könnte.

In der Folgezeit wagte sie nun endlich ihre Wut, ihre Eifersucht, kurz all ihre negativen Gefühle in der Behandlung mit mir auszuleben. Im Spiel ist sie eine Frau, die Häuser verkauft, und ich bin jemand, der bei ihr einkaufen möchte. Ich muss immer wieder einkaufen, und jedes Mal spielt sie, dass sie mich betrügt. Und ich muss spielen, dass ich zunächst nichts merke. In der Rollenumkehr ist sie diejenige, die alles besitzt, die alles bestimmt, und ich bin diejenige, die etwas von ihr erbitten muss. Es war im weiteren Verlauf möglich, im Hier und Jetzt der Stunden ihre ödipalen Wünsche und Ängste durchzuarbeiten.

Ich beende nun die Schilderungen aus der Therapie mit Luna. Die Therapie dauerte zweieinhalb Jahre und endete nach Lunas Kommunion. In den letzten Stunden schaute sie noch einmal meinen Behandlungsraum sehr genau an und sagte, sie möchte alles gut in Erinnerung behalten. Zum Abschied schenkte sie mir zwei Vögelchen und setzte sie zu anderen Tonvögelchen, die ich mit ihr zusammen aus Ton geformt hatte. Sie sagte mir, dies sei eine Mama mit ihrem Baby und ich solle die beiden behalten. Ich sagte, ich glaubte, es sei für sie wichtig, dass sie das Gefühl habe, dass ich mich an sie erinnere.

Im Alter von 16 Jahren kam Luna wieder, ein großes, schönes, junges Mädchen. Sie hatte sich von ihrem ersten Freund getrennt und war nun unglücklich und hatte Schuldgefühle. Es waren nur einige Gespräche nötig, um sie wieder ins Gleichgewicht zu bringen. Ich dachte, es war für sie auch wichtig, dass sie wiederkommen und mich wiederfinden konnte.

Diskussion der Fälle und abschließende Bemerkungen

Diskussionen

Zu Alex

Der kleine Alex lebte in einem »vergitterten Haus«, einem Klaustrum (Meltzer, 1992), als er zu mir kam. Er hatte von seinen Eltern keinen Halt und keine Begrenzungen vermittelt bekommen und so kein ihn »containendes« Objekt internalisieren können, das ihm ermöglicht hätte, sich und andere zu verstehen. Seine Affekte überfielen ihn, er konnte sie nicht differenzieren und nicht als seine eigenen und als etwas, was er mitteilen konnte, wahrnehmen. Er musste entweder seine Affekte gewaltsam in die Anderen hineinzwängen (mit intrusiver projektiver Identifizierung) oder sie einkapseln. Wenn er sich bedroht fühlte, aber nicht verstand, was in ihm vorging, konnte er nur zuschlagen oder sich verschließen. Er war auf dem Weg, seine Gefühlsregungen zu verachten und sich in ein Gefängnis von Unberührbarkeit und autistischer Autarkie zurückzuziehen. Im Verlauf der Behandlung gelang es, die Affekte im gemeinsamen Spiel und in Bildern zum Ausdruck zu bringen, ihnen einen Namen zu geben und Verbindungen zu seinen Bedürfnissen und später zu seinen Wünschen herzustellen.

> »Da aber das Innere eines Objekts die Bedeutung eines früheren psychischen Zustands behält, weil das Gefühl, angemessen aufbewahrt zu sein, eine Conditio sine qua non jener Erfahrung darstellt, selbst ein der Kontinenz, des Zurückhaltens fähiger Container zu sein, spielen die in der Phantasie vollzogenen Bewegungen – in ein Objekt hinein und wieder aus ihm heraus – zwangsläufig eine Rolle für die Auffassung der Zeit.« (Meltzer, 1975 [2011])

Diese von Meltzer in *Autismus* beschriebene Erfahrung konnte Alex mit mir in der Analyse machen. Zunächst in ganz konkreter Form mit meinen Türen und dann zunehmend in der Phantasie. Sein vergittertes Gefängnishaus verwandelte sich in ein Haus mit Blumen und Türen, die man öffnen und schließen kann. Doch dazu war notwendig, dass er erst das Haus seiner Analytikerin, d. h. ihre Denk- und Empfindungsfähigkeit, »bewohnen« (= gebrauchen) durfte.

Zu Anna

Ich nehme an, dass für Anna Worte die Funktion einer körperlich-konkreten Verbindung zu ihrer Mutter hatten. Indem sie schwieg, blieb die Verbindung zu ihrer Mutter erhalten. Worte fremden Personen gegenüber unterbrachen die fantasierte Einheit mit der Mutter und konfrontierten sie mit der Erfahrung der Getrenntheit – einer Getrenntheit, die für sie einen Verlust ihrer körperlichen Grenzen bedeutete.

Die Schwierigkeit in der Anfangsphase dieser Behandlung bestand darin, dass ich mich ganz und gar auf Annas nicht verbalisierte Übertragung und auf meine Gegenübertragungsreaktion stützen musste. Anna brauchte über lange Zeit die konkrete Erfahrung mit mir, mit meiner Körperlichkeit, dem Ton und Rhythmus meiner Stimme und mit meinem Behandlungszimmer. Sie benötigte mich zunächst als ein konkretes Gefäß, einen konkreten »Container«, weil sie mich noch nicht als zuverlässigen mentalen und emotionalen Container internalisiert hatte. Der Wechsel vom Körperlichen zum Mentalen zeigte sich ganz konkret im Setting, wie das Kind vom Vorraum in den Therapieraum wechselte. Der Vorraum, der auch den Waschraum mit beinhaltete, stand für das sensorische und körperliche Selbst von Anna. Für sie stellte, wie auch für viele Kinder aus dem autistischen Formenkreis, das Überschreiten der Türschwelle eine große Herausforderung dar. Dies ist auch in einer konkreten Weise so zu verstehen, dass das Kind lernt, die Körperöffnungen zu regulieren und sie nicht länger als Löcher in seinem Körper oder Auflösung seiner Körpergrenzen zu erleben. Den »nicht-denkenden« Vorraum und Waschraum zu verlassen und in den »denkenden« Therapieraum einzutreten, muss von der Analytikerin gefördert, darf jedoch nicht erzwungen werden.

Anna konnte zunehmend ihre Ängste im Spiel symbolisch gestalten und sprachlich ausdrücken und damit mitteilen. Aus ihrem Bedürfnis, ihren Ängsten nicht ausgeliefert zu sein und dies durch Nicht-Sprechen abzuwehren, entstand der Wunsch, zu der Gruppe der sprechenden Großen zu gehören.

Zu Luna

Mit dieser Beschreibung eines Fragments aus seiner analytischen Kindertherapie wollte ich zeigen, wie ein Verlust, in diesem Fall der Tod des Bruders als Baby und der Unfall des Vaters sowie seine spätere schwere Erkrankung, bei dem Mädchen zu einer schwierigen Vermischung dieser Verlusterfahrungen mit eigenen unbewussten Phantasien führte (Todeswunsch dem Bruder gegenüber und

Schuldgefühle, weil sie sich als Frau des Vaters phantasierte, was doppelt konflikthaft war, da der Vater auch eine Mutterfunktion hatte). Dies löste Angstzustände und Schlafstörungen aus und erschwerte ihr, mit den altersangemessenen Verlusten und Begrenzungen umzugehen. Doch all das fiel auf den Boden einer großen Unsicherheit in den frühen Beziehungen zu ihren Eltern.

Im analytischen Setting fand Luna einen Raum, indem sie ihre Art des Umgangs mit ihren Ängsten darstellen und im Spiel gestalten konnte. In ihren ersten Spielsequenzen war ganz deutlich, wie sie versuchte, durch akribische Gestaltung zum Beispiel der Puppen-Wohnungen ihre Ängste unter Kontrolle zu behalten.

»Es ist Krieg und die Männer dürfen nicht aus dem Haus«, vermittelte ihr Erleben der für sie unverständlichen Veränderungen bei ihrem Vater durch die Chemotherapie und ihren Versuch, dies durch Kontrolle zu beruhigen. Sie hatte früh gelernt, zu unterdrücken, was ihre Eltern nicht tolerieren konnten. Das Zulassen und In-Worte-Fassen der Angst und der traurigen Gefühle eröffneten in der Therapie einen Übergangsraum, in dem sie ihre Wünsche und Sehnsüchte in einem Narrativ, in einem selbst erfundenen Dornröschen-Märchen gestalten konnte. Der Stoff des Märchens von *Dornröschen* war dabei eine Art Gefäß für die Phantasien und Ängste von Luna. Das symbolische Spiel brachte in einem weiteren Schritt ihre innere Realität mit der äußeren in Verbindung, indem ihre Phantasien auf die Personen in der Geschichte externalisiert wurden.

Ausgelöst durch reale, äußere Ereignisse wie das Gewitter und der Sturz auf der Praxistreppe wurden das traumatische Erleben des Unfalles mit ihrem Vater und die damit verbundenen unbewussten Schuldgefühle handelnd aktualisiert und damit gegenwärtig. Nun konnte dies in vielen kleinen Schritten im Spiel verarbeitet werden. Wichtig dabei war, dass es mit der Beteiligung ihrer Therapeutin geschah und aktiv gespielt werden konnte. Ihre Erfahrungen erhielten nun eine emotionale Bedeutung, nachdem sie vorher sprachlos und unreflektiert waren.

Abschließende Bemerkungen zur Behandlungstechnik

Ich habe beschrieben, wie wichtig es ist, die Entwicklung der Symbolisierungsfähigkeit in der analytischen Kindertherapie zu fördern, damit Ängste psychisch gehalten und transformiert werden können. Dabei habe ich den Akzent auf den mentalen Zustand der Patienten gesetzt, der entscheidet, wie die aktuelle Situation in der Stunde zu verstehen ist und in welcher Form und auf welcher Ebene man den Patienten erreichen kann.

Die basalen Voraussetzungen für die Entwicklung der Symbolisierungsfähigkeiten des Kindes liegen in der Periode, die der Separation von Ich und Nicht-Ich vorausgeht. In dieser Periode transformiert die Mutter die »Botschaften des Kindes«, nach Bion Beta-Elemente, in integrierte geistige Bilder. Der nächste Schritt im Symbolisierungsprozess, der zur Internalisierung der Verbindung mit der Mutter und zur Fähigkeit, das abwesende Objekt zu repräsentieren, führt, wird ermöglicht durch das Durcharbeiten von Angst, Hass und destruktiven Impulsen, die mit dem Erkennen der Separation vom und dem Verlust des primären Objektes verbunden sind. Dies ermöglicht die Entwicklung eines triangulären Raumes, einer dritten Position. Es bedarf eines primären Objektes, das diese dritte Position verinnerlicht hat. Mit Bion sprechen wir hier von »gelingendem Containment«, das die emotionalen Urerfahrungen in einem Bedeutungsraum bindet. Erst dann kann Angst einen Namen bekommen und als Verfolgungsangst oder depressive Angst wahrgenommen werden. Dieser zunehmende Bedeutungsgehalt macht die Angst tolerierbar. Mit der Symbolisierungsfähigkeit wird es möglich, die Trennung von der äußeren Mutter ertragen zu können und einen triangulären psychischen Raum zu haben, indem die abwesende Mutter repräsentiert werden kann. Von Winnicott haben wir erfahren, wie wichtig es ist, dass Raum und Zeit gegeben wird, um eine allmähliche Desillusionierung zu ermöglichen. Sein Konzept eines Übergangsbereiches, in dem die Differenzierung zwischen Ich und Nicht-Ich stattfindet, ist dazu sehr hilfreich.

Im Kontrast dazu machen wir mit Kindern und Erwachsenen mit Symbolisierungsstörungen die Erfahrung, dass die Verbindung der sinnlich-sensorischen Komponenten der Sprache und ihr Bedeutungsgehalt auseinandergerissen sind oder, wie im Fall von Störungen aus dem autistischen Formenkreis, vielleicht nie verbunden wurden.

Von manchen kleinen und auch großen Patienten werden Worte ganz konkret und nicht symbolisch erlebt; ja, manchmal so, als würden die Worte aus ihrem Mund fallen, wenn sie sprechen, oder die Wörter werden wie ein Ding als konkrete Barriere gegen archaische Ängste eingesetzt; so wie wir es bei der kleinen Anna vorgefunden haben. Alex konnte sprechen, doch das bedeutete nicht, dass er symbolisieren konnte. Wörter können ebenso dazu benutzt werden, störende Emotionen auszuscheiden oder auf jemand anderen in ganz konkreter Weise einzuwirken. Um erklärende Warum-Interventionen aufnehmen zu können, muss ein Kind eine gewisse Fähigkeit entwickelt haben, Angst und Schmerz zu tolerieren und Denken zu ertragen. Das schließt bestimmte kognitive Funktionen mit ein, die mit unterschiedlichen Begriffen beschrieben werden können, wie die Fähigkeit zur echten Symbolbildung (Segal, 1996 [1991]) in der depressiven Position oder binokuläres Sehen (Bion). Wenn diese Fähigkeiten fehlen, dann sind beschreibende Interventionen erforderlich, die beinhalten, dass der Analytiker die Projektionen des Patienten aufnimmt, ohne sie zunächst zurückzugeben. Der Analytiker kann dann den Anteil des Patienten explorieren und containen, bis der Patient fähig ist, ihn sich anzueignen oder wieder anzueignen (Joseph, 1991 [1985]; Steiner, 1998 [1993]).

Ich möchte hinzufügen, dass die Fähigkeiten der Mutter und später des Analytikers entscheidend wichtig sind, um dem Kind die Erfahrung zu ermöglichen, von einem anderen Menschen verstanden zu werden. Mit Brenman (2014 [2006]) bin ich der Meinung, dass den kleinen und großen Patienten die Deutung ihrer Destruktivität nur hilft, wenn sie zu einem gewissen Grad Zugang zu einer guten Objektbeziehung haben.

Abschließen möchte ich mit einem Text von Pontalis, der in dichterischer Form die Bedeutung von Sprache für die Transformation der Ängste zum Ausdruck bringt.

Le langage est perte, il ne le sait que trop, il ne sera jamais,
meme dans la poesie, acces immediat a la chose,
il est en deuil ...
Parole ... et ecriture sont parentes, qui font
de la perte une absence.
(J. B. Pontalis, 1990, p. 99)

Sprache ist Verlust, sie weiß es nur zu gut,
sie wird niemals, nicht einmal in der Poesie,
unmittelbarer Zugang zur Sache;
sie ist in Trauer ...
Sprechen und Schreiben machen beide
aus dem Verlust eine Abwesenheit.
(J. B. Pontalis, 1992, S. 83)

Literatur

Bick, E. (1990 [1968]). Das Hauterleben in frühen Objektbeziehungen. In E. Bott Spillius (Hrsg.). *Melanie Klein Heute, Bd. I* (S. 236–240). München/Wien: Verlag Internationale Psychoanalyse.

Bion, W. R. (1973). *Brazilian Lectures*. London: Karnac (1990). Dt. (2010). *Die brasilianischen Vorträge*. Frankfurt a. M.: Brandes & Apsel.

Bion, W. R. (1990 [1962]). *Lernen durch Erfahrung*. Frankfurt a. M.: Suhrkamp.

Bion, W. R. (2000 [1962]). Eine Theorie des Denkens. In E. Bott Spillius (Hrsg.). *Melanie Klein Heute, Bd. I, Beiträge zur Theorie*. Stuttgart: Klett-Cotta.

Brenman, E. (2014 [2006]). *Vom Wiederfinden des guten Objekts*. Jahrbuch der Psychoanalyse, Beiheft 26, Stuttgart: fromann-holzboog.

Ebrecht-Laermann, A. (2014). *Angst*. Gießen: Psychosozial.

Ferro, A. (2003 [1999]). *Das bipersonale Feld*. Konstruktivismus und Feldtheorie in der Kinderanalyse. Gießen: Psychosozial.

Ferro, A. (2003a). Probleme der Theorie und Technik bei der Behandlung von Patienten im Entwicklungsalter. *Kinderanalyse, 11*(2), 153–181.

Ferro, A. (2003b). Das Spiel: Personen, Erzählungen, Deutungen. *Kinderanalyse, 11*(4), 330–348.

Fonagy, P., Gergely, G., Jurist, E. L. & Target, M. (2004 [2002]). *Affektregulierung, Mentalisierung und die Entwicklung des Selbst*. Stuttgart: Klett-Cotta.

Fraiberg, S., Adelson, E. & Shapiro, V. (2003 [1980]). Gespenster im Kinderzimmer. Problem gestörter Mutter-Säuglings-Beziehungen aus psychoanalytischer Sicht. *Analytische Kinder und Jugendlichen-Psychotherapie, 34*(4), 465–504.

Freud, S. (1905). Drei Abhandlungen zur Sexualtheorie. *GW V*, S. 126.

Freud, S. (1909). Analyse der Phobie eines fünfjährigen Knaben (»Der kleine Hans«). *GW VII*, S. 243–377.

Freud, S. (1916–17). Trauer und Melancholie. *GW VII*, S. 428–446.

Freud, S. (1917). Vorlesungen zur Einführung in die Psychoanalyse. *GW XI.*, S. 351–371.

Freud, S. (1926d). Hemmung, Symptom und Angst. *GW XIV*, S. 111–205.

Golding, W. (1963). *Herr der Fliegen*. Frankfurt a. M.: Fischer.

Joseph, B. (1991 [1985]). Übertragung – Die Gesamtsituation. In E. Bott Spillius (Hrsg.). *Melanie Klein Heute, Bd. 2* (S. 84–100). München/Wien: Verlag Internationale Psychoanalyse.

Klein, M. (1930). The importance of symbol-formation in the development of the ego. *Inter. J. Psychoanal., 11*, 24–39. Dt.: Die Bedeutung der Symbolbildung für die Ichentwicklung. In *Melanie Klein. Gesammelte Schriften, Bd. I, T. 1* (S. 347–368). Stuttgart: fromann-holzboog.

Klein, M. (1932). Die Bedeutung früher Angstsituationen für die Ich-Entwicklung. In *Melanie Klein. Gesammelte Schriften, Bd. I, T. 2*, (S. 28–75). Stuttgart: fromann-holzboog.

Klein, M. (1946). Bemerkungen über einige schizoide Mechanismen. In *Melanie Klein. Gesammelte Schriften, Bd. III* (S. 1–41). Stuttgart: fromann-holzboog.

Klein, M. (1948). Beitrag zur Theorie von Angst und Schuldgefühl. In *Melanie Klein. Gesammelte Schriften, Bd. III* (S. 43–70). Stuttgart: fromann-holzboog.

Klein, M. (1955a). The Psycho-analytic Play Technique: Its History and Significance. Dt. (2000): *Die psychoanalytische Spieltechnik: Ihre Geschichte und Bedeutung*. In *Melanie Klein. Gesammelte Schriften, Bd. III* (S. 201–228). Stuttgart: fromann-holzboog

Klein, M. (1995 [1926]). Die psychologischen Grundlagen der Frühanalyse. In *Melanie Klein. Gesammelte Schriften* (S. 195–209). Stuttgart: fromann-holzboog.

Meltzer, D. (1974). Adhesive identification. In ders. (1994): *Sincerity and other works. Collected papers of Donald Meltzer* (S. 335–350). Hrsg. v. A. Hahn. London: Karnac.

Meltzer, D. (1975). *Explorations in Autism*. The Clunie Press for the Roland Harris Trust Library, Nr. 3, Oxford. Dt. (2011). *Autismus. Eine psychoanalytische Erkundung*. Frankfurt a. M.: Brandes & Apsel.

Meltzer, D. (1988 [1984]). *Traumleben*. München/Wien: Verlag Internationale Psychoanalyse.

Meltzer, D. (1992). *The Claustrum. An Investigation of Claustrophobic Phenomena.* Oxford. Dt.: *Das Claustrum. Eine Untersuchung klaustrophobischer Erscheinungen.* Frankfurt a. M.: Brandes & Apsel.

Meltzer, D. (1995 [1967]). *Der psychoanalytische Prozess.* Stuttgart: Verlag Internationale Psychoanalyse.

Ogden, T. H. (1995 [1989]). *Frühe Formen des Erlebens.* Wien/New York: Springer.

O'Shaughnessy, E. (1988). W. R. Bions Theorie des Denkens und neue Techniken der Kinderanalyse. In E. Bott Spillius (Hrsg.) (1991): *Melanie Klein Heute. Bd. 2* (S. 237–256). Weinheim: Verlag Internationale Psychoanlayse.

Pierce, Ch. S. (1986). *Semiotische Schriften,* Bd. 1. Frankfurt a. M. (Suhrkamp).

Plänkers, T. (2003). *Trieb, Objekt, Raum. Veränderungen im psychoanalytischen Verständnis der Angst. Psyche – Z Psychoanal, 57*(6), 517–521.

Pontalis, J. B. (1992). Das Beunruhigende an den Wörtern. In ders.: *Die Macht der Anziehung* (S. 79–93). Frankfurt a. M.: Fischer.

Segal, H. (1996 [1991]). Psychischer Raum und Elemente der Symbolbildung. In dies.: *Traum, Phantasie und Kunst* (S. 71–88). Stuttgart: Klett-Cotta.

Staehle, A. (1997a). Paranoid-schizoide Position und projektive Identifizierung. In R. Kennel & G. Reerink (Hrsg.). *Klein-Bion – Eine Einführung.* Frankfurt a. M.: Brandes & Apsel.

Staehle, A. (1997b). »Erste und zweite Haut« – Einige Überlegungen zur Analyse einer Patientin mit »Zweithautbildungen« und adhäsiver Identifizierung. *Zeitschr. f. psychoanal. Theorie u. Praxis, 12,* 347–377.

Staehle, A. (2005). »Was Hänschen nicht lernt, lernt Hans nur schwer.« Engpässe und Gratwanderungen auf dem Weg zur Entwicklung der Denkfähigkeit in der psychoanalytischen Behandlung eines 5-jährigen Jungen und eines 30-jährigen Mannes. In H. Kremp-Ottenheym, M. Juszcak & M. Schmidt (Hrsg.). *Heilung und Stagnation in psychoanalytischen Behandlungen* (S. 59–77). Herbsttagung der Deutschen Psychoanalytischen Vereinigung 2005: Geber+Reusch.

Staehle, A. (2006). Kinderträume – Erwachsenenträume. Der Zusammenhang zwischen Denkvermögen und Träumen. *Analytische Kinder- und Jugendlichen-Psychotherapie, 37,* 385–405.

Staehle, A. (2007). Zwischen Kuscheln und Beißen – Anfang einer Analyse mit einem elektiv mutistischen Kind. *Kinderanalyse, 15*(1), 20–40.

Staehle, A. (2009a). Lillifee denkt, sie ist ein Arschloch – Erkenntnis und Behandlungstechnik in der Kinderanalyse. *Kinderanalyse, 17*(1), 14–47.

Staehle, A. (2009b). In Schweigen oder Worte hülle ich mich ein. Von autistischen Barrieren zu Worten mit Bedeutung oder von der Ungetrenntheit zur Differenzierung zwischen dem Selbst und dem Anderen. In B. Nissen (Hrsg.). *Die Entstehung des Psychischen. Psychoanalytische Perspektiven.* Gießen: Psychosozial, 167–192.

Staehle, A. (2011). Angst und psychische Raum. Ein klinischer Beitrag aus der Klein-Bion-Perspektive. *psychoanalyse, ästhetik, kulturkritik, 31*(2), 53–73.

Staehle, A. (2016). Körper, Mutter, Psyche. Der Ausdruck früher Beziehungsängste in der Essstörung eines Mädchens. In B. Traxl (Hrsg.). *Körpersprache, Körperbild und Körper-Ich. Zur psychoanalytischen Therapie körpernaher Störungsbilder im Säuglings-, Kindes- und Jugendalter* (S. 131–161). Frankfurt a. M.: Brandes & Apsel.

Steiner, J. (1998 [1993]): *Orte des seelischen Rückzugs, Pathologische Organisationen bei psychotischen, neurotischen und Borderline-Patienten.* Stuttgart: Klett-Cotta.

Symington, J. (1985): The Survival Function of Primitive Omnipotence. *Int. J. Psychoanal.*, *66*, 482–487.

Winnicott, D. W. (1954): *Zustände von Entrückung und Regression. Von der Kinderheilkunde zur Psychoanalyse* (S. 203–216). München: Kindler.

Winnicott, D. W. (1973 [1971]): *Vom Spiel zur Kreativität*. Stuttgart: Klett-Cotta.

Winnicott, D. W. (1976 [1945]): Die primitive Gefühlsentwicklung. In ders.: *Von der Kinderheilkunde zur Psychoanalyse* (S. 57–74). München: Kindler.

Winnicott, D. W. (1984 [1965]): *Reifungsprozesse und fördernde Umwelt*. Frankfurt a. M.: Fischer.

Johan Norman

Die Freiheit zu spielen, zu träumen und zu denken[1]

Einleitung

Spiel ist in dem Sinne ein besonderes Phänomen, als es zugleich selbstverständlich und rätselhaft ist. Dass Spiel innere Realität nach außen bringt, ist offensichtlich; ich möchte in dieser Arbeit jedoch untersuchen, ob ich wirklich das, was geschieht, wenn im Spiel eine innere Welt vermittelt wird, verstehen kann. Ich möchte unmittelbar auf die Frage eingehen, was wir unter Spiel und Spielen verstehen, und auf die Verbindung zwischen Spiel, Traum und Denken. Ich werde auf Erfahrungen aus meiner Arbeit mit drei Kindern zurückgreifen, um die unterschiedlichen Perspektiven der dem Spiel und dem Spielen innewohnenden inneren Bewegungen zu verdeutlichen. Da sind Catherine, ein vierjähriges Mädchen, deren Spiel mich auf eine sehr fruchtbare Art und Weise verwirrt hat, Peter, ein 16-jähriger schizophrener Junge, der noch nie gespielt hat, aber nun vielleicht damit beginnt, und Kim, ein adoptiertes kleines Mädchen, ein Jahr und zehn Monate alt, das versucht, seine spielerische Neugier und Freiheit zurückzugewinnen und weiterzuentwickeln.

Zunächst jedoch eine kurze Vignette. Eines Tages – ich war zwei Jahre alt – hatte meine Mutter meinen beiden älteren Schwestern aufgetragen, in den Garten zu gehen und mit mir zu spielen. Meine Schwestern wollten eigentlich fortgehen und mit anderen Kindern spielen. So sagten sie zu mir, sie hätten ein Spiel erfunden. Sie zogen eine Linie in den Sand und um den Sandkasten herum und meinten, das Spiel mache Spaß, ich sollte da sitzen bleiben und spielen und auf sie warten und die Linie nicht übertreten. Dann liefen sie fort. Ich nehme an, dass sie mich vergaßen, und als sie zurückkamen, saß ich schlafend im Sandkasten. War das Spiel? Meine Schwestern hielten mich zum Narren. Sie wussten, dass ich die Bedeutung von Spielen verstand. Ich spielte und glaubte mit meinen Schwestern

1 Überarbeitete Fassung eines Vortrags auf dem offenen Symposium *Spiel als Vermittlung der innerpsychischen Welt in Kinder- und Jugendlichenpsychoanalysen*, veranstaltet von der Schwedischen Psychoanalytischen Gesellschaft und von Stockholm, Europas Kulturhauptstadt 1998, am 24. April 1998 im Moderna Museet, Stockholm.

zu spielen. Ihre Abwesenheit gehörte zum Spiel, so wie beim Guck-Guck-Da-Da und Versteck-Spielen. Die Linie im Sand stellte eine symbolische Grenze dar zwischen außen und innen, fern und anwesend, sichtbar und unsichtbar, zwischen Spiel und realem Leben. Vermutlich wurde das Spiel für mich enttäuschend und langweilig, also zog ich mich auf Schlafen und Träumen zurück. Eine Linie im Sand, und wir sagen: Das ist Spiel. Mehr braucht es nicht, um eine deutliche Beziehung zwischen innerer und äußerer Realität herzustellen – das nennen wir »Spiel«. Als Sie meine Schilderung dieser Szene gelesen haben – der Junge im Sandkasten, eine ihn einkreisende Linie –, haben einige von Ihnen sich vielleicht eine bildliche Vorstellung gemacht, und Sie könnten sich dessen bewusst werden, dass Sie eine Reihe von Einzelheiten nennen könnten, die nicht Teil meiner Schilderung waren. Die innere Szene wird mit Ihren eigenen Eindrücken verschiedener Räume und Objekte der äußeren Welt ausgestattet. Die Leidenschaften und Erfahrungen aus dem Innern haben keine eigenen Formen und benutzen die Formen von Zeit und Raum der äußeren Realität. Es wird eine innere Objektwelt geschaffen, was dem Vorgang bei der Erschaffung des Traumbildes und seiner Requisiten entspricht (Bion, 1984 [1967]). Im Spiel findet eine zyklische Bewegung statt: Die Ausstattungselemente der inneren Welt dringen in die äußere Realität ein, so dass die äußere Form und die Form des inneren Objekts eine zweifache Sichtweise bewirken. Wir schauen das Objekt im Raum aus zwei Blickrichtungen an.

Catherine: ein vierjähriges Mädchen in Psychoanalyse

Während der ersten Woche ihrer Psychoanalyse offenbarte Catherine viele der Themen, die sich im Lauf der Analyse entwickeln sollten, und sie war klar und offen in ihren Äußerungen. In der ersten Sitzung begann sie, mit einer Eisenbahn zu spielen, einer Lokomotive mit drei Anhängern, die alle durch Magneten miteinander verbunden waren: Die Anhänger hatten an beiden Enden Magneten, die Lokomotive einen Magnet am hinteren Ende. Catherine hob den Zug hoch, und ein Anhänger nach dem anderen fiel herunter. Sie drehte die Wagen so, dass die Magneten sich abstießen. Dann drehte sie die Anhänger so, dass die Magneten zusammenpassten, und hängte die Wagen aneinander. Sie versuchte, die Lokomotive mit den Wagen zu verbinden, aber es ging nicht. Der Magnet an der Lokomotive konnte nur auf einer Seite der Wagen angehängt werden, auf der anderen wurde er abgestoßen; Catherine versuchte es am falschen Ende. Lok und Wagen stießen einander ab, auch als Catherine sie mit aller Kraft zusammenzubringen versuchte. Anstatt die Lok ans andere Ende der Wagenreihe zu setzen, drehte sie jeden einzelnen Wagen um.

Mein Eindruck war, dass Catherine wohl vertraut war mit dem Zug und seinen Magneten, einem ganz üblichen Spielzeug in Kinderhorten und -heimen. Warum also veränderte Catherine nicht die Position der Lok in bezug auf die Wagen?

Meine erste Begegnung mit Catherine war nicht völlig unvorbereitet, da Catherines Eltern mir berichtet hatten, was sie an Catherine beunruhigte. Als Catherine nicht ganz zwei Jahre alt war, verbrachte sie einen Monat alleine bei ihrer Großmutter auf dem Land. Catherine hatte gerade angefangen, aufs Töpfchen zu gehen, aber als ihre Mutter fort war, verweigerte sie es. Catherine bekam Verstopfung, und den Eltern wurde geraten, Catherine Abführmittel zu geben. Beim ersten Mal erhielt sie das Mittel mit einer Ampulle in den Anus, was eine schmerzhafte Entleerung verursachte. Beim nächsten Mal reagierte Catherine beim bloßen Anblick der Ampulle mit Entsetzen, so dass ihre Eltern die Behandlung abbrachen. Die Verstopfung dauerte vier Monate an. In der Folge gab es zahlreiche Probleme. Catherine begann alles und jedes zu sammeln. Ihre Taschen waren voller Steine, Papierstückchen, gebrauchter Pfeifenreiniger und anderer Dinge, die einen starken Geruch hatten. Sie sammelte alles in ihrem Zimmer und wurde wild, wenn jemand aufzuräumen versuchte. Sie musste jede Viertelstunde auf die Toilette gehen, um zu urinieren, was ihr Leben kompliziert machte. Ihre Kindertagesstätte wurde in ein Schlachtfeld verwandelt, und Catherine hatte oft heftige Wutanfälle. Sie war eifersüchtig, aufbrausend und provozierend. Manchmal ließ sie sich von den anderen Kindern körperlich quälen. Außerdem hatte sie eine besondere Art und Weise, von anderen zu verlangen, dass sie an ihrer Stelle Entscheidungen trafen. So fragte sie zum Beispiel: »Will ich noch eine Scheibe Brot?« oder: »Möchte ich ein Glas Milch?«, und sie ließ nicht nach, bevor das andere Kind nicht geantwortet hatte. Jede Nacht hatte sie Alpträume, sie fuhr hoch, wimmerte, schrie und zappelte. Zweifellos war Catherine in einer Verfassung voller Konflikte und psychischer Bedrängnis.

Catherines Spiel mit dem Zug schien reich an Bedeutungen und voller Zweideutigkeit zu sein, aber können wir über ihre innere psychische Welt mehr als Vermutungen äußern? Ja, was wir mit Sicherheit sagen können, ist, dass Catherine eine Fähigkeit zur Symbolisierung hatte. Sie schien den Zug als Spielzeug zu benutzen, aber gleichwohl auf ihre besondere Weise, als gehörte er zu den Requisiten der inneren Szene mit einer bestimmten symbolischen Bedeutung. Trotz all der alarmierenden Symptome könnten wir sagen, dass Catherine in dieser Hinsicht ein gesundes Kind war: Die Symbolisierungsfähigkeit ist das wesentliche Merkmal für die Lebendigkeit der inneren psychischen Welt. Aber wie können wir die

Bedeutung des Spiels verstehen? Es mag verführerisch sein, sich Formulierungen auszudenken über Verknüpfungen zwischen dem, was wir über die Probleme des Kindes gehört haben, und dem, was im Spiel zu beobachten war, aber solche Formulierungen wären Mutmaßungen ohne jeden Nutzen, vorgefertigte, unzuverlässige Konstruktionen von keinerlei wissenschaftlichem Wert, um Catherine zu verstehen oder um die Frage nach der Beziehung zwischen Spiel und innerer psychischer Welt zu erhellen. Was muss hinzukommen, damit wir mit Überzeugung sagen können, dass das Spiel der Vermittlung der innerpsychischen Welt diene?

Wir hatten mit der Analyse begonnen, und Catherine arbeitete mit großer Intensität. Sie spielte, malte und, was wichtiger als alles andere war, sie versuchte mich einzubeziehen. Die Sitzungen fanden von Montag bis Donnerstag statt, und wir hatten den Donnerstag der ersten Behandlungswoche erreicht. Catherine wollte ihre Mutter nicht gehen lassen, so dass sie an dieser Sitzung teilnahm. Catherine malte ein Bild von einem Fernseher, und ich fragte sie: »Was für ein Programm läuft im Fernsehen?« Catherine warf mir einen wohlgefälligen Blick zu. Der Deckel des Stiftes, den sie benutzen wollte, saß fest, und sie hielt ihn mir entgegen. Wir zogen jeder an einem Ende, und ich sagte, dass es besser ginge, wenn wir uns gegenseitig halfen. Catherine erwiderte: »Es geht um ein Auto. Es brennt, der ganze Wald kracht, die ganze Welt kracht.« Ich sagte, ich verstünde, dass sie an eine schreckliche Katastrophe denke. Catherine begann, ein neues Bild zu malen. Sie versuchte, einen Schuh zu malen. Sie sagte: »Der Schuh ist zu klein, sie kriegt ihn nicht an, er geht kaputt, und es kommt Blut aus dem Schuh – rotes und grünes Blut.« Catherine tat so, als würde sie vom Stuhl rutschen, und schrie: »Hilfe! Hilfe!«, und ich sagte: »Ich werde dir helfen, aber du musst mir sagen, was so beängstigend und unangenehm für dich ist.« Catherine drehte sich zu ihrer Mutter um, eilte zu ihr, wobei sie zischte wie eine Schlange, und barg den Kopf in ihrem Schoß. Dann legte sie sich auf den Boden, stieß mit langsamen Bewegungen mit den Füßen und schlug mit den Armen, es war eine Demonstration, eine theatralische Darstellung eines Wutanfalls in Zeitlupe.

Ich hatte das Gefühl, dass diese erste Woche mit Catherine ein sehr reicher und vielversprechender Analyseanfang war. Sie hatte mir wirklich sehr viel mitgeteilt, ich hatte das Gefühl, ihr Vertrauen erlangt zu haben, und sie hatte begonnen, mich in ihr Spiel einzubeziehen. Dies war die letzte Sitzung der ersten Woche, es war Donnerstag, und die nächste Sitzung würde am Montag sein. Ich hatte mir nicht deutlich bewusst gemacht, dass dieses Wochenende unsere erste Unterbrechung war. Manchmal kann die Zeit zwischen Donnerstag und Montag sehr lang sein, es sind vier Nächte, und es ist in der Tat eine längere Zeit als von Montag bis Donnerstag. Das kann für die analytische Beziehung einen harten Schlag bedeuten.

Ich glaube, dass die Unterbrechung tatsächlich ein harter Schlag für Catherine war, denn als sie am Montag kam, war sie launisch und mochte nur widerwillig akzeptieren, dass ihr Vater sich ins Wartezimmer zurückzog. Sie spielte mit dem Zug, nahm zwei Wagen, die zusammenhingen, drehte einen der Wagen herum und versuchte, die Wagen wieder zusammenzufügen, aber die Magneten stießen sich ab. Sie drehte den Wagen noch einmal. Diesmal zogen sich die Magneten an, und die Wagen hingen aneinander. Ich versuchte, etwas dazu zu sagen, wie es sich anfühle, über das Wochenende ohne Verbindung zu sein, aber es gab keinen Raum für Kommentare. Sie machte schnell weiter und sagte, sie wolle malen und ich müsse auch malen. Ich fragte, an was sie denke. Sie malte eine rote Linie, schaute mich fragend an und sagte: »Du sollst malen! Du musst grün malen!« Und sie zeigte die rote Linie. Ich sagte, ich verstünde, dass ich grün malen müsse, wenn sie rot male, und das tat ich. Sie malte zuerst mit ihrem roten Stift und lobte mich, als ich ihr mit dem grünen Stift folgte. »Sehr gut!«, sagte sie anerkennend und gönnerhaft. Die Arbeit ging in kleinen Schritten voran mit ihrem roten und meinem grünen Strich, während sie mir kleine, ermutigende Kommentare zukommen ließ. Die Sitzung verlief im Schneckentempo. »Das hier wird wie ein Wald«, sagte sie, und ihre rote Linie bewegte sich auf dem Papier langsam vor und zurück, wobei meine grüne ihr folgte. Ich unternahm einige Versuche, die Situation in Worte zu fassen, aber Catherine unterbrach mich sofort: »Nein. Du musst malen!« Ich war offensichtlich in ihr Spiel einbezogen, und ich hatte ein Interesse herauszufinden, um was es ging, also musste ich abwarten und weitere Eindrücke sammeln. Die Monotonie und das Gefühl, dass Catherine extreme Kontrolle über mich ausübe, ließen das Spiel jedoch sehr langweilig für mich werden. Ich war wirklich sehr gespalten, da ich mir wünschte, dass das Spiel weitergehe; ich war interessiert, aber sie benutzte mich in einer Weise, die in mir den Wunsch zu revoltieren auslöste. Winnicott fiel mir ein, Aussagen der Art, dass der Analytiker in das Spiel verwickelt sein müsse und dass das Kind erst dann in der Lage sein werde, Deutungen zu akzeptieren, wenn das gemeinsame Spiel Spaß mache – aber ich dachte, dass es im Augenblick langweilig sei und überhaupt keinen Spaß mache. Dann erinnerte ich mich daran, dass ich meine Arbeit mit einer Kollegin besprechen würde, und war gespannt, was sie sagen würde, wenn ich ihr erzählte, dass ich das hier als langweilig und sinnlos empfand. Als meine Gedanken in dieser Weise mit mir davonliefen, wurde mir bewusst, dass Catherine mich sehr wirkungsvoll in einen Geisteszustand der Unterwerfung und der Preisgabe meines eigenen Wertes und Urteils versetzte. Da ich mir nun dessen bewusst wurde, betrachtete ich die Beziehung zwischen uns mit anderen Augen, und ich dachte, dass dieser Geisteszustand, den ich gerade erlebt hatte, Catherine wahrscheinlich sehr vertraut war.

Auf Catherines dominierende Art und Weise, sich auf mich zu beziehen, reagierte ich mit einem Bild meiner selbst als untergeordnet und mit Gefühlen der Auflehnung, wie sie für eine Beziehung der Überlegenheit/Unterlegenheit kennzeichnend sind. Catherine, Winnicott, meine Kollegin waren mir überlegen, waren in der oberen Waagschale des Gleichgewichts der Macht in diesem Spiel, und ich war unten.

Ich in meiner Empfänglichkeit als Analytiker lud Catherine ein, auf den Saiten meiner Seele zu spielen – was die beste Art und Weise ist, ihre innere Welt kennenzulernen. Ich denke, dass meine Entscheidung, die Vignette aus meiner eigenen Kindheit – als ich im Sandkasten saß und wartete – in diesem Zusammenhang anzuführen, etwas aussagt über meine emotionalen Saiten, auf denen Catherine spielen konnte. Diese emotionalen Saiten waren in meiner Psyche wirksam, bis ich mir bewusst wurde, dass dieser Zustand nicht meiner gegenwärtigen psychischen Welt entsprach. Meine Objektbeziehungen sehen im allgemeinen anders aus. Im Rückblick wurde mir klar, dass Catherine eine unbewusste Phantasie in mir angerührt hatte und dass es sich um eine Gegenübertragung handelte. Der mir fremde Gefühlszustand – Langeweile, Irritation, der Wunsch, mich aufzulehnen – konnte dann durch mein wiederhergestelltes Reflexions- und Symbolisierungsvermögen verändert werden. Mit meinen »frisch gewaschenen Augen« sah ich, was die Analysandin mit mir machte, und ich fühlte mich innerlich erleichtert.

Ich fragte Catherine: »Was tun wir beide, du und ich?« Auch Catherines Stimmung schien sich gebessert zu haben, und sie erwiderte, dass sie eine Straße male und ich ein Wurm sei, der die Straße entlang krieche.

Mit mir zusammen schuf Catherine eine klare, kraftvolle Szene, um zu beschreiben, wie sie versuchte, die Gefühle des Getrenntseins zu umgehen, die sie aufgrund unserer ersten Unterbrechung von vier Nächten und Tagen, von Donnerstag bis Montag, überfallen hatten. Sie ließ mich den Schmerz erleben und erleiden und zwang mich zum Umgang mit einer psychischen Realität, die sie nicht ertragen konnte und die sie ohne unsere Sitzungen in ihrem täglichen Leben hätte agieren müssen. Die Übertragung wurde schnell in die Analyse und zu mir gebracht.

Aber die Freiheit in Catherines Spiel mit mir war begrenzt. Es geschah eher aus innerer Notwendigkeit, dass sie den »Wurm auf der Straße« erschuf, um die Angst, die sie allein nicht bewältigen konnte, zu überwinden. Nachdem meine Symbolisierungsfunktion Zeit gehabt hatte, das, was ich erlebte, zu verarbeiten, stellte sich eine Veränderung ein, die verbalen Austausch und Deutung ermöglichte. Das war für uns beide befreiend, und Catherine erhielt die Freiheit zu denken, zu sprechen und zu spielen.

Die nächste Sitzung gab uns weiteren Aufschluss, aber diesmal, ohne dass Catherine mich innerlich darauf vorbereiten musste. Sie malte mit einem roten

Stift, und ich musste mit einem gelben folgen. Es gab aber einige rote Linien, denen ich nicht folgen sollte – es waren schlafende Schlangen. Zwei Schlangen lagen in ihrem eigenen Raum und schliefen. Ich sagte, dann müsse sich niemand einsam fühlen. Catherine schenkte mir einen überraschten Blick und nickte zustimmend. Sie war überrascht, dass ich ihr Gefühl von Einsamkeit verstehen konnte. Dieses Stück Verstehen, das Gefühl, verstanden zu werden, gaben ihr die Freiheit, zum nächsten Spiel überzugehen, und in den folgenden Sitzungen wurde dieses Spiel fortgesetzt und näherte sich ihrer Angst um den eigenen Körper. Das erste Stück des Verstehens beruhte auf Catherines Fähigkeit, die Form eines Objekts im Raum zu benutzen, den Zug und meine emotionalen Saiten. Sie kleidete ihre Gefühle und Erfahrungen in diese Form und bewirkte zum einen in meinem Innern eine Verwirrung und aktivierte zum anderen meine Fähigkeit, mir dieser Verwirrung bewusst zu werden und sie umzuwandeln, um so eine imaginative Mutmaßung hervorzubringen. Dies ist ein Werk der Symbolisierung, eine Matrix für Verbalisierung und Deutung, die Catherines Psyche die Freiheit eröffnet, ein neues Spiel zu erfinden, und so entwickelt sich die Analyse in ihrer Zyklizität von Verwirrung und Nicht-Verstehen zu Stücken des Verstehens, zu imaginativen Vermutungen und Deutung. Dann ist der Zusammenhang zwischen Spiel und psychischer Realität nicht intellektuelle Konstruktion und Ratespiel. Im Hier und Jetzt der Sitzung wird der Analytiker in seiner Psyche eine unmittelbare Erfahrung der inneren psychischen Welt erleben, die durch das Spiel der Analysandin vermittelt wird.

Im Folgenden möchte ich in einer anderen Weise an das Thema Spiel herangehen.

Die Tragik des Nicht-spielen-Könnens

Kinder spielen. Das halten wir für selbstverständlich. Es gibt jedoch Kinder, die nicht spielen. Das Kind kann mit anderen spielenden Kindern zusammensein, scheint aber keinen Spaß daran zu finden, Puppen in einem Puppenwagen schlafen zu legen und herumzuschieben oder Zweige und Blätter zu sammeln, Stöcke im Sandkasten zu vergraben, in einem Baum zu sitzen wie in einem Ausguck, Gras zu rupfen für den Fußboden in einem Spielhaus etc. Warum spielt das Kind nicht?

Mir ist ein solches Kind begegnet. Peter war 16 Jahre alt. Ich glaube, er hat noch nie gespielt. Er erlitt während einer schizophrenen Psychose einen Zusammenbruch, und ich wurde im Lauf einer langen Analyse mit ihm und den Geheimnissen vertraut, auf welche die Frage zielt: »Warum spielt dieses Kind nicht?«

Zunächst eine klinische Vignette aus dem Anfang von Peters langer Analyse. Bei seinem ersten Besuch in meiner Praxis sprach Peter nur in kargen Worten. Er hielt sich eine Hand vor das Gesicht, machte Bewegungen mit den Fingern der anderen Hand – den Daumen gegen den Zeigefinger gelegt, den Daumen gegen den Mittelfinger und den Zeigefinger, den Mittelfinger über den Zeigefinger – und zog dann die Hand in den Ärmel seines Pullovers zurück, wie ein Einsiedlerkrebs.

Vor den Sitzungen blieb Peter oft lange draußen auf dem Rasen, die Hand vor dem Gesicht. Stück für Stück erfuhr ich den Grund für sein bewegungsloses Dastehen: Er wollte seine Kleider nicht auf seiner Haut fühlen, denn wenn er sie spürte, war es, als würden sie in ihn eindringen. Er ging oft barfuß, weil, wenn er Socken anzog, die Socken in seine Füße eindrangen. Er konnte beschreiben, wie sein Körper auf der Couch in meiner Praxis unbeweglich wurde, weil der Fußboden, die Couch und er selbst auf einer Ebene, einer zweidimensionalen Oberfläche verschmolzen. Peters Umgang mit verstörenden Eindrücken, Gedanken und Emotionen, die er in sich eindringen fühlte, bestand darin, sie fortzuwerfen, sie ganz konkret in eine Ecke zu werfen, gegen eine Wand und sie dort in fürchterlichem Durcheinander liegenzulassen. Es wurde aber nicht nur der störende Eindringling hinausgeworfen, sondern auch ein Teil seines Ichs, was in seinem Innern ein Gefühl von Leere und Tod hinterließ. Am meisten ängstigte ihn, dass die Überreste von dem, was er hinausgeworfen hatte, das fürchterliche Durcheinander, nicht untätig blieben. Vielmehr fügten sich die Bruchstücke des abgelehnten Selbst und der Objekte zu bizarren, halluzinatorischen Bildern der Realität und erzwangen ihren Weg in sein Inneres, als wären sie begierig nach Rache, als wollten sie in den Raum seiner Persönlichkeit, aus dem sie vertrieben worden waren, eindringen und ihn zurückerobern.

In den ersten beiden Jahren der Analyse gab es sehr selten einen inneren psychischen Raum für Gedanken und Emotionen, und ich kam mir selbst zweidimensional vor, ohne Tiefe. Aber nach zwei Jahren veränderte sich etwas in unserer Beziehung. Peter begann, mich mit wilden Beschuldigungen zu attackieren, dass ich ihm nicht helfen wolle, dass ich arrogant, dumm, verrückt sei, nicht normal, eher »ab-Norman«. In diesen Angriffen lag der Keim einer Interaktion, in der Peter meine emotionale Präsenz und Empfänglichkeit zu nutzen begann. So schuf er eine Verbindung zu mir, und ich konnte seinen inneren Zustand ein Stück weit verstehen. Wenn ich aber versuchte, meine umgewandelte, entgiftete Version dessen, was er nicht bewältigen konnte, in Worte zu fassen, stieß ich sofort auf ein »Nein!«. Oft hatte ich nicht einmal die Möglichkeit, mehr zu sagen als: »Ich dachte gerade…« »Nein!«, erwiderte Peter rasch. Ich verstand schließlich, dass es ein plötzlicher Schreckimpuls war, der ihn zurückweichen ließ. Peter wies die

Gedanken und Erfahrungen aus seinem Innern mit der gleichen unmittelbaren Selbstverständlichkeit zurück, wie sie einem Schwarm kleiner Vögel eigen ist, der vom Boden auffliegt und sich auf einem Baum in Sicherheit bringt, wenn Gefahr droht. Für Peter war dieser emotionale Schock ein kaum wahrnehmbares Signal und löste jedesmal eine psychische Katastrophe aus. Doch im Vergleich zu den früheren Wahnvorstellungen und Halluzinationen war die gegenwärtige Situation mit all den Angriffen relativ produktiv, weil die Probleme in einem menschlichen Kontext, in der Interaktion zwischen Peter und mir, einen Platz erhalten hatten. Nach vielen Jahren Analyse nahm Peter seinen Unterricht am Gymnasium wieder auf und kam ganz gut damit zurecht. Es gab jedoch ein Problem, das seine Fähigkeiten überforderte: Er konnte keine Geschichten schreiben. So wurde ihm einmal der Anfang einer Geschichte über ein Mädchen und einen Jungen vorgegeben, die auf einem Stein am Wasser sitzen und sich unterhalten, und die Aufgabe bestand darin, die Geschichte fortzuführen. Wie sehr Peter es auch versuchte, er konnte sich keine Fortsetzung der Geschichte ausdenken; sein Kopf war vollkommen leer. Das Problem blieb unlösbar für ihn, er konnte die Aufgabe nicht bewältigen.

Als wir Peters Schwierigkeiten, eine Geschichte zu erfinden, angingen, gab er eine lange, ausführliche Darbietung von Fakten, die sein Problem begründeten, nämlich dass er nicht denken könne, wenn er das falsche Essen zu sich genommen habe. Es war außerordentlich zeitraubend und teuer, sein spezielles Obst und Gemüse zu bekommen, die einzigen Nahrungsmittel, die er ertragen konnte, und er war verzweifelt, als er sich diesen Schwierigkeiten gegenübersah. Seine Darstellung war klar; sie erschien vernünftig und zusammenhängend und lieferte eine logische Erklärung für seine Denkhemmungen. Das Problem war nur, dass die Konstruktion verrückt war, ein Wahn, wobei er sein Denken benutzte, um Fakten in einer Weise zu kombinieren, die eben diese Fakten ihrer Bedeutung beraubten, und die logische Argumentation drehte sich im Kreis.

Ist es möglich, den Ausgangspunkt für die Entwicklung eines Wahns zu finden? Die Klarheit und Gewissheit des Wahns stehen in auffälligem Gegensatz zur Realität, der äußeren ebenso wie der psychischen. Bildliche Vorstellungen in der psychischen Realität implizieren Ungewissheit. Sie können nicht gemessen oder gewogen werden, sie können nie eindeutig verstanden werden. Und Objekte in Zeit und Raum können nie ohne psychische Realität verstanden werden. Das mit einem Wahn verbundene Gefühl der Freiheit liegt in einer »Freiheit von« der Ungewissheit, die mit der Erfahrung von Gedanken, Gefühlen und Phantasien verbunden ist, und von Träumen und Spiel. Dem Wahn fehlt die Symbolisierung oder er enthält Fragmente gebrochener Symbolisierung, die sich in einer Weise zusammenfügen, dass die Bedeutung zerstört wird. Ohne Symbolisierung gibt es kein Spiel mit Gedanken und keine Imagination, denn Spiel und Phantasie setzen eine »Als-ob«-Beziehung voraus. Symbolisierung gewährt uns Freiheit von der Tyrannei der Fakten.

In einer Sitzung kamen Peter und ich wieder auf die Geschichte von dem Jungen und dem Mädchen, die auf einem Stein sitzen, zurück: Peter findet, dass um diese bedeutungslose Geschichte viel Nerverei gemacht wird. Ich frage: »Ist sie bedeutungslos?« Ja, meinte Peter, völlig bedeutungslos. Außerdem hat es ihm noch nie gefallen, auf einem Stein zu sitzen; warum sollte man das tun? Die Geschichte sagt ihm nichts; sein Kopf ist völlig leer. Trotz des Widerstands, den Peter hartnäckig zeigt, sage ich, dass es dennoch möglich ist, sich eine Fortsetzung der Geschichte vorzustellen.

In der Tat tauchte die bildliche Vorstellung von einem Sandstrand in mir auf. Der Junge und das Mädchen gehen den Strand entlang auf einen Hafen zu, und es fiel mir nicht schwer, einen Strand im Süden Schwedens zu erkennen, den ich am nächsten Tag aufsuchen würde. Peter fragt mich, ob ich eine Idee zur Fortsetzung der Geschichte habe, und ich sage: »Ja. Und du?« Peter antwortet: »Nein, ja, nein.« Er habe an den Jungen und das Mädchen gedacht, die auf einem Stein sitzen, und er fragt mich, an was ich gedacht habe. Ich sage, dass ich sie mir vorstelle, wie sie den Strand entlang auf einen Hafen zugehen. Peter ist mit meinem Beitrag nicht sehr zufrieden. Es sei keine richtige Geschichte. Ich frage ihn, wie es seines Erachtens aussehe – in der Geschichte, die ich erzählt habe –, und er beharrt darauf, dass es nicht mehr sei als das, was ich erzählt habe: Sie gehen den Strand entlang auf einen Hafen zu – mehr sei es nicht, das sei doch klar. Ich sage, es klinge, als fürchte er, dass es in seinen eigenen Vorstellungen noch etwas geben könne, als seien nur Fakten erlaubt und keine eigene Träumerei. Peter sagte, er wisse nicht, wovon ich spreche. Ich denke, ich glaube ihm. Ich frage, wie der Junge und das Mädchen aussehen. Aus irgendeinem Grund habe ich sie mir in altmodischen Kleidern vom Ende des 19. Jahrhunderts vorgestellt. Nach langem Zögern sagt Peter, er glaube, dass der Junge und das Mädchen ziemlich jung sind und hübsche, moderne Kleider tragen und dass der Hafen aus großen Steinblöcken erbaut ist und dass es noch ein paar andere Dinge gibt, wie sie in einem Hafen eben zu finden seien. Aber nun beginnt Peter zu protestieren, er versucht, seine Symbolisierung zunichte zu machen, sie zu verschleiern. »Aber es ist völlig klar, dass sie Kleider anhaben müssen, wenn sie am Strand entlang gehen, und die Zeit ist die Gegenwart, also ist es völlig selbstverständlich, moderne Kleidung zu wählen, und Häfen sind immer aus Stein gebaut – fast immer –, und ›Hafen‹ heißt, dass es dort bestimmte Dinge gibt, sonst kann man nicht von ›Hafen‹ reden.« Peter redet eine ganze Weile voller Heftigkeit, und ich sage, dass Furcht und Schmerz ihn zu ergreifen scheinen, wenn er sich selbst und mir gegenüber offenbare, dass er mit Gedanken und bildlichen Vorstellungen spielt, als wäre es verhängnisvoll für ihn, einen eigenen Geist zu besitzen. Er redet wie zu seiner eigenen Verteidigung, als wäre ich ein allmächtiges Gericht, das alles gegen ihn wendet und dabei alles missversteht und entstellt. Damit endet die Sitzung.

Im Wesentlichen zielt der Erkenntnisdrang auf ein Vertrautwerden mit Unterschieden. Das Vertrautwerden mit einem Nicht-Ich ist die Voraussetzung für die Entwicklung eines Ichs, das die Unterschiede zwischen verschiedenen Realitäten, physischen und psychischen, Sinneseindrücken und Phantasien ausmachen und sich seiner selbst bewusst sein kann. Peter kämpfte gegen Unterschiede an, die er selbst nicht kontrollieren konnte. Unterschiede schienen mit einem Stachel der Angst behaftet zu sein, der Gedanken und Erfahrungen aus dem Innern nicht zuließ, deshalb wurden diese aus dem Geist eliminiert, und die Symbolisierung blieb unentwickelt. Die Formen der inneren Welt blieben leer und konnten nicht von äußeren Formen unterschieden werden. Da es keine Unterscheidung zwischen äußerer körperlicher Form und den Ausstattungen der inneren Welt gab, war es auch nicht möglich, mit der Realität zu spielen. Die zyklische Bewegung des Spiels konnte nicht stattfinden.

Die Beziehung des Kindes zur Welt ist oft leidenschaftlich, und wenn alles gut geht, können sich Neugier und Wissensdurst zu einer schöpferischen Beziehung zur Welt entwickeln, die sich durch eine »negative Fähigkeit« auszeichnet, wie der englische Dichter John Keats es nannte, was bedeutet, dass »ein Mensch fähig ist, mit Ungewissheit, Geheimnis und Zweifel zu leben, ohne voller Nervosität nach Fakten und Gründen zu greifen«. Nun möchte ich mich einem anderen Kind zuwenden, einem kleinen Mädchen, das zunächst einige Ähnlichkeit mit Peter zu haben schien.

Kim: von autistischer Abwehr zu existentieller Unsicherheit

Kim war ein Jahr und zehn Monate alt, als ich ihr zum ersten Mal begegnete. Sie war erst seit wenigen Wochen in Schweden, da sie aus einem asiatischen Land adoptiert worden war. Sie war als Neugeborenes auf der Straße ausgesetzt worden und in ein überfülltes Waisenhaus mit außerordentlich begrenzten Mitteln gekommen. Kim hatte ein Verhalten entwickelt, das auf autistische Abwehr schließen ließ; sie hatte eine große Wunde am Kopf, die davon herrührte, dass sie ihren Kopf gegen die Wand schlug. Wenn sie jemanden anschauen wollte, hielt sie den

Kopf gegen etwas Hartes – den Boden, eine Stuhllehne, einen Tisch. Manchmal heftete sie ihre Aufmerksamkeit auf einen Teil eines Ganzen, zum Beispiel eine meiner Hände. Ihr Blick und ihre Aufmerksamkeit schienen vollständig auf meine Hand fixiert zu sein und vermittelten ein Gefühl des Entsetzens, als wäre meine Hand ein eigenständiges Wesen, eine Hand mit einem eigenen bizarren Dasein wie in einem Horrorfilm. Kim selbst und ihre Welt schienen manchmal fragmentiert zu sein. Etwas Hartes und Kaltes gegen ihren Körper zu pressen, diente als Schutz gegen ein Gefühl der Fragmentierung und Vernichtung. Es war jedoch auch möglich, ihre Aufmerksamkeit in einer kommunikativeren Beziehung zu erlangen. Die autistische Abwehr schien ihre innere Welt nicht zu beherrschen, ein Teil ihrer Aufmerksamkeit schien frei und beweglich zu sein – und darauf, auf der Aufmerksamkeit, beruht die psychoanalytische Arbeit.

Meine Arbeit mit Kim wurde zusammen mit einer Einrichtung zur Versorgung von Kleinkindern in Stockholm durchgeführt. An der wöchentlichen Sitzung nahmen Kim, ihre Mutter und ich zusammen mit einer Psychologin und einer Hebamme teil.

In der ersten Sitzung wurde mir klar, dass Kim in der analytischen Situation arbeiten konnte. Etwa in der Mitte der Sitzung begann ich einen ruhigen Rhythmus in meinen Kommentaren Kim gegenüber zu spüren. »Also, deine Mutter sitzt dort. Du schaust sie an. Du hältst deinen Kopf gegen den harten Teil des Stuhls, und du schaust deine Mutter an. Ja, und jetzt krabbelst du fort, ein bisschen Abstand. Du gibst mir einen kurzen Blick und schaust mich an, wenn ich mit dir spreche. Ja, so. Wir kennen uns noch nicht. Ich heiße Johan. Ja, du schaust deine Mutter an. Das ist deine Mutter, die dort sitzt. Ich sehe, dass du neugierig bist. Du möchtest Bescheid wissen, aber…« Ich hielt inne, da ich mir eines zwar nicht starken, aber sehr deutlichen Gefühls von Angst in mir bewusst wurde und feststellte, dass sich mir die Nackenhaare aufstellten, und ich fuhr fort: »Aber du schenkst deiner Mutter einen langen Blick und wendest dich ab… Ja, Kim, du wendest dich ab, Kopf gegen die Wand, eine verängstigte Kim, die ihre Mutter nicht finden kann. Ich spüre, dass jetzt eine Menge Angst im Raum ist.«

Kims Mutter rief Kim zu: »Komm, Kim, komm zu Mutter.« Ich sagte: »Kleine Kim, dort ist deine Mutter. Du hast solche Angst.« Und die Mutter sprach zu Kim: »Komm jetzt, Kim, komm zu Mutter.« Plötzlich krabbelte Kim, so schnell sie konnte, zu ihrer Mutter und auf deren Schoß. Kim schniefte vor Erleichterung, wir alle entspannten uns und wurden uns bewusst, wie angespannt wir gewesen waren.

Kim bemerkte, dass es in der Sitzung um sie ging. Meine Kommentare folgten dem, was sie gerade tat und was ich erlebte, und die analytische Situation war hergestellt. Nach einer Weile war Kim wieder auf dem Fußboden, und es wiederholte sich eine ähnliche Abfolge von Ereignissen, aber anstatt ihren Kopf gegen die Wand zu schlagen, legte Kim sich auf den Boden. Sie sah ihre Mutter an, wobei sie eine Hand mit einer merkwürdigen Geste hochhielt, bog ihren Zeigefinger unter und über den Mittelfinger, so dass er einen Bogen bildete. Sie kletterte hastig zurück auf den Schoß ihrer Mutter, als wäre sie sich einer Angst bewusst geworden.

Ihre Mutter teilte mir mit, dass keinem diese Handbewegungen aufgefallen seien, seit Kim vor einem Monat aus dem Waisenhaus an ihrem Geburtsort nach Schweden gekommen war. Sie erinnerten mich an Peters Fingerbewegungen. Sie mochten wie ein Spiel aussehen, ich verstand sie jedoch als eine autistische Abwehr, die Kim nun zeigte, wenn wir einen Raum dafür schufen. Kim konnte der Versuchung nicht widerstehen, sich selbst, ihr Grauen und ihre Abwehr zum Ausdruck zu bringen.

Kim saß einen Augenblick lang bei ihrer Mutter auf dem Schoß, krabbelte dann aber zu einem Stuhl und untersuchte die hölzerne Lehne und ein paar glänzende Schrauben. Dann kroch sie unter den Stuhl und schaute ihre Mutter an, es wurde zu einem Guck-Guck-Spiel. Kim hielt den Kopf gegen die Armlehne, schaute mich an, dann eine Lampe und das Fenster. Ich folgte ihr mit meinen Kommentaren, und es wurde sehr still im Zimmer. Ich sagte: »Kim, du siehst sehr nachdenklich aus. Vielleicht fragst du dich, wo du bist. Du schaust mich an. Ich heiße Johan. Wir kennen uns noch nicht so gut. Das Fenster. Da draußen bewegt sich ein Zweig, hier drinnen ist es ganz still, in deinem kleinen Selbst.«

Die Stille in dieser Sitzung war jetzt keineswegs von Ruhe gekennzeichnet; es war an der Grenze zu einer Todesstille. Als Kim nieste, setzte Bewegung und damit Erleichterung ein. Aber Kim war weiter mit dem Stuhl beschäftigt, den Kopf an der Lehne, sah ihre Mutter an, krabbelte unter den Stuhl, als wäre der ein kleines Haus. Kim schaute ihre Mutter an und wandte sich dann ab. Ihre Mutter rief sie. Der Kontakt hing an einem dünnen Faden, aber Kim kam nicht, so dass ihre Mutter sie hochhob und auf ihren Schoß setzte. Im Gegensatz zu der Erleichterung, die Kim gezeigt hatte, als sie selbst den Kontakt zu ihrer Mutter wiederhergestellt hatte, drückte ihr Wimmern jetzt Missfallen aus, als ihre Mutter sie hochhob. Diesmal war der Kontakt nicht ihr Werk. Es entstand eine wirre Situation in der Sitzung. Fragen und Antworten führten zu einer Unterbrechung in der analytischen Situation, im Zuhören, im Rhythmus. Ich holte eine Mutterpuppe und eine Babypuppe hervor und sagte zu Kim: »Wir können sagen, das hier bist du, die kleine Baby-Kim, und das ist die Mutter. Kim sitzt bei der Mutter auf dem Schoß, krabbelt aber weg. Sie schaut die Mutter an, die Mutter schaut Baby-Kim an.« Während ich sprach und die Puppen zeigte, war Kim sehr aufmerksam, schaute mich, dann ihre Mutter an, überrascht und eifrig. Sie stieß kleine Ausrufe der Überraschung aus und zeigte auf die Puppen. Mit Worten, Gesten und den Puppen erklärte ich ihr meine Mutmaßungen, dass eine Baby-Kim sich verloren gefühlt und sich ihre eigene Welt aufgebaut habe, wie ein eigenes Haus, das nur ihr gehörte, wo alles still sein sollte. Aber die Mutter sah, dass Baby-Kim große Angst hatte und Hilfe brauchte, also kam die Mutter und nahm Baby-Kim auf ihren Schoß.

Die analytische Situation, der Rhythmus, die Aufmerksamkeit, das Zuhören, das Fließen der Emotionen wurden wiederhergestellt. Ich sagte zu Kim, dass wir für diesen Tag Schluss machen würden. Ich legte die Puppen zurück in meine Tasche. »Auf Wiedersehen«, sagte ich und winkte, und sie winkte mit einem Lächeln freundlich zurück. So beendeten wir die erste Sitzung.

In der nächsten Sitzung saß Kim zunächst bei ihrer Mutter auf dem Schoß, begab sich aber bald wieder auf den Boden. Sie hielt sich mit einer Hand am Knie ihrer Mutter, den Kopf gegen die harte Armlehne gelehnt, und schenkte ihrer Mutter einige lange Blicke. Es war, als zögerte sie einen kurzen Moment, aber dann entdeckte Kim einen kleinen Hocker mit einem Loch in der Sitzfläche, dessen Größe dem Griff einer Hand entsprach. Kim schaute durch das Loch nach unten. Sie war sehr eifrig und neugierig und steckte ihre Hand durch das Loch. Sie schaute wieder hindurch und dann unter den Hocker, immer wieder.

Das Loch im Hocker weckt häufig das Interesse von Kleinkindern und dient als Öffnung zu einer anderen Realität. Durch das Loch ist der Boden oder Teppich mit einer Klarheit zu sehen, die Sinneseindrücke durch eine Begrenzung erhalten. Unter dem Hocker ist derselbe Boden oder Teppich zu sehen, aber ohne Begrenzung. Zwei Bilder derselben Realität. Kleinkinder sind oft an einer grundlegenden Frage der Erkenntnis interessiert – um die Beziehung und den Unterschied zwischen Sinneseindrücken und Realität zu verstehen.

Kim untersuchte den Hocker, wandte sich dann jedoch der Wand zu und kratzte mit den Fingernägeln daran. Ich verstand es als eine Art autistischer Abwehr. Die Mutter rief Kim, aber diesmal wählte Kim einen anderen Weg. Es erschien zwar nutzlos, Kim ihren autistischen Alternativen zu überlassen, aber es war auch keine gute Idee, sie einfach hochzunehmen, wenn sie die Beziehung nicht selbst wiederhergestellt hatte. Als eine Art Kompromiss nahm ich einen kleinen Ball aus meiner Spielzeugtasche und ließ ihn zu Kim rollen, die sofort Interesse zeigte, sich den Ball holte und wieder in Bewegung setzte. Es gelang ihr, den Ball zu einem von uns zu rollen, und der Betroffene ließ ihn zurück zu Kim rollen. Ich kommentierte: »Es ist wie mit Kim und der Mutter, sie kommen und gehen, und die Mutter nimmt den kleinen Kim-Ball, wenn er vorbeigerollt kommt. Du rollst ihn zu mir, und da kommt er zu dir zurück und dann wieder zur Mutter. Jetzt hat Mutter den Ball, und dann krabbelt Kim zur Mutter auf den Schoß.«

So nahm die Sitzung ihren Fortgang, bis Kim den Ball in eine Richtung rollte, wo niemand saß. Der Ball rollte zurück zu Kim, die ihn unter einen Stuhl in einer Ecke rollte. Ich sagte: »Kim hat den Ball weggerollt, und der Vater ist noch weg. Du rollst den Ball in eine Richtung, wo keine Mutter ist. Ist es, weil du Angst hast, dass es einen Ort gibt, wo keine Mutter ist?« Es war Angst im Raum zu spüren. Die Mutter holte den Ball und rollte ihn zu Kim, die ihn zu mir rollte, und ich sagte: »Kim hat Angst, aber wir werden immer alle Stücke von Kim zusammenhalten, so dass kein Teil von ihr ohne Mutter bleibt. Alles von Kim wird bei uns sein«, und dann rollte ich den Ball zu Kim. Kim krabbelte hinter den Stuhl ihrer Mutter. Die Mutter rief nach ihr, und sie kam auf ihren Schoß. So endete die Sitzung.

Kims Mutter war vorgeschlagen worden, Kim ein Stück Stoff, das sie zuvor einige Tage bei sich im Bett lassen und hinterher nicht waschen sollte, als Übergangsobjekt anzubieten. Kim nahm dieses Angebot von ihrer Mutter an.

Bei unserem nächsten Treffen, der dritten Sitzung, zeigte uns eine überraschte und stolze Kim ihr Stück Stoff. Sie hielt es sich ans Gesicht, schnupperte daran, wedelte damit herum und beschäftigte sich einfach damit. Wie immer begleitete ich alles mit meinen Kommentaren: »Also, kleine Kim, du spielst mit deinem Tuch, zeigst es mir. Du stehst am Tisch, schaust unter dem Tisch hindurch deine Mutter an und dann über den Tisch hinweg. Mutter sieht so glücklich aus, wenn du mit ihr spielst. Du guckst unter dem Tisch meine Schuhe an. Ja, das sind meine Schuhe. Und jetzt guckst du Mutters Fuß an. Ja, das ist Mutters Fuß, der gehört zu deiner Mutter. Aha. Jetzt schaust du den Hocker an. Zuerst fühlst du ihn, indem du deine Stirn gegen ihn lehnst. Jetzt guckst du durch das Loch, und dann ziehst du dein Tuch unter den Hocker und siehst das Tuch durch das Loch, und du schaust unter die Sitzfläche, ja, da ist dein Tuch, und du schaust wieder durch das Loch, und ja, da ist dein Tuch. Du guckst deine Mutter an und das Tuch unter dem Hocker und das Tuch durch das Loch. Du schaust Mutter an, dann mich, wir sitzen hier und fragen uns, was das wohl für ein Spiel ist. Du scheinst dich eine Menge zu fragen. Wir sind so große Menschenwesen, und du fragst dich bestimmt, woran wir denken. Wahrscheinlich denkt Mutter eine Menge über dich nach, Kim, und du denkst eine Menge über Mutter nach.«

Kim sah ihre Mutter an, und es lagen Zweifel und Angst in der Luft. Kim stand am Tisch, auf einem Bein, als würde sie akrobatische Übungen machen. Ich fragte sie: »Tust du das, weil es dir schwerfällt, deinen Weg zu deiner Mutter zu finden? Hast du ein bisschen Angst? Ja, du hast dein Tuch, aber du kannst deine Mutter nicht finden?« Kim wandte sich ihrer Mutter zu, hielt aber den Blick auf deren weiße Strümpfe fixiert. Die Mutter rief Kim. Kim schaute auf die ausgestreckten Arme ihrer Mutter und ließ voller Zweifel zu, dass sie hochgehoben wurde, ließ sich aber sofort wieder auf den Boden gleiten, und die Szene begann von neuem. Kim sah ihre Mutter ernst und erwartungsvoll an, fühlte mit den Händen das Tuch auf dem Stuhl, hielt es sich ans Gesicht, den Kopf gegen die Wand und schlug dann mehrmals dagegen, den Blick auf die Mutter fixiert. Die Mutter streckte ihr die Hände entgegen und rief: »Komm doch, Kim.« Als Kim mir einen schnellen Blick zuwarf, sagte ich: »Du möchtest, dass Mutter dich überredet, zu ihr zu kommen, aber du zögerst.« Kim krabbelte vorsichtig zu ihrer Mutter, streckte aber nicht die Hände nach ihr aus. Statt dessen streckte sie den Kopf nach vorn den Händen der Mutter entgegen und berührte sie langsam mit dem Kopf. Anstelle der harten Wand spürte sie die weichen, warmen Hände der Mutter an ihrem Kopf. Dann streckte Kim ihre Arme der Mutter entgegen, die sie hochhob und in die Arme nahm. Und dann veränderte sich die Szene vollständig. Kim warf fröhlich ihr Tuch fort. Sie schaute es an, wie es auf dem Boden lag. Ich sagte: »Ja, du kannst mit dem Tuch spielen und es wegwerfen und wiederfinden, und dann krabbelst du fort und holst dir dein Tuch und kehrst wieder zu Mutter zurück.« Kim warf das Tuch von sich und krabbelte, so schnell sie konnte, los, um es wiederzuholen und zur Mutter zurückzukehren. So endete unsere dritte Sitzung.

Es war eindrucksvoll, ein kleines Kind wie Kim in ihrem Eifer und ihrer Ernsthaftigkeit zu sehen, wie sie daran arbeitete, die Verwirrung, in die ihr Leben sie gestürzt hatte, zu analysieren und sich mit den Rätseln zu konfrontieren, die das Leben naturgemäß so reichlich bietet. Kim benutzte jedes Ding und jede Person im Raum als Ausstattungen für ihre innere Welt und kleidete ihre Erfahrungen aus dem Innern – ihre Neugier, Angst und Ablehnung und ihr Begehren – in diese Formen. Sie schuf eine doppelte Sichtweise und konnte mit zwei Bildern derselben Realität spielen. Mit einem Auge konnte Kim sehen, dass das Loch im Hocker wie das Auge der Mutter war, in das sie hineinschauen, hineingehen wollte, wie um der existentiellen Isolation und dem Gefühl des Getrenntseins zu entrinnen. Mit dem anderen Auge konnte Kim sehen, dass der Hocker, das Loch und selbst die Mutter Objekte in einem Raum waren, den man anschauen, in den man aber nicht hineingehen kann. Wir können uns die Polarität zwischen den beiden Sichtweisen der Realität in Kims Innerem vorstellen. Einerseits die Aufmerksamkeit, die Neugier und der Erkenntnisdrang als Ausdruck des Wunsches zu wissen, und die Lebendigkeit und der Eifer, Formen zu finden, um ihre Leidenschaften und inneren Erfahrungen zum Ausdruck zu bringen, und andererseits die Angst und der seelische Schmerz, den Objekten des Raumes und der unvermeidlichen existentiellen Isolation und Getrenntheit gegenüberzustehen. Es findet ein Kampf statt zwischen dem Spielerischen und der autistischen Abwehr.

Die Psychoanalyse endet als Spiel

In meiner Wahrnehmung des Analysanden und in meiner Kommunikation mit ihm werde ich durch Eindrücke über alle meine Sinne und die bewussten und unbewussten Kanäle bereichert, die den Nährboden bereiten, aus dem meine Worte, mein Tonfall und meine Gesten erwachsen. Wenn ich darüber nachdenke, wird mir vielleicht bewusst, dass das, was ich über den Analysanden erfahren habe, unendlich viele Einzelheiten birgt. Genauso, wie Ihnen vielleicht bewusst geworden ist, dass Ihre bildliche Vorstellung von dem mit einer Linie eingekreisten Jungen im Sandkasten mit Elementen äußerer Formen, die aus anderen Situationen stammen, ausgestattet wurde, erschaffe ich meine bildlichen Vorstellungen und imaginativen Mutmaßungen über den Analysanden mit Hilfe von Requisiten anderer äußerer Formen. Jeder neue Eindruck ergänzt und revidiert meine Bilder des Analysanden und der Analyse, und je mehr ich erfahre, desto mehr Unbekanntes taucht auf. Ist ein Raum fürs Spielen geschaffen und viele Male in der analytischen Situation wiedererschaffen worden, wird sich im Kern des Realitäts-Ichs des Analysanden ein stabileres denkendes Objekt etabliert haben, das in jedem Augenblick Bewusstheit, Symbolisierung, psychische Umwandlung und die Ausstattungen bildlicher Vorstellungen und imaginativer Mutmaßungen neu etabliert. An einem solchen Punkt der Analyse könnte man sagen, dass die Psychoanalyse zum Spiel geworden ist, eine ernste, aufrichtige, manchmal beängstigende, manchmal lustige, aber immer interessante Art von Spiel mit imaginativen Vermutungen, die zwischen einigen einander nahestehenden Menschen kommuniziert werden. Die psychoanalytische Erfahrung ist ein ästhetisches Objekt, das man nie ganz kennen wird, und das gilt auch fürs Spielen.

Aber Spiel ist auch einfach das, was es ist: ein unverwechselbares Phänomen, das wir nur zum Teil verstehen und das die »negative Fähigkeit« (vgl. auch Bion) auf den Prüfstand bringt sowohl für diejenigen, die mitspielen wollen, wie für diejenigen, die das Phänomen verstehen möchten. Wir müssen mit »reinen, frisch gewaschenen Augen« (wie es der schwedische Dichter Ekelöf ausdrückte) schauen. Mit einer kurzen Vignette aus meiner Kindheit möchte ich diese Arbeit abschließen:

Eines Tages spielten meine Schwester und ich zusammen. Ich war, glaube ich, drei Jahre alt und meine Schwester fünf. Wir hatten einen zahmen Hahn, den wir in einen kleinen Wagen betteten, so dass nur sein Kopf herausschaute. Wir pflückten Blumen und machten kleine Sträuße, die wir Passanten geben wollten. Mit dem Wagen und dem Hahn und den Blumen gingen wir zur nächsten Straßenecke und gaben jedem, der vorbeikam, eine Blume, und der Hahn lag friedlich in seinem Wagen und ließ sich bewundern. Wenn uns jemand gefragt hätte, was wir eigentlich tun, hätten wir nur antworten können: »Wir spielen.«

Aus dem Englischen übersetzt von Heidemarie Fehlhaber, Frankfurt a. M.

Literatur

Bion, W. R. (1984 [1967]). *Second Thoughts. Selected Papers on Psycho-Analysis.* London: Karnac Books. Deutsche Ausgabe: *Frühe Vorträge und Schriften mit einem kritischen Kommentar: »Second Thoughts«*, Barneds & Apsel, Frankfurt a. M., 2013.

Gabriele Häußler

Der kindliche Schlaf – ein Wechselspiel von Trennung und Wiederbegegnung[1]

Einleitung

Schon wenige Wochen nach der Geburt wird von den kleinen Erdenbürgern erwartet, dass sie allein in den Schlaf finden, mit der vorübergehenden Abwesenheit von Mutter und Vater zurechtkommen. Für viele Babys ist dies eine große – wenn auch entwicklungsfördernde – Herausforderung, ist doch der Schlaf mit dem Entzug jeglichen Kontaktes, des emotionalen, des körperlich-taktilen, auch des auditiven und vor allem des visuellen Kontaktes, verbunden. Gerade über den Augenkontakt, den Blick, dessen Bedeutung vor allem Winnicott mit dem Begriff der »Spiegelfunktion« betonte, erfolgt viel emotionaler Austausch. Winnicott meint damit, dass die Mutter, indem sie das Baby anschaut, diesem vermittelt, dass es anschauenswert ist, dass es existiert. Blickkontakt ist somit eine der wichtigsten Möglichkeiten emotionalen Kontaktes und non-verbaler Kommunikation. Mit dem Wahrnehmen und Containen (oder auch Halten) der Affekte des Babys durch den zugewandten Blick der einfühlsamen Mutter bzw. Bezugsperson, entsteht im Baby ein Gefühl des emotionalen Wahrgenommenwerdens und des emotionalen Gehaltenseins, aber auch die Erfahrung des eigenen Wertes, des Selbstwertes. Das Baby erblickt sein »Selbst im Antlitz der Mutter« (Winnicott, 1971, S. 134), noch bevor es dieses später im Spiegel erkennt. Schließlich wirkt sich einfühlsam-zugewandter Blickkontakt mit gelungener Affektabstimmung durch die Mutter positiv auf die Bindungsentwicklung aus und fördert Bindungssicherheit und emotionale Selbstregulierung (vgl. Fonagy et al., 2006, S. 162ff.; Brisch, 2010). So ist schon in den ersten Wochen der wechselseitige Blickkontakt ausschlaggebend, um dann auch schließlich in erstes Lächeln zu münden. In der Fachliteratur (vgl. Almansi, zit. nach Lebovici, 1990, S. 168) wird u. a. die Vorstellung beschrieben, dass die Augen der Mutter mit deren Brüsten gleichzusetzen sind, dass eine Verknüpfung

1 Überarbeitete Fassung des gleichnamigen Vortrags, gehalten am 4. 7. 2009 in der Stuttgarter Akademie für Tiefenpsychologie und Psychoanalyse e. V. während eines Symposiums anlässlich des zehnjährigen Bestehens der Psychotherapeutischen Babyambulanz Stuttgart.

von den Augen ursprünglich mit dem Bild von den Brüsten stattfinde und beides gleichsam miteinander austauschbar sei.

Was nun, wenn diese Erfahrungen und Bilder – beispielsweise beim Einschlafen-Sollen – wegfallen und ein inneres Bild von der Brust-Mutter noch nicht vorhanden ist oder nicht erschaffen werden kann? Oder wenn das Baby sich im Antlitz seiner Mutter nicht sehen kann, weil das Gesicht der Mutter angstvoll, leer oder starr ist, die Mutter den Affekten ihres Babys mit Containment, Resonanz und empathischer Affektspiegelung (vgl. Fonagy et al., 2006, S. 200ff.) aufgrund eigener ungelöster intrapsychischer Konflikte nicht begegnen kann? Ist dann das Gefühl für die eigene Existenz, für das eigene Selbst, bedroht und Angst und Chaos überfluten das Kind? Ich werde an späterer Stelle dieses Beitrags in einem Fallbeispiel hierauf zurückkommen.

Der kindliche Schlaf – ein Wechselspiel von Trennung und Wiederbegegnung

Im Verlauf eines Tages schwankt das Baby ständig zwischen Phasen des Blickkontakts und Phasen der Abwendung. Der Blickkontakt entfällt vor allem auch in dem Moment, wo an das Baby die Anforderung gestellt wird, die Verbundenheit zur Bezugsperson aufzugeben und – dies auch noch möglichst körperlich unverbunden mit der Bezugsperson – sich dem Schlaf hinzugeben. Nicht selten werden dieses Loslassen und die Hingabe des Babys an den Schlaf hinausgezögert, indem über ständiges Stillen/Füttern Mutter und Baby sich wie mit einer Nabelschnur verbunden zeigen (vgl. Barth, 2003, S. 41ff.).

Schlafstörungen als Anlass für ambulante psychodiagnostische Abklärung und Indikation für ambulante Säuglings-Kleinkind-Eltern-Psychotherapie

Betrachten wir die Statistiken, z. B. die Statistik der Psychotherapeutischen Babyambulanz Stuttgart, so fällt auf, dass es vor allem Babys mit Schlafstörungen sind, die uns in den Babyambulanzen vorgestellt oder zur Säuglings-Kleinkind-Eltern-Psychotherapie in unsere Praxen gebracht werden (vgl. Knott, 2003; Hirschmüller, 2009). Auch spätere jährliche Statistiken der Stuttgarter Psychotherapeutischen Babyambulanz bilden diese Tendenz ab.

Was hindert so viele Säuglinge und Kleinkinder daran, sich vertrauensvoll dem Schlaf hinzugeben? Und was hindert die Mütter und Väter, ihre Kinder allein schlafen zu lassen? Welche Phantasien, Erinnerungen oder gar Traumata werden bei ihnen aktiviert? Warum können sie ihren Kindern nicht vermitteln, dass Schlafen etwas Schönes, etwas Unbeschwertes sein kann? Was hat der kindliche Schlaf überhaupt mit dessen Eltern bzw. mit der Eltern-Kind-Beziehung zu tun? Und – um auf mein Thema zurückzukommen – was bedeutet es wirklich, dieses Wechselspiel?

Der kindliche Schlaf als nachgeburtliches Trennungsthema

Betrachtet man das kindliche Sich-hinein-Begeben in den Schlaf etwas genauer, so fällt zunächst auf, dass der kindliche Schlaf sowohl das Erlebnis der Trennung als auch das der Wiederbegegnung beinhaltet. Dem durch den Schlaf unterbrochenen Kontakt folgt die Wiederaufnahme der Interaktion, die Wiederbegegnung. Somit ist der kindliche Schlaf zunächst durch die Interaktions- und Kontaktunterbrechung eines der ersten nachgeburtlichen Trennungsthemen. Die Kontakt- und Beziehungsaufnahme nach dem Erwachen des Kindes lässt den kindlichen Schlaf aber auch zu einem Thema der Wiederbegegnung werden. Loslassen/Sich-trennen und Sich-dem-Schlaf-Hingeben sowie Aufwachen und Kontaktaufnehmen befinden sich so in einem fortwährenden Wechselspiel. Solche Wechselspiele stellen Kreisläufe dar, in die das Baby eingebunden ist. Zu diesem Eingebunden-Sein gehört für das Baby – ebenso wie die Interaktion und der Dialog – auch die Möglichkeit des Rückzugs, um sich zu erholen und in seinen Träumen neue Kraft zu schöpfen (vgl. Lebovici, 1990, S. 350).

Ein spielerischer Wechsel zwischen Trennung und Wiederbegegnung – man könnte auch sagen: Wiederfindung – setzt bei der Mutter und dem Vater im Umgang mit ihren Phantasien Freiheit und die Fähigkeit voraus, ihre eigenen infantilen Phantasien zuzulassen und ins Spiel zu bringen (vgl. Lebovici, 1990, S. 169). Neben dem Phantasieleben der Mutter ist auch die Fähigkeit des Babys nötig, seine Mutter emotional besetzt zu haben und in der Lage zu sein, das allmähliche Versagen der mütterlichen Anpassung an die kindlichen Bedürfnisse in seiner herausfordernden und entwicklungsfördernden Dimension selbstregulativ nutzen zu können.

Die doppelte Störanfälligkeit des Trennungsthemas

Nun kommt es bei der Regulierung dieses Wechselspiels häufig zu Störungen, beinhaltet die Selbstregulierung des kindlichen Schlafes doch das bereits von Sigmund Freud 1926 in »Hemmung, Symptom und Angst« beschriebene Trennungsthema, welches später von vielen Autoren – z. B. Balint, Bowlby, Winnicott –

weiter spezifiziert wurde. Das Baby muss lernen, die vorübergehende Abwesenheit seiner Bezugsperson, meist der Mutter, zu bewältigen und allein in den Schlaf zu finden. Das ist eine der besonderen Entwicklungsaufgaben. Das Trennungsthema induziert hier eine doppelte Störanfälligkeit: Es aktiviert die Angst des Babys – im Sinne Winnicotts – fallen gelassen zu werden, schlimmstenfalls regelrecht zusammenzubrechen. Und es re-aktiviert gleichzeitig die Trennungskonflikte der Bezugspersonen und macht es diesen schwer, ihr Baby bei der Bewältigung dieser Entwicklungsaufgabe hilfreich zu unterstützen. Verlust- und Trennungskonflikte der Eltern können durch das Trennungsthema des Kindes so lebendig werden, dass plötzlich Momente aus deren Vergangenheit reinszeniert werden, wie dies Selma Fraiberg eindrücklich beschrieben hat (vgl. Fraiberg et al., 2003, S. 465ff.).

Zum Begriff »Schlafstörungen«

Kurzes nächtliches Aufwachen ist im ersten Lebensjahr physiologisch und wie Bürgin sagt »als regelmäßiges, physiologisch-erzwungenes, trennungsartiges Ereignis ein gutes Übungsfeld« (Bürgin, 1998, S. 29). Die meisten Säuglinge erwerben von alleine die regulatorische Fähigkeit, wieder einzuschlafen. Auch können noch sehr junge Säuglinge eine generelle Unreife des Schlaf-Wach-Rhythmus aufweisen. All dies wird aber noch nicht als Schlafstörung bezeichnet. Eine Schlafstörung wird diagnostiziert, wenn Kinder über den 6. Lebensmonat hinaus nur mit Einschlafhilfe der Eltern einschlafen und/oder die Einschlafdauer im Durchschnitt länger als 30 Minuten beträgt (vgl. v. Hofacker, 1998, S. 59ff.; Berger et al., 2006, S. 545ff.); außerdem wenn mehr als dreimal in mindestens vier Nächten pro Woche die Kinder nachts aufwachen und nicht wieder selbständig einschlafen können und/oder nächtliche Aufwachperioden im Durchschnitt länger als 20 Minuten dauern.

Wie in der ambulanten Kinder- und Jugendlichen-Psychotherapie an psychoanalytischen Babyambulanzen und in Praxen von psychoanalytisch oder tiefenpsychologisch fundiert arbeitenden Kinder- und Jugendlichen-Psychotherapeutinnen und -therapeuten bzw. Psychologischen oder Ärztlichen Psychotherapeutinnen und -therapeuten bei auftretenden Störungen des kindlichen Schlafes versucht wird, die dahinter verborgenen Konflikte aufzuspüren, zeigt das folgende Fallbeispiel.

Fallbeispiel »Pietro« – Bericht einer ersten Sitzung

Der sechs Monate alte Pietro ist zweites Kind einer aus einem südeuropäischen Land stammenden Arbeiterfamilie. Der ältere Bruder wurde zwei Jahre vor Pietro geboren. Seine gerade erst 21 Jahre alte Mutter kommt mit Pietro zur Babyambulanz, weil dieser von Geburt an viel schreit, schwer zu beruhigen ist, vor allem Ein- und Durchschlafschwierigkeiten zeigt. Er wolle immerzu auf ihren Schoß, berichtet die Mutter. Während sich die kompetent und eloquent, aber irgendwie auch sorgenvoll wirkende junge Frau spontan entlädt und in bestem Deutsch und ausführlich von einer langen und schwierigen Geburt nach belasteter Schwangerschaft berichtet, die schließlich in einen Kaiserschnitt mündete, sitzt Pietro auf dem Schoß der Mutter und mir zugewandt. Der hübsche, dunkelhaarige Säugling lutscht – irgendwie ernst blickend – an seinem Fäustchen.

»Da hattet ihr beide es ganz schön schwer, Euch voneinander loszulösen«, sage ich zu Pietro, nachdem die Mutter all die Enttäuschung über die schwierige Geburt in mir untergebracht hat und ich ihr zu verstehen gegeben habe, wie enttäuschend es für sie sein muss, wenn ihr Sohn ihr nicht das Gefühl geben könne, eine Mutter zu sein, die ein problemlos ein- und durchschlafendes Kind habe. *»Und jetzt erzählt mir Deine Mama all dies«,* füge ich hinzu. Pietro hält inne, schaut mich mit seinen großen dunklen Augen an.

Ich: *»Gell Pietro – sich von der Mama lösen ist gar nicht so einfach. Und mir scheint, das ist sowohl für Dich wie für Deine Mama schwierig.«* Pietro, der mich noch immer aufmerksam anblickt, strampelt nun leicht mit den Füßchen, schaut zur Mutter, dann wieder zu mir und lutscht weiter, jetzt auch laut schmatzend, am Fäustchen.

Die Mutter erzählt nun, wie sie Pietro die ersten vier Monate zum Schlafen in ihrem Bett hatte. Anfangs sei er meist auf ihrem Bauch gelegen, später neben ihr. So habe sie Pietro nachts auch immer gleich stillen können, wenn er aufwachte. Vier Monate habe sie Pietro gestillt. Vor einem Monat, als Pietro fünf Monate alt war, seien sie umgezogen, in eine größere Wohnung; seitdem schlafe Pietro in einem Beistellbettchen neben ihr. Er sei die letzten beiden Monate viel krank gewesen, habe immer wieder Erkältungsinfekte mit Fieber gehabt.

Während sie dies – den jetzt quengelig gewordenen Pietro mit dem Schnuller beruhigend – erzählt, frage ich mich, wie wohl die eigene Babyzeit der Mutter gewesen sein mag. Was hat sie als Baby wohl erlebt? Warum ist Pietro so oft krank? Warum wird er bereits mit vier Monaten abgestillt? Was bedeutete der Umzug im Alter von fünf Monaten für ihn? All dies treibt mich plötzlich innerlich um. Unruhe und Besorgnis in mir spürend, frage ich schließlich die Mutter nach ihrer eigenen frühen Baby-Zeit. *»Ich bin bei meiner Oma aufgewachsen, weil meine Eltern arbeiten mussten«*, berichtet die Mutter – schwer seufzend und recht betroffen wirkend. Mit vier Monaten sei sie zur Großmutter mütterlicherseits gekommen und dort bis zum 7. Lebensjahr geblieben.

Ich: *»Das war ja bestimmt gar nicht so einfach für Sie. Ich könnte mir denken, dass da in Ihnen viel Schmerz gewesen ist.«*

Frau D.: *»Ja – eigentlich kannte ich meine Großmutter besser als meine Eltern – nur an den Wochenenden war ich meistens bei ihnen. Die Abschiede – die taten dann schon weh. Da habe ich oft auch geweint.«*

Ich wende mich nun wieder Pietro zu und sage: *»Und als dann Deine Mama, als Du vier Monate alt warst, keine Milch mehr für Dich gehabt hat, musstest Du Dich plötzlich auf das Fläschchen umstellen, Mamas Busen loslassen. Das mag für Dich wohl ganz schön enttäuschend gewesen sein.«* Pietro schaut mich wieder mit großen Augen an.

Die Mutter sagt: *»Der hört hin. Versteht der?«*

Ich, zu Pietro gewandt: *»Gell Pietro, Du spürst, von welchem Schmerz ich spreche. Und vielleicht ist das ein Schmerz, der vielmals am Tag und vor allem in der Nacht, wenn Du schlafen sollst, in Dir aufbricht.«* Ich sage zur Mutter, dass Pietro zwar neben ihr im Beistellbettchen schlafe, dass er aber zum Einschlafen auf den Dialog und inzwischen auch auf den Körperkontakt zu ihr weitgehend verzichten müsse.

Ich: *»Zum Schlafen muss er sich von Ihnen trennen – auch wenn er neben Ihnen liegt. Und Sich-Trennen scheint ein mit Schmerz verbundenes Thema zu sein – für Sie beide. Es ist, als würde Pietro neben seinem auch ihren Schmerz spüren.«*

Pietro, der jetzt am Zeigefinger der Mutter herumnuckelt und herumkaut, immer wieder nach diesem greifend sich regelrecht festbeißt, ist inzwischen wieder ruhiger geworden. *»Auch der Vater hat seine Trennungsgeschichten«*, sagt Frau D. nachdenklich wirkend gegen Ende der Sitzung, was mich erwägen lässt, auch den Vater fürs nächste Mal mit einzuladen.

Als wir die Sitzung beenden müssen und es ums Anziehen von Pietro geht, wird dieser wieder unleidlich und beginnt zu quengeln. Ich: *»Ja Pietro, jetzt müssen wir hier auch auseinander gehen, uns trennen – so wie Du immer wieder, wenn die Mama Dich zum Schlafen in Dein Bettchen bringt. Und das fällt ganz schön schwer. Da geht es einem nicht so gut.«*

Frau D. verabschiedet sich von mir mit einem unruhig quengelnden Baby, nachdem ich ihr nochmals zu verstehen gebe, dass auch der Vater nächstes Mal mitkommen darf.

Kommentar zur Sitzung mit »Pietro«

Man mag sich wundern und fragen, warum ich dieses kleine, erst sechs Monate alte Baby so direkt anspreche. Und vielleicht mag man sich auch fragen, wie es möglich sein kann, dass das Baby mich versteht.

Eines der Ziele in der psychodynamischen Säuglings-Kleinkind-Eltern-Psychotherapie ist, die »Gespenster«, wie Selma Fraiberg dies nennt (vgl. Fraiberg et al., 2003, S. 465), aus dem Kinderzimmer der Eltern zu identifizieren und das Baby von den elterlichen Projektionen zu befreien.

Schon bei der Erzählung der Mutter über die schwierige Geburt registrierte ich bei dem von der Mutter abgewandten und mir zugewandten Pietro deutliche Unruhe und spürte bei mir den Drang, für die Mutter und Pietro den Trennungsschmerz aussprechen zu wollen, was ich dann auch tat. Pietro kommt zunächst wieder zur Ruhe, beginnt aber auch bald wieder zu nörgeln und nuckelt – selbstregulativ – an seinem Fäustchen, als es ums Abstillen, die ständigen Infekte und den Umzug geht. Seine Nörgelei aufnehmend und in mir bewahrend, phantasiere ich nun eine belastete Kindheit der Mutter, was sich dann durch meine Nachfrage bestätigt. Erst für die Mutter, dann für Pietro, kann ich diesen Trennungsschmerz schließlich benennen. Die aufmerksamen Blicke des Pietro werden inzwischen auch von der Mutter registriert und kommentiert. Wie Norman und Salomonsson, die schwedischen Psychoanalytiker, bin ich der Meinung, dass das, was ich von den Emotionen des Pietro – und auch der Mutter – aufgenommen und verdaut habe, von Pietro über mein Gesicht, in welchem sich diese verdauten Emotionen spiegeln, aufgenommen – wir sagen introjiziert – wird (vgl. Norman, 2004, S. 267f.; Salomonsson, 2008; 2013). Mein Tonfall, meine Gestik und Mimik, verstärken hier noch zusätzlich den benannten sprachlichen Inhalt und veranlassen Pietro, eine aufmerksame emotionale Beziehung zu mir herzustellen, in welcher seine schmerzhaften emotionalen Erfahrungen auf Resonanz stoßen und ein Containment finden können.[2] Dies spürt und registriert auch die Mutter, wenn sie, überrascht wirkend und erstaunt sagt: »Der hört hin. Versteht der?« In der Folge wird Pietro nach meiner zunächst ihm und dann der Mutter zugewandten Deutung ruhiger; er beißt sich am Finger der Mutter fest und zeigt auch damit, dass die Trennungsaufgabe für ihn eine große Herausforderung darstellt. Als es auf das Ende der Sitzung – aktuell unsere therapeutische Trennung – zugeht, wird Pietro

2 Salomonsson (2013, S. 89) spricht in seinem Beitrag vom musikalischen Analytiker, der »E-motionen« wahrnimmt und »versteht, wie sich Affekte – sein eigenes emtionales Repertoire inbegriffen – in visuelle, akustische und propriozeptive Modalität übersetzen«. Des Weiteren (S. 90) spricht er davon, dass das Baby durch die »Musikalität des Containments« wie in einem »Klangbett« zusammengehalten wird.

erneut unruhig und quengelig. Pietro zeigt damit nochmals szenisch, dass das Trennungsthema ein Schlüssel zum Verständnis seiner Schlafstörungen ist.

Oftmals leben in der Interaktion mit dem Baby Konflikte aus der eigenen Kindheit der Eltern wieder auf. Dies hängt damit zusammen, dass Eltern, vor allem die Mütter, nach der Geburt sehr offen sind. Diese Offenheit weckt deren Sehnsüchte nach Reparation, Korrektur, Erneuerung und letztlich Heilung. Diese Offenheit ist für uns psychodynamisch arbeitende Psychotherapeutinnen und Psychotherapeuten eine große Chance, sehr viel schneller als sonst üblich, tiefliegende Verwundungen und Konfliktmuster aufzudecken und hier durch ein gutes Containment[3] Heilungsprozesse zu anzustoßen.

Wir können bei Pietro und seiner Mutter davon ausgehen, dass der mit den In-Obhutnahmen der Mutter durch deren Großmutter verbundene Trennungsschmerz sich beim Schlafenlegen ihres Babys »Pietro« auf dem Gesicht der Mutter und in deren Blick[4] abgezeichnet hat. Wir können auch davon ausgehen, dass die Trennungsempfindlichkeit und -ängstlichkeit der Mutter es ihrem Baby »Pietro« nicht leicht gemacht hat, sich vertrauensvoll in den Schlaf fallen zu lassen und sich seinen Träumen hinzugeben. Containment und Affektspiegelung durch die Mutter konnten bei dieser Trennungsaufgabe im Augenblick des Schlafenlegens ihres Kindes nicht gelingen. Gefühle existenzieller Bedrohung, Angst und Chaos überfluteten das Kind. Das Wechselspiel »Trennung – Wiederbegegnung« konnte sich dadurch nicht in der unbefangenen Leichtigkeit eines Spiels etablieren. Nicht zuletzt dürfte der Trennungsschmerz immer wieder auch die ersten Momente der Wiederbegegnung nach dem Erwachen irritiert und den Glanz im Auge der Mutter, wie Winnicott dies eindrücklich beschrieben hat (vgl. Winnicott, 1971, S. 128ff.), getrübt haben.

Was aber ist in dieser therapeutischen Begegnung nun geschehen?

Mit meinem aktiven Zuhören stellte ich dem Baby Pietro und seiner Mutter einen geschützten Raum zur Verfügung, in welchem sich eine Szene darstellen konnte. Meine empathische Präsenz half Pietro und seiner Mutter, den Schmerz zuzulassen und zu zeigen. Durch das Ansprechen der sich entfaltenden leidvollen Biografie der Mutter konnte diese sich an ihren frühen Schmerz erinnern und

3 In der psychodynamischen Säuglings-Kleinkind-Eltern-Psychotherapie spielt das Konzept des Container-Contained-Modells von Bion (1990; 2019) eine nicht mehr wegzudenkende Rolle.

4 Die Bedeutung des Blicks für die kindliche Entwicklung und wie wichtig Blickkontakt in der Mutter-Kind-Interaktion wie auch in der Therapeutinnen/Therapeut-Kind-Interaktion ist, zeigt Hauser (2018) in einem Beitrag auf.

sich mit dem eigenen verletzten inneren Kind identifizieren. Ihre schmerzhaften Affekte erfuhren ein Containment. Dies gestattete ihr, der Gefahr einer eher unbewussten und verstrickten Allianz mit den angsterregenden Gespenstern aus der Vergangenheit nun entkommen zu können. Das behutsame Aufgreifen des Leids der Mutter und der Zugang zu ihrem Schmerz wird diese künftig davor bewahren, mit ihrem Baby Pietro – quasi sich identifizierend mit den Beziehungsabbrüchen ihrer frühen Kindheit – in einen Wiederholungssog zu geraten. Vielmehr konnte es ihr gelingen, sich mit mir zu identifizieren und Entgiftetes zu reintrojizieren (vgl. Watillon, 2003, S. 513).

Dadurch, dass es mir gelang, die aktuell sich abbildende Szene und die kindlichen Signale aufnehmend (vgl. Barth, 1998, S. 81f.), sowohl Pietro als auch seine Mutter anzusprechen und auf emotionaler Ebene zu erreichen, wurde die Verbindung zwischen diesen beiden ins Zentrum gestellt. Dies ist wichtig, denn der Patient der Säuglings-Kleinkind-Eltern-Psychotherapie ist die Eltern-Kind-Beziehung (vgl. Stern, 1998, zit. nach Barth, 2003, S. 46). Diese zu fördern, ist in der psychodynamischen Säuglings-Kleinkind-Eltern-Psychotherapie eine unserer besonders wichtigen Aufgaben.

Pietro kann jetzt vor einer leidvollen und schmerzhaften Vergangenheit geschützt werden und zwar nicht zuletzt, weil die in der therapeutischen Begegnung entstandene Szene wahrgenommen, verstanden, verbalisiert und für beide, Mutter und Kind, gedeutet werden konnte. Dies ermöglichte es, die Gespenster aus der Vergangenheit der Mutter zum Verschwinden zu bringen. Die Mutter wird künftig ihr Baby Pietro bewusster und liebevoller in den Schlaf verabschieden können. Nach dem Schlaf, beim Aufwachen, wird sie in spielerischer Weise liebevolle Wiedererkennungs- und Wiederfindungsreaktionen zeigen. Nicht zuletzt dürfte auch die potenzielle Gefahr einer transgenerationalen Weitergabe von Objektverlust bzw. Objektbeziehungsstörung mit Trennungsangst eingedämmt worden sein, was den präventiven Aspekt unserer Arbeit in der psychoanalytischen Säuglings-Kleinkind-Eltern-Psychotherapie unterstreicht.

In ersten Ansätzen konnte ich von dieser positiven Entwicklung bereits in der darauffolgenden Sitzung erfahren, als mir die Mutter ganz bewegt berichtete, dass sie viel nachgedacht habe und Pietro nach zwei bis drei Tagen deutlich ruhiger geworden sei und jetzt besser einschlafen könne.

Zur Wirkweise der psychoanalytischen Säuglings-Kleinkind-Eltern-Psychotherapie

Abschließend möchte ich Grundsätzliches zur Wirkweise der psychoanalytischen Säuglings-Kleinkind-Eltern-Psychotherapie und deren Dynamik aufzeigen: Kinder, auch sehr junge Säuglinge, sind eigenständige Teilnehmer im psychoanalytischen Prozess. Zusammen mit ihren Bezugspersonen gestalten sie im modifizierten psychoanalytischen Setting eine Szene, die auf mehreren Ebenen wahrgenommen, reflektiert und verstanden werden will. Das von uns psychodynamisch denkenden und arbeitenden Therapeutinnen und Therapeuten bereitgestellte empathische Zuhören und Aufnehmen, unsere Fähigkeit zur Rêverie, mit Hilfe derer wir auf den unterschiedlichen Ebenen die sich abbildende Szene mit ihren Interaktionen zu erschließen und zur Sprache zu bringen vermögen, haben für alle Beteiligten eine containende und zugleich entgiftende Wirkung. Sie fordern das Inszenieren intrapsychischer und interpersonaler Konfliktmuster geradezu heraus und fördern gleichzeitig im geschützten Raum die emotionale Beziehung aller Beteiligten – des Babys, der Mutter, des Vaters – zu uns Therapeutinnen und Therapeuten. Projektionen der Eltern können zurückgenommen werden, und das Baby wird – nachdem die Eltern durch das Containment der analytischen Situation responsiver, resonanzfähiger und insgesamt gestärkt worden sind – seine Bedürfnisse und Forderungen nach emotionaler Beziehung, Containment und Affektspiegelung wieder an seine Eltern richten und die ins Blockieren geratene seelische Entwicklung fortsetzen.

In der oben berichteten Sitzung mit einem Baby mit Ein- und Durchschlafstörungen und dessen Mutter wurde aufgezeigt, wie durch die emotionale Präsenz und die aufnehmenden und bewahrenden Fähigkeiten der Therapeutin die schmerzhaften Erfahrungen von Kind und Mutter ein Containment erhielten und somit ein Heilungsprozess eingeleitet werden konnte. Durch das Aufgreifen, Benennen und Containen des Trennungsschmerzes beider, des kleinen Jungen und seiner Mutter, kam deren Verbindung, die Mutter-Kind-Interaktion, quasi als Patient der Säuglings-Kleinkind-Eltern-Psychotherapie in den Mittelpunkt der therapeutischen Intervention. In ihrem Wechsel zwischen Trennung und Wiederbegegnung im Hinblick auf den Schlaf des Kindes konnte die Mutter-Kind-Interaktion in der Folge einen entwicklungsfördernden Schub mit deutlich spielerischem Unterton erfahren.

Literatur

Barth, R. (1998). Psychotherapie und Beratung im Säuglings- und Kleinkindalter. In K. v. Klitzing (Hrsg.). *Psychotherapie in der frühen Kindheit* (S. 72–87). Göttingen: Vandenhoeck & Ruprecht.

Barth, R. (2003). Schlafstörungen im Säuglings- und Kleinkindalter als Ausdruck einer ungelösten Trennungsproblematik. *Kinderanalyse, 11*(1), 41–57.

Berger, M. et al. (2006). Leitlinien Regulationsstörungen, psychische und psychosomatische Störungen im Säuglings- und frühen Kleinkindalter. *Analytische Kinder- und Jugendlichen-Psychotherapie, 132*(4), 545–576.

Bion, W. R. (1990). *Lernen durch Erfahrung*. Frankfurt a. M.: Suhrkamp. Originalarbeit erschienen 1962.

Bion, W. R. (2019). *Aufmerksamkeit und Deutung*. Frankfurt a. M.: Brandes & Apsel.

Brisch, K. H. (2010). *Entwicklungen in der Bindungsforschung und ihre Bedeutung für die Psychotherapie.* Vortrag, gehalten während einer Arbeitstagung des Psychoanalytischen Instituts Stuttgart e. V. am 31.1. 2010 in Esslingen.

Bürgin, D. (1998). Psychoanalytische Ansätze zum Verständnis der frühen Eltern-Kind-Triade. In K. v. Klitzing (Hrsg.). *Psychotherapie in der frühen Kindheit* (S. 15–31). Göttingen: Vandenhoeck & Ruprecht.

Fonagy P. et al. (2006). *Affektregulierung, Mentalisierung und die Entwicklung des Selbst.* Stuttgart: Klett-Cotta.

Fraiberg, S. et al. (2003). Gespenster im Kinderzimmer. Probleme gestörter Mutter-Säuglings-Beziehungen aus psychoanalytischer Sicht. *Analytische Kinder- und Jugendlichen-Psychotherapie, 120*(4), 465–504.

Freud, S. (1926). Hemmung, Symptom und Angst. *GW 14*, S. 111–205.

Hauser, S. (2018). Die Bedeutung des Blicks für die kindliche Entwicklung. *Kinder- und Jugendlichen-Psychotherapie, 177*(1), 55–64.

Hirschmüller, B. (2009). *10 Jahre Psychotherapeutische Babyambulanz Stuttgart – Rückblick und Ausblick.* Unveröffentlichtes Manuskript.

von Hofacker, N. (1998). Frühkindliche Störungen der Verhaltensregulation und der Eltern-Kind-Beziehungen. In K. v. Klitzing (Hrsg.). *Psychotherapie in der frühen Kindheit* (S. 50–71). Göttingen: Vandenhoeck & Ruprecht.

Knott, M. (2003). Psychoanalytische Arbeit mit Säuglingen, Kleinkindern und deren Eltern, dargestellt an statistischem Material aus der psychotherapeutischen Babyambulanz Stuttgart. *Analytische Kinder- und Jugendlichen-Psychotherapie, 120*(4), 527–544.

Lebovici, S. (1990). *Der Säugling, die Mutter und der Psychoanalytiker. Die frühen Formen der Kommunikation.* Stuttgart: Klett-Cotta.

Norman, J. (2004). Der Psychoanalytiker und der Säugling. Eine neue Sicht der Arbeit mit Babys. *Analytische Kinder- und Jugendlichen-Psychotherapie, 122*(2), 245–275.

Salomonsson, B. (2008): »Talk to me, Baby, tell me what's the matter now.« Die Kommunikation in der psychoanalytischen Behandlung von Säuglingen: Semiotische und entwicklungspsychologische Perspektiven. In G. Junkers (Hrsg.). *Vorstoß ins Sprachlose* (S. 221–250). Tübingen: edition diskord.

Salomonsson, B. (2013). Die Musik des Cotainments. Wie spricht der Psychoanalytiker die Beteiligten einer Mutter-Baby-Psychotherapie an? In F. Pedrina & S. Hauser (Hrsg.). *Babys und Kleinkinder. Praxis und Forschung im Dialog* (S. 77–101). Frankfurt a. M.: Brandes & Apsel.

Watillon, A. (2003). Die Dynamik psychoanalytischer Therapien der frühen Eltern-Kind-Beziehung. *Analytische Kinder- und Jugendlichen-Psychotherapie, 120*(4), 505–526.

Winnicott, D. W. (1971). Die Spiegelfunktion von Mutter und Familie. In ders.: *Vom Spiel zur Kreativität* (4. Aufl. 1987, S. 128–135). Stuttgart: Klett-Cotta.

Claudia Burkhardt-Mußmann

»Mein Kind gehört mir« – Das krank gemachte Kind und seine Mutter
Zum Münchhausen-by-proxy-Syndrom

Einleitung

Im Jahr 2003 nahm sich die Deutsche Gesellschaft für Sozialpädiatrie und Jugendmedizin der hierzulande noch kaum bekannten Thematik des »Münchhausen-Stellvertreter-Syndrom« an und stellte fest, dass seit der ersten Beschreibung eines solchen Falles im Jahr 1977 mehr als 400 Fälle erfasst wurden.

Der Ausdruck »Münchhausen-by-proxy« geht auf den englischen Kinderarzt Meadow (1977) zurück. In Anlehnung an die Lügengeschichten des Baron von Münchhausen charakterisierte er damit ein Verhalten von Müttern, die Ärzte mit frei erfundenen Geschichten über die Krankheiten ihrer Kinder in die Irre leiten und täuschen. »By proxy« bedeutet, dass die Mütter den Körper der Kinder gleichsam in Stellvertretung des eigenen benutzen.

Meadow hatte 1977 zwei Fälle publiziert, in denen Mütter ihre Kinder heimlich krank gemacht und sie dann zum Arzt zur Behandlung gebracht hatten. Die Konsultation des Arztes, die drängend vorgetragene Bitte um Behandlung und die scheinbar aufopfernde Sorge um das kranke Kind, ließen den Gedanken an die Mutter als Verursacherin der Krankheit zunächst gar nicht aufkommen. Dabei hatte in dem einen Fall die Mutter dem Urin ihres Kind bereits im Säuglingsalter Blut und Eiter beigemischt und mit diesem Befund eine endlose Tortur von medizinischen Untersuchungen und Behandlungen ausgelöst. Erst als das Kind sechs Jahre alt war, wurde die Manipulation der Mutter entdeckt. Das Kind erwies sich als völlig gesund.

Der zweite von Meadow aufgedeckte Fall handelt von einem Säugling, der im Alter von sechs Wochen das erste Mal wegen Erbrechens und Bewusstseinstrübung stationär aufgenommen worden war. In den darauf folgenden unzähligen Malen stationärer Unterbringung wurden immer wieder extrem hohe Salzwerte im Blut gefunden. Im Krankenhaus erholte sich das Kind jedoch rasch, wirkte dann gesund

und gedieh. Ein Jahr später fiel den Ärzten auf, dass die Symptome nur zuhause, nicht jedoch im Krankenhaus auftraten. Es wurden daraufhin Mutter und Kind für einige Zeit getrennt und das Kind erholte sich vollständig. Die Ahnung der Behandler wurde bestätigt, als nach dem nächsten Besuch der Mutter das Kind wieder ins Koma fiel. Obwohl eine Manipulation durch die Mutter offensichtlich war, gab man ihr den Jungen mit nach Hause. Zum Schutz des Kindes sollten flankierend sozialtherapeutische und psychologische Maßnahmen ergriffen werden. Aber bevor diese installiert worden waren, brachte die Mutter ihren Sohn erneut in die Klinik. Diesmal kam jede Hilfe zu spät. Der kleine Charles starb nur wenige Stunden nach seiner Einlieferung. Todesursache, so der Autopsiebefund, war eine schwere Salzvergiftung. Das Salz, so vermutete man, war dem Kind wahrscheinlich durch die Mutter, die Krankenschwester war, mit der Magensonde zugeführt worden.

Die Publikation von Roy Meadow im *Lancet* hat international eine Vielzahl von Veröffentlichungen über ähnliche Fälle zur Folge gehabt. Meadow hat einen Stein ins Rollen gebracht und eine Lawine ausgelöst. Die hohe Bereitschaft, sich dieses Themas anzunehmen, legt die Annahme nahe, dass latent bereits ein Wissen um diese Art des Missbrauchs wirksam war und dass schon lange ein Zusammenhang vermutet wurde zwischen speziellen unerklärlichen Kindererkrankungen und deren Mütter. Aber es gibt nachvollziehbare Gründe, die es schwer machen, einen Verdacht gegen eine Mutter zu verfolgen. In seinem Vortrag »Der Arzt als Detektiv: Das Münchhausen-by-proxy-Syndrom« schreibt Plassmann (2002), dass der Behandler nicht zum Detektiv werden möchte. Er geriete nämlich dann in eine Rollendiffusion und, anstatt zu helfen und zu heilen, würde er zum Ankläger. Keller (1997) beschäftigt sich ebenfalls mit der Frage der vernachlässigten Verdachtsabklärung und macht ein narzisstisches Motiv dafür verantwortlich. Eine seltene Symptomatik, so Keller, fordert den Ehrgeiz des Behandlers heraus. Ein weiterer Aspekt, der von vielen Autoren genannt wird, deutet die sicher begründete Befürchtung an, der Patient, bzw. seine Mutter würde im Falle einer Konfrontation die Behandlung abbrechen.

Sieben Jahre nach seiner Erstpublikation hat Meadow (1984) eine große Zusammenfassung herausgebracht, die einen Überblick über die heimlich erzeugten oder erfundenen Krankheiten erlaubt. In ⅔ aller Fälle wurden die Symptome lediglich berichtet, in ⅓ der Fälle wurden sie selbst induziert, das heißt von den Müttern selbst herbeigeführt.

Am häufigsten werden von den Müttern Bewusstseinsstörungen und angebliche Anfälle berichtet.

Am zweithäufigsten ist das Manipulieren von angeblichen Spontanblutungen. Die Mütter nehmen sich selbst Blut ab, verschmieren es um den Mund oder andere Körperöffnungen des Kindes oder mischen es unter Urin, Speichel oder Stuhl. Diese Methode zieht eine nicht endende Reihe von Untersuchungen nach sich, da zunächst kein Arzt an das künstliche Herstellen des Symptoms denkt. Ich möchte noch mal an den von Meadow zuerst geschilderten Fall erinnern, wo erst nach sechs Jahren die wahre Ursache, nämlich die Manipulation der Mutter, aufgedeckt worden war.

An dritter Stelle stehen Ernährungs- und Gedeihstörungen. Die Mütter klagen, ihre Kinder nähmen einfach nicht an Gewicht zu. Meadow berichtet von einer Mutter, die die Milch, die dem Kind im Krankenhaus gegeben worden war, mit Spritze und Plastikschlauch wieder aus dem Magen des Kindes herausholte. Smith und Killam (1994) publizierten den Fall eines kleinen Jungen, dem die Mutter die Nahrung einfach vorenthielt, indem sie das Fläschchen, auf das er sich gierig stürzen wollte, mit den Worten, dass er damit nur spielen wolle, einfach wegnahm. Im *British Medical Journal* werden Fälle von versuchter Kindstötung genannt, die erst durch Videoüberwachung aufgedeckt werden konnten, da die Mütter ihre Manipulationen nur heimlich durchführten (vgl. Southall et al., 1987). In den genannten Fällen gab es einen erhärteten Verdacht, und das misstrauisch gewordene Klinikpersonal hatte sich abgesprochen und zur Beweisaufnahme heimlich eine Kamera installiert.

Die Mütter: Opfer und Täter

Die Täter sind Frauen. Zu 90 Prozent sind es die leiblichen Mütter, die die Krankheiten verursachen, der Rest sind Stief- und Pflegemütter. »Die Väter sind in diesen Familien praktisch niemals an der heimlichen Gewalt am Kind beteiligt, weil sie ihre Kinder völlig ihren Frauen überlassen, von denen sie selbst wie Kinder abhängig sind.« (Plassmann, 2002, S. 5) Nach einer Statistik von Keller (1997) sind die betroffenen Kinder in der Regel noch sehr jung, oft noch im Säuglingsalter.

Angesichts des sensiblen Alters der betroffenen Kinder und der damit verbundenen absoluten Abhängigkeit von der mütterlichen Fürsorge ist das Erschrecken über die Gräueltaten, die den Kindern durch ihre Mütter widerfahren, besonders groß.

Ähnlich wie bei anderen Formen von Missbrauch, vor allem sexuellem Missbrauch, finden wir Täterinnen, die selber Opfer waren, die erlittene Traumen nicht verarbeiten konnten und stattdessen in der Umkehrung das passiv Erlittene in aktivem Handeln weitergeben. Dulz und Nadolny (1998) beispielsweise dokumentieren, dass 50 Prozent sexuell missbrauchter Töchter eine ebenfalls sexuell missbrauchte Mutter haben. Der Missbrauch ist damit eine transgenerationale Weitergabe.

Dieser Zusammenhang zwischen Opfer und Täterinnen gilt offenbar auch für das MbpS. Plassmann formuliert treffend, dass die Täterinnen uns die Vergangenheit als Gegenwart zeigen. Diese Mütter, so Plassmann,

> »waren in erheblichem, manchmal extremen Ausmaß offener oder verdeckter Destruktivität ausgesetzt…« […] »Wenn wir heute solche Krankheiten sehen und behandeln, so können wir sie als Versuch verstehen, passiv erlebte, destruktive Erfahrung immer und immer wieder aktiv zu wiederholen, um sich möglichst nie wieder so hilflos zu fühlen wie damals. Gerade in dieser aktiven Bewältigung des passiv erlebten Traumas liegt allerdings auch der Keim zur Täterschaft, d. h. zur Weitergabe der Gewalt, sei es an den eigenen Körper oder an die eigenen Kinder…« (Plassmann, 2002, S. 3)

Andere Autoren bestätigen

> »tiefgreifende Persönlichkeitsstörungen, geprägt von Gefühlen der Isolation, Einsamkeit und mangelnder Unterstützung. […] Oft ist die Vorgeschichte dieser Frauen gekennzeichnet von einer unglücklichen Kindheit (70%), physischem und/oder sexuellem Missbrauch (25%), autoaggressiven Manipulationen (Suizidversuche, episodische Essstörungen in 70% der Fälle und anderen Suchterscheinungen…). Die Realitätswahrnehmung erscheint beeinträchtigt und kann wahnhafte Züge tragen. Eine größere Anzahl dieser Mütter leidet selbst an einem Münchhausen-Syndrom.« (Bools, C. N.; Neale, B.; Meadow, S. R., 1994, zit. nach Keller, 1997, S. 1158)

Die eigentlichen Patienten beim Münchhausen-Syndrom sind also die Mütter, die eine Krankheit nicht am eigenen, sondern am Körper des Kindes heimlich erzeugen oder erfinden. Erfahren in medizinischen oder sozialen Berufen, begrüßen sie medizinische Eingriffe und Prozeduren und stehen den Ärzten und dem medizinischen Personal stets unterstützend zur Seite.

Das statistische Datenmaterial beim MbpS belegt die Hypothese der Weitergabe eines transgenerationalen Traumas. Aber: Was genau bewegt diese Mütter zu dieser Form des »perversen Bemutterns« (Schreier, 1992, S. 37)?

Plassmann (1989) formuliert die Hypothese, dass sie ihr Kind als Übergangsobjekt im Sinne Winnicotts (1971) gebrauchen. Der Körper des Kindes hat ein Eigenleben, wird aber gleichzeitig wie ein Objekt benutzt, über das die Mutter nach Belieben verfügen kann.

Ich möchte dem noch hinzufügen, dass Winnicott bei seiner Einführung des Konzepts vom Übergangsobjekts auf die Besonderheit einiger Kinder hingewiesen hat, von diesem Objekt – dem Kuscheltier, der Schmusedecke – in zwanghafter und stereotyper Weise abhängig zu sein, so dass der entwicklungsfördernde Nutzen sich nicht einstellt. Winnicott spricht vom Fetischcharakter, den das Objekt dann für das Kind bekommt. In diesem Sinne möchte ich Schreier zustimmen, dass Mütter von Kindern mit einem MbpS ihre Kinder als Fetisch, mit dem unbewussten Ziel benutzen, auf diese Weise die Beziehung zu kontrollieren (vgl. Schreier, 1992). Als innere Objekte haben die Kinder dieser Mütter offenbar eine derart verfolgende Qualität angenommen, dass sie in der Mutter Angst vor Vernichtung auslösen.

Aus Gründen, die mit der mangelnden Therapierbarkeit von Müttern, bei deren Kindern MbpS diagnostiziert worden ist, zusammenhängen, gibt es nur wenig klinisches Material, das aus Behandlungen mit den Müttern selbst stammt. Plassmann führt deshalb einen klinischen Fall an (Kafka, 1969), in dem die geschilderte Patientin mit Tieren auf ähnliche Weise verfuhr wie die missbräuchlichen Mütter mit ihren Kindern. Sie war wegen Schneidens in Behandlung, das sie sowohl an ihrem eigenen Körper als auch am Körper von Tieren vornahm. Wenn sie Tiere, Regenwürmer und Haustiere schnitt, war sie beinahe angstfrei und fühlte sich in normaler psychischer Verfassung. Das Schneiden wurde bei der Patientin ausgelöst durch Situationen, die allgemein als vertrauensvoll empfunden wurden. Zum Beispiel dann, wenn ihr körperlicher Zustand die Besorgnis des Therapeuten hervorrief und er sich für sie verantwortlich fühlte. Bereits diese Art von Nah-Sein bereitete ihr unerträgliche Angst. In solchen Situationen half ihr das Schneiden von Tieren, sie erhielt wieder die Kontrolle und Herrschaft über die Objekte und fühlte sich sicher. Die innere Angst wurde auf diese Weise nach außen projiziert und hier bewältigt.

Versuche, Kindern mit MbpS durch therapeutische Behandlung ihrer Mütter zu helfen, gelten bisher wesentlich als gescheitert. Bools et al. resümieren: »Nach den bisher in der Literatur berichteten Erfahrungen müssen in den meisten Fällen die Verursacher eines MbpS als therapieresistent eingestuft werden.« (Bools et al., 1993, S. 1158) Diese schlechte Prognose der Verursacherinnen deckt sich mit der Einschätzung der Entwicklung der Kinder. Follow-up-Studien (vgl. Bools et al., 1993) führen zu dem Schluss, dass 50 Prozent der MbpS-Kinder eindeutige psychiatrische Erkrankungen aufweisen. Diejenigen mit früher Intervention und ohne Kontakt zu den misshandelnden Müttern wiesen am wenigsten Langzeitfolgen auf. Keller fasst zusammen: »Wenn die Kinder in den Familien verbleiben oder zu früh retransferiert werden, sind die Gefahren erneuter Misshandlungen bis hin zur Todesfolge sehr hoch.« (Keller, 1997, S. 1156)

Klinisches Fallbeispiel

Die dreijährige Patientin, die ich im Folgenden vorstelle und die ich Helena nennen werde, ist nicht wegen eines MbpS zur Behandlung vorgestellt worden. Diese Diagnose wurde erst ca. sechs Jahre nach Behandlungsende gestellt, als die Patientin bereits elf Jahre alt war.

Zum Zeitpunkt der Erstvorstellung litt die Patientin nach Aussagen ihrer Mutter unter schweren Essstörungen und Fieberanfällen. Die Mutter vermutete als Ursache des Fiebers »eine unheilbare Krankheit«. Nach mütterlicher Einschätzung waren die Fieberattacken lebensbedrohlich und erforderten zupackendes Handeln. Sie schilderte sich als Mutter, die nicht lange »fackelt«, sondern Rettungsaktionen resolut in die Wege leitet, nach dem Motto: »Ich weiß, was für mein Kind gut ist.«

Anders als bei den Fieberanfällen wirkte sie in Bezug auf die Essstörungen unsicher. Einerseits schien sie überzeugt, das Kind sei kurz vor dem Stadium des Verhungerns und vor allem des Verdurstens. Andererseits schilderte sie ein Kind, das die Energie aufbrachte, sich seiner Mutter vehement zu widersetzen: »Sie isst nicht, um mich zu ärgern.« Aufgebracht und außer sich vor Wut schilderte sie Vorfälle, bei denen die Tochter versucht habe, Trinken verschwinden zu lassen. Es folgt dann eine Überlegung, die Tochter zwangsernähren zu lassen, gefolgt von der Alternative: »Ich geb' sie weg.«

Die Androhung der Tortur von Zwangsernährung oder Trennung vom Kind, verbunden mit der wahnsinnigen Wut der Mutter, versetzten mich in einen Zustand, der mit dem Einsatz von Blaulicht zu vergleichen ist, um auf dem schnellsten Weg das bedrohte Leben des Kindes zu retten. Die Bedrohung ging für mich aber von der Mutter aus und nicht vom Körper des Kindes. Ich hoffte, Übergriffe auf das Kind verhindern zu können, indem ich die Panik der Mutter aufnahm und sie an ihrer Stelle verarbeite.

Unser erster Kontakt verlief etwa so, dass ich die Verletzung aufgriff, die Helena ihr mit der Essensverweigerung zufügte, dass ich ihre Wahrnehmung bestätigte, Helena meine sie und nicht das Essen, wenn sie sich widersetze, dass dies aber die Form sei, in der Kinder diesen Alters sich ausdrücken und dass es sich um einen notwendigen Schritt in der Entwicklung zur Selbständigkeit handle. Tatsächlich nahm die schäumende Wut der Mutter ab, weniger aufgebracht als vielmehr abgrundtief skeptisch galt nun die Feindseligkeit mir. Wenn man alles durchgehen lasse, wolle das Kind zukünftig immer im Mittelpunkt stehen, empörte sie sich. Ich fragte, warum sie dieser Gedanke so beunruhige. Sie schien sich zunächst nicht weiter damit auseinanderzusetzen, wirkte aber irritiert.

Im nächsten Gespräch betonte sie jedoch energisch, das Kind müsse Mittelpunkt sein, und deshalb habe sie ein Medikament, das die Tochter nehme, ohne Absprache mit dem behandelnden Arzt abgesetzt. »Ich muss für sie sorgen, nicht der Arzt«, begründete sie diese Maßnahme.

In der geschilderten Sequenz der beiden Erstkontakte fällt auf, dass der Mittelpunkt der Beunruhigung, um nicht zu sagen Ablehnung, in der Lebendigkeit der Tochter besteht. An der Stelle, an der diese um Autonomie kämpft und sich den mütterlichen Anordnungen im Zusammenhang mit Essen widersetzt, droht die Mutter Gewalt in Form von Zwangsernährung oder Trennung an. Die Eigenständigkeit des Kindes löst in ihr eine grenzenlose Wut aus. Die Drohung: »Ich gebe sie weg«, ummantelte nur schwach ein darunter verborgenes »Ich bring sie um, wenn ich sie nicht weg gebe«.

Während der Fieberanfälle hingegen blüht die Mutter auf, fühlt sich zupackend und richtig am Platz (»ich weiß, was dem Kind guttut«). Sie kann mit (oder auf Kosten von) dem passiven, abhängigen Kind das Gefühl entwickeln, eine gute Mutter zu sein. Wenn sie vermutet, dass dem Fieber eine »unheilbare Krankheit« zugrunde liegt, so schöpft sie unbewusst möglicherweise Hoffnung, dass eine dauerhafte körperliche Schädigung dem Kind für immer die Lebendigkeit nimmt und es passives Objekt ihrer Entscheidungen und Handlungen wird.

Die Irritation, die der Gedanke in ihr auslöst, dass ein Kind die Auseinandersetzung braucht, um zur Individuation zu gelangen, löst sie auf verrückt anmutende Weise. Zunächst setzt sie Auseinandersetzung mit »Alles durchgehen lassen« gleich, dann mit Im-Mittelpunkt-Sein. Manifest bietet sie in einem Folgegespräch an, sie habe sich mit dem Gedanken angefreundet, ihr Kind dürfe Mittelpunkt sein, aber unter der Hand inszeniert sie sich grandios selbst und macht ihr Kind zum ohnmächtigen Empfänger: Eigenwillig bestimmt sie das Absetzen einer ärztlich verordneten Medikation. Dabei war nicht auszuschließen, dass durch diese eigenmächtige Entscheidung das Kind Schaden erleidet.

In der Gegenübertragung entsteht ein bedrückender Zwang, dem Kind zu Hilfe kommen zu müssen. Ich hatte zuvor schon das »Blaulichtgefühl« erwähnt. Der Impuls zu helfen ist übermächtig – und verdeckt gerade deswegen die Grenzen der therapeutischen Möglichkeiten. Die Ankündigung der Mutter, ihr Kind wegzugeben, ging der Therapeutin unter diesem Hilfeimpuls verloren. Die Mutter wiederholte diesen Wunsch noch viele Male und unternahm auch Schritte, um ihn durchzusetzen. Dieser Ausspruch der Mutter – sei er nun Wunsch oder Drohung – blieb aber immer unbearbeitet.

Wie sich im Verlauf der dreijährigen Behandlung herausstellte, fühlte sich die Mutter meiner Patientin wegen vieler eigener Erkrankungen selten schmerzfrei und befand sich kontinuierlich in Behandlung. Während ihrer Kindheit war sie großer Destruktion ausgesetzt gewesen. Sie war eine Frau mit sehr rascher Auffassungsgabe und sicherlich guter Begabung, und sie war, wie viele Mütter im Umfeld von MbpS, medizinisch vorgebildet.

Die probatorischen Sitzungen: Das Kind als Projektion mütterlicher Introjekte

Die Patientin lernte ich nach den Vorgesprächen mit der Mutter kennen. Sie war ein ansprechendes kleines Mädchen, das altmodische Wort Liebreiz fiel mir spontan ein, vielleicht wegen ihrer verhaltenen Bewegungen und einer gewissen Erstarrung, was ihr ein etwas puppenhaftes Aussehen verlieh. Ihre rosige Gesichtsfarbe ließ sie gesund erscheinen. Sie wirkte gut genährt, keinesfalls jedoch untergewichtig. Zunächst bekam ich von ihr kaum mehr als diesen äußeren Eindruck mit. Die Mutter bestimmte die Situation mit vielen detailreichen Alltags- und Krankenberichten. Meine Versuche, die kleine Helena einzubinden, scheiterten zunächst. Sie schaute zwar zu mir, machte aber gleichzeitig in Richtung Mutter »miau«, woraufhin sie von der Mutter gefragt wurde, ob sie ein Schmusekätzchen sein wolle, was sie wiederum mit »miau« beantwortete, eine Kommunikation, die im Leerlauf versandete.

Ich verstand die Szene so, als drücke Helena ihre Unsicherheit aus, überhaupt mit mir in Kontakt treten dürfen. Für Mutter und Tochter in ihrer Verstrickung war es schwer abzuschätzen, welchen Platz ein Dritter einnehmen könnte. Deshalb mischte ich mich ein, definierte sozusagen für beide, welchen Nutzen sie von mir haben könnten. Ich sagte Helena, dass die Mutter wegen der Essensprobleme und der vielen zornigen Ausbrüche, die das zur Folge habe, bei mir Hilfe holen möchte, damit das aufhört und sie auf Helena nicht immer böse sein muss. Helena, die bisher bei der Mutter gestanden hatte, löste sich in diesem Moment und äußerte den Wunsch, mit Wasserfarbe malen zu dürfen. Sie nahm an meinem Tisch Platz und malte mit äußerster, jedoch altersuntypischer Sorgfalt zwei voneinander getrennte farbige Hälften. Als ein Strich von der einen auf die andere Hälfte geriet, erschrak sie zutiefst, flüchtete sich zur Mutter und wollte dringend von der Mutter zur Toilette gebracht werden.

Mit dem Liebreiz im äußeren Erscheinungsbild, so meine Interpretation, entsprach das Kind dem Idealobjekt der Mutter. Ihre unerträglichen, lebendigen Anteile waren dadurch abgespalten. In der gequälten, zurückgenommen »Miau-Kommunikation« sah ich den Versuch des Kindes, der Projektion der Mutter vollkommen zu entsprechen. Mit der unbewussten Anpassung an die mütterliche

Forderung reduzierte sie sich zu deren Fetisch, ein hoher Preis, um nicht weggegeben zu werden.

Vermutlich legte erst die Anwesenheit des Dritten, der Therapeutin, die Hilflosigkeit des Mutter-Kind-Paares offen, die sich in diesem Dialogfragment offenbarte. Die Intervention der Therapeutin verstand Helena richtig als Bitte an die Mutter, ihr die Erlaubnis zu erteilen, sich einzulassen. Die Patientin blieb aber weiter auf der Hut. Sie suchte einen Kompromiss, mit dem sie die Therapeutin zufriedenstellte und gleichzeitig für die Mutter das Vorführkind blieb, das seinem Alter in der Entwicklung voraus ist (der perfekte altersuntypische Umgang mit dem Material). Im Gesamtzusammenhang dieser Stunde wirkte die sorgfältige Ausarbeitung der beiden getrennt voneinander gehaltenen Hälften wie eine symbolische Darstellung, nicht mit der Therapeutin in Kontakt treten zu dürfen. Diese Wahrnehmung bestätigt sich in der Dynamik der Übertragung und Gegenübertragung. Der vermeintliche Ausrutscher, der die Trennung der beiden Hälften zerstört, wird wie vom Kind so auch von der Therapeutin mit einem Schrecken wahrgenommen, der der Situation in keiner Weise angemessen ist. Dem gut »dressierten« Kind gelang es, den Anflug seiner Separationsäußerung direkt und ohne zeitliche Verzögerung ungeschehen zu machen. Im Toilettengang wurde die Trennung nicht nur konkret räumlich vollzogen, es wurde zudem auch noch mit der Mutter die Intimität eines körperlichen Vorgangs geteilt.

Das Fehlen der Väter

Zur Erinnerung zitiere ich hier noch einmal Plassmann, der aufgrund der Auswertung statistischer Daten zum MbpS feststellt: »Die Väter sind in diesen Familien praktisch niemals an der heimlichen Gewalt am Kind beteiligt, weil sie ihre Kinder völlig ihren Frauen überlassen, von denen sie selbst wie Kinder abhängig sind.« (Plassmann, 2002, S. 7)

Helena wuchs ohne Vater auf. In den ersten beiden Lebensjahren habe es noch sporadische Kontakte gegeben, dann sei der Vater spurlos verschwunden.

Über ihren eigenen Vater berichtet die Mutter, dass er die Erziehung der Mutter überlassen habe. Wegen einer weit entfernten Arbeitsstelle habe er nicht im Haushalt zusammen mit Mutter und den Kindern gelebt. Sie habe ihn selten gesehen.

Helenas Mutter spricht abschätzig sowohl über den eigenen wie über den Vater ihrer Tochter. Sie habe nur schlechte Erfahrungen gemacht. Es schien, dass sie nicht nur keinen Kontakt suchte, sondern ihn auch dezidiert mied. In diffuser Art und Weise berichtete sie über das Verschwinden von Helenas Vater. In mir löste es die Phantasie aus, er habe wegen schmutziger Geschäfte untertauchen müssen, was ihm die Gestalt eines irgendwie mächtigen, zugleich aber auch bedrohlichen, unheimlichen Mannes verlieh. Ich vermutete, dass sie mir damit etwas über das unbewusste innere Bild mitteilte, das sie wiederum von ihrem Vater hat. Mit der herablassenden Entwertung gegenüber Männern einerseits und mit ihrer tüchtig-zupackenden Art andererseits, setzte sie aktiv einen Kontrapunkt zu der Bedrohung, die vom anderen Geschlecht ausging. Unter dem Aspekt, dass die Mütter Opfer und Täter zugleich sind, wurde auf die Destruktion verwiesen, die sich in praktisch allen Lebensgeschichten der Täter-Mütter findet. Sie zeigen uns »ihre Vergangenheit als Gegenwart« (Plassmann, 2002, S. 5). Helenas Mutter pointierte ihre so geprägte Haltung mit der Formulierung: »Männer bringen alles durcheinander.«

Der äußerlichen Vaterlosigkeit entsprach bei Helena eine innere. Die bedrohliche innere Repräsentanz des Dritten konnte nur dadurch gebannt werden, dass der Dritte überhaupt ausgeschaltet wurde. Der Mechanismus der Spaltung in gute und böse Objekte und die Projektion dieser Anteile nach außen sowie deren Introjektion ins Ich sind Versuche, sich eben nicht »durcheinanderbringen« zu lassen, was letztlich heißt, nicht verrückt zu werden.

Unter den genannten innerpsychischen Voraussetzungen war die Therapeutin die bedrohliche, alles durcheinanderbringende Dritte. In der Zweierkonstellation ertrug die Mutter die Therapeutin, wenn diese eine containende Funktion wahrnahm. In der Zweierkonstellation ertrug sie auch das Kind, vorausgesetzt, es fügte sich in die mütterlichen Projektionen eines idealisierten Objekts ein. Die Dreiergruppe hingegen wird als gefährliche Destabilisierung der Abwehr wahrgenommen.

Dieser Bedrohung begegnete die Mutter von Helena von Behandlungsbeginn an mit der Gegendrohung, die Therapie zu unterbrechen. »Ich kann nicht garantieren, dass Helena immer kommen kann«, ein Diktum, das sie noch während der probatorischen Sitzungen festlegte. Damit sicherte sie die Kontrolle über ihr Kind und die Behandlerin.

Der Wunsch der Mutter nach Unterbrechung entstand nicht zuletzt auch aus der schwer zu ertragenden Situation, als ihr der massive Konflikt mit der Tochter während der Stunden bei mir vorgeführt wurde. Denn gerade in der Anfangsphase der Behandlung verdichtete sich das Thema der verstrickten, ungetrennten Mutter-Kind-Beziehung. Als es für die Mutter unerträglich wurde, in der 5. Woche nach zehn Stunden, eröffnet sie, sie plane einen sechswöchigen Kuraufenthalt mit der Tochter. Sie fuhr dann letztendlich nicht, und wir hatten 60 Stunden am Stück, und nur vier fielen wegen Krankheit aus. Dass sie auf die Unterbrechung verzichtete, hing vor allem damit zusammen, dass ich beschloss, Helena solle allein bei mir bleiben. Mit Beginn dieser Zeit gelang es Helena, die Konflikte mit der Mutter in die Übertragung zu bringen und hier zu bearbeiten.

Die erste Behandlungsphase: Beginn von Separation und Individuation

Helena inszenierte auf vielfältige Weise den Konflikt eines Kindes, das Fetisch der Mutter ist, d. h. sich zwanghaften Manipulationen widerstandslos aussetzen lassen soll. Zunächst erschien sie überschwemmt von der Angst, verlassen zu werden. So lag sie manchmal, nachdem die Mutter gegangen war, lange leise weinend in einer Ecke und war untröstlich. Schluchzend verlangte sie wiederholt – nicht nach der Mutter –, sondern nach Frau S., einer Nachbarin, die ihr durch regelmäßigen Kontakt vertraut war. Die Mutter war als verlässliches, helfendes Objekt nicht verinnerlicht worden, zudem dürften im Moment des Verlassenwerdens im Kind auch die durch Projektion verinnerlichten verfolgenden Anteile der Mutter übermächtig geworden sein.

Aus dem wimmernden Kind wurde einige Stunden später eines, das laut gellend schreit. Weder lief sie weg, noch schlug sie um sich, sie stand nur da, schaute mich wütend an und schrie. Ich erlebte ihr Schreien vital und authentisch und wie den Beginn eines Durchbruchs, der Neues eröffnen könnte. In dieser Phase redete ich oft zu ihr wie zu einem Baby. Es waren weniger die Worte als vielmehr die Stimme, durch die sie sich langsam beruhigen ließ. Später, als der Kontakt sicherer war, sagte sie manchmal, sie höre meine Stimme gerne. Dann zeigte ich ihr die Zeitspanne, die sie noch bei mir bleiben würde auf einer großen Uhr, und sagte, dass die Mama dann, wie jedes Mal, wiederkommen und sie holen werde. Als sie Sicherheit erlangt hatte, begann sie mit Puppen zu spielen. Es wurde ein wütendes Spiel, in dem geworfen, zerrissen und zerstört wurde. Da ich befürchtete, dass ihre Wut in ihr eine paranoide Angst hervorrufen könnte – was aufgrund ihrer bisherigen Erfahrung durchaus realitätsgerechter Einschätzung entsprochen hätte –, schlug ich vor, nach einem Polizisten zu suchen, der aufpasst, damit es nicht zu schlimm wird. Sie entschied, dass eine Eule in Form einer Handpuppe diese Aufgabe übernehmen sollte. Der Eulenpolizist begleitete uns über viele Stunden. Helena akzeptierte, dass er, vertreten durch die Therapeutin, Unfälle verhindern half, sagte, was getan werden darf und was nicht, der für Ordnung sorgte und aufpasste. Der Polizist war in gewisser Weise ein Übergangsobjekt, das Helena nach Belieben annehmen und ablehnen konnte und über das sie verfügen konnte. Er verkörperte etwas von der Therapeutin, auch von der Mutter, war aber beides nicht zu sehr und blieb vor allem in ihrer Hand.

Mit Hilfe des Eulenpolizisten konnte sie das Risiko einer negativen Übertragung eingehen. Die Therapeutin wurde zur Hexe, die sie bekämpfte. So packte mich Helena einmal bis zum Mund in Decken ein, so dass ich völlig unbeweglich war und mich wie gefesselt fühlte. Dann rief sie die Polizei an und bestimmte, dass ich sofort abgeholt werden müsse. Ich denke, dass sie sich so fühlte, wenn sie wieder einmal mit Krankenwagen und Blaulicht abgeholt wurde. Aufgrund dieses Gegenübertragungsgefühls konnte ich vorsichtig zur Sprache bringen, wie es ihr mit dem Kranksein ergehen mag.

Der Abschnitt dieser lebendigen und therapeutisch fruchtbaren Arbeit endete abrupt mit meiner Ankündigung der Sommerpause. Die Mutter eröffnete mir, sie plane ihrerseits einen Auslandsaufenthalt von zwölf Wochen mit der Tochter, damit diese sich richtig auskurieren könne. Geballte Fachkompetenz wurde von ihr ins Feld geführt. Ortswechsel und Luftveränderung seien die letzte Hoffnung für Helena. Letztlich wurden diese Pläne nicht verwirklicht. Stattdessen suchte sie während meiner Ferien mit der Tochter das Krankenhaus auf, damit diese einer HNO-OP unterzogen wurde. Kommentar der Mutter zur Indikationsstellung dieser Operation: »Ich habe die Ärzte dazu zwingen müssen und ihnen gedroht an die Öffentlichkeit zu gehen.«

Die zweite Behandlungsphase: Überleben als idealisiertes Objekt

Die Wiederaufnahme der Behandlung nach meinen Sommerferien und Helenas Krankhausaufenthalt gestaltete sich im Gegensatz zu den tatsächlichen Ereignissen eher undramatisch. Die Veränderungen sowohl bei der Mutter wie beim Kind nahm ich als schleichenden Prozess wahr. Konträr zu den mir bisher vertrauten Panikattacken, erschienen Mutter und Kind eher ruhig. Helena zeigte sich als ödipale Prinzessin, die kokett auf sich aufmerksam machte, und die Mutter berichtete voller Stolz, ihr Kind sei im Krankenhaus ausnahmslos positiv aufgefallen. Vom gesamten Personal seien ihr die Herzen zugeflogen und den behandelnden Arzt habe sie um den Finger wickeln können.

Ich selber empfand Freude, Helena zu sehen, fand ihren Anblick jedes Mal entzückend, langweilte mich aber anschließend und ermüdete derart, dass ich mich bleiern gelähmt fühlte. Daran änderten auch die kognitiven Fertigkeiten nichts, die Helena mir vorführte. Sie malte perfekt, hatte schon etwas Lesen und Schreiben gelernt und führte Lieder oder Geschichten vor. Unerwartete plötzliche Übergriffe »Geh weg, du stinkst« oder »Halt's Maul« erlebte ich wie einen Durchbruch ihrer wirklichen Befindlichkeit. Wenn ich sie aber in einen Zusammenhang mit den Ferien brachte und damit, dass ich sie während dieser Zeit alleingelassen hatte und vor der OP nicht hatte schützen können, ignorierte sie mich. Es gelang mir nicht mehr, sie zu erreichen. Mutter und Tochter hingegen wirkten jetzt enger zusammengeschweißt. Manchmal erlebte ich, wie sie ankamen und noch ein wenig in der Umgebung meiner Praxis spazieren gingen und sie kamen mir triumphierend vor.

Was war passiert? Das innere Erleben von Mutter und Tochter hatte sich verändert. Um diese Veränderung zu beschreiben und nachzuvollziehen, möchte ich noch einmal zu dem ersten Behandlungsabschnitt zurückgehen.

Warum hatte die Mutter einem so langen Zeitraum von Behandlung zugestimmt? Warum hatte sie überhaupt in eine Therapie eingewilligt?

Offenbar hatte zum Zeitpunkt der Kontaktaufnahme der verfolgende, an das Kind delegierte Anteil, ein nicht mehr zu kontrollierendes Ausmaß angenommen. Die Bearbeitung dieses Anteils innerhalb der Therapie hatte zu einer Entlastung der Mutter-Kind-Beziehung geführt. Die negativen Anteile hatten in der Therapeutin untergebracht werden können. Die Probleme mit dem Essen z. B. hatten an Bedeutung verloren.

Hinzu kam die containende Haltung von zwei Therapeutinnen. Die Mutter befand sich zu diesem Zeitpunkt selbst noch Therapie.

Die Kontrolle über das Kind als verfolgendes Objekt hatte zudem auf Nebenschauplätzen einen Ort gefunden. Die Mutter hatte intensiv weiter nach der Diagnose einer »unheilbaren Krankheit« geforscht, war auch fündig geworden und hatte einen Arzt gefunden, der mit ihr zusammenarbeitete. Nach einer Schweigepflichtentbindung hatte ich mich mit dem behandelnden Arzt in Verbindung gesetzt. Ich erfuhr, dass er im Sinne einer Schadensbegrenzung so viel wie nötig und so wenig wie möglich verordnete, oder – anders ausgedrückt – gerade so viel, dass es die Mutter beruhigte. Die Mutter war mittlerweile durch viele Recherchen auf eine seltene Krankheit aufmerksam geworden, über die sie dann letztlich immer sehr viel mehr wusste als die meisten Mediziner.

Fazit war, dass sie die Kontrolle über Kind und Behandler wiedererlangt hatte, zum Teil illusionär, zum Teil aber auch real.

Im Rückblick erscheint die Sommerpause als Zäsur, die einen in Gang gekommenen Prozess unwiederbringlich gekappt hat. Die Lebendigkeit, verbunden mit den aufkeimenden Entwicklungsveränderungen der Anfangszeit, wurde nie wieder erreicht. Die Festlegung der Ferien durch mich hat, so meine Hypothese, zu einem Zusammenbruch der Illusion geführt, Kontrolle über die Therapeutin zu besitzen. Mit dem Durchsetzen der HNO-OP (»Ich habe die Ärzte dazu zwingen müssen und ihnen gedroht an die Öffentlichkeit zu gehen«) waren die Wiederherstellung wie Festigung der Macht für die Mutter Hand in Hand gegangen. Parallel wurde auch der idealisierte Objektanteil des Kindes stabilisiert. Helenas Wohlverhalten, die Bewunderung, die sie für ihr Brav- und Liebsein erhielt, hat es der Mutter ermöglicht, die Tochter nicht ablehnen zu müssen. Hinzu kam, dass Helena in dieser Zeit allen kognitiven Angeboten gegenüber sehr aufnahmebereit war. Sie behielt diese Fähigkeit, einhergehend mit hoher Leistungsbereitschaft, bei. Mir fiel einmal das Bild vom Spiegel ein, den die Mutter blank gerieben hat und in dem sie sich wohlgefällig anschauen kann.

Für das Erleben des Kindes haben sich die Trennung von der Therapeutin und der Eingriff in ihren Körper in unglücklicher Weise verbunden. Sie war Zeugin der Macht der Mutter gegenüber den Ärzten (die Mutter breitete ihre »Erfolge« immer vor dem Kind aus), sie durchlitt die Angst vor dem Eingriff (die Mutter berichtete davon), ebenso die Schmerzen danach sowie die unbekannten, auch furcheinflößenden Körpergefühle, die im Zusammenhang mit der Anästhesie entstehen. Aber letztlich hatte sie die Erfahrung machen können, alles zu überstehen, was sie nicht wissen konnte, solange sie sich in einem Zustand diffuser Angst vor dem, was die Mutter ihr androhte, befunden hatte. »Was einen nicht umbringt, macht einen hart«, eine bittere Lebensweisheit, die aber für Helena erlebte Geschichte geworden ist. Das passiv Erlittene wird von ihr insofern aktiv gewendet, als sie sich in Übereinstimmung mit der Mutter begibt und eine geradezu grandiose Pseudoanpassung erlangt.

Der weitere Therapieverlauf war gekennzeichnet durch Helenas ödipale Entwicklung. Äußerlich nach wie vor ein hübsches Mädchen, wuchs sie scheinbar zu einer kleinen Prinzessin heran. Mit viel Charme gewann sie die Zuneigung eines jungen Mannes in ihrem Kindergarten, der ihr den fehlenden Vater ein wenig ersetzte. Überhaupt nahm sie offenbar zu den Männern ihrer Umgebung leicht Kontakt auf und gewann deren Sympathien. Im Rahmen der Behandlung wurde ihre ödipale Entwicklung eingeleitet mit vielen kleinen konkurrierenden Spielchen: »Ätschi bätschi … ich hab' was, was du nicht hast«, sie stieg auf den Tisch und triumphierte: »Ich bin größer als du«, worüber wir dann beide lachen mussten, oder sie raffte alle Puppen zusammen und behauptete, ganz viele Kinder zu haben, viel mehr als ich. Zum Abschied schenkte sie mir ein Bild von einer Prinzessin und einem Prinzen, das sie für mich gemalt hatte.

Äußere Ereignisse wie längere Trennungszeiten von der Mutter, u. a. weil diese sich einer stationären Behandlung unterziehen musste, oder wiederholte langwierige Untersuchungen, verbunden mit immer neuen Behandlungen immer neuer Symptome, bildeten einen Rahmen, der das anmutige, beinahe perfekte Bild, das Helenas Entwicklung bot, nicht nachvollziehbar machten. Dass ihr eine Bürde zu schwer, eine Last zu viel wurde, bemerkte ich nicht an ihrer Befindlichkeit, sondern lediglich an meiner Ermüdung und Hoffnungslosigkeit in der Gegenübertragung. Deutungen dieses Materials trafen auf massiven Widerstand. Die Therapeutin davon zu überzeugen, das Bild einer Prinzessin mit ihr teilen zu müssen, schien für sie überlebensnotwendig zu sein.

Zur Frage der Therapierbarkeit von Kindern mit MbpS

Auf eine grundsätzliche Schwierigkeit in der Behandlung von Kindern, bei denen der Verdacht besteht, sie würden von ihren Müttern krank gemacht, ist bereits von mehreren Autoren hingewiesen worden. Man wird entweder zum Detektiv, was den Abbruch der Behandlung impliziert, oder man laviert im Bereich der Schadensbegrenzung. Bisher nicht benannt wurden die Schuldgefühle, die im Behandler ausgelöst werden, wenn er unterschwellig davon überzeugt ist, das Kind sei einem dauernden Missbrauch ausgesetzt, dem er nicht Einhalt gebieten kann. Dass die Publikation von Roy Meadow international eine Vielzahl von Veröffentlichungen über ähnliche Fälle zur Folge gehabt hat, dass er »einen Stein ins Rollen gebracht und eine Lawine ausgelöst hat«, dürfte vor allem in der Entlastung liegen, die damit für alle verbunden ist, die in einen solchen Fall verwickelt sind. Die Offenlegungen haben den Weg frei gemacht, die Wahrnehmung solchen Vergehens nicht mehr als mangelnde Unterscheidungsfähigkeit zwischen Realität und Phantasie des jeweiligen Behandlers oder Betreuers im sozialen Umfeld des Kindes abzutun. Die Diskussion dieses Themas hat zudem Jugendbehörden, das Gesundheitssystem und die Justiz sensibilisiert. Tatsache ist, dass ohne eine enge Zusammenarbeit aller dieser Bereiche kein wirksamer Schutz des Kindes erreicht werden kann.

Die Literatur zu diesem Thema ist voll von tragischen Beispielen, in denen die Kinder eine negierende Haltung seitens des Gesundheitssystems mit dem Leben bezahlen mussten.

Der Fall von Helena und ihrer Mutter weicht von den beschriebenen Fällen insofern ab, als bereits die Mutter eine Einsicht in ihr eigenes Leiden hat, Hilfe sucht und auch in Anspruch nimmt. Aber weder hat die Therapie der Mutter verhindern können, das Kind zur eigenen pathologischen Stabilisierung zu benutzen, noch hat die Therapie des Kindes helfen können, die Anpassung an die Mutter zugunsten eigener Entwicklung aufzugeben. Die Angriffe auf den Körpers müssen vom Kind als Bedrohung nicht nur der vitalen Anteile erlebt werden, sondern als Bedrohung des Lebens schlechthin. Die Möglichkeiten, die Helena zur Verfügung standen, um diese Bedrohung abzuwenden, lagen in dem mütterlichen Angebot, als idealisiertes Objekt geschätzt zu werden. Dass Helena sich darauf einlassen konnte, lag an ihrer guten Begabung, die ihr auf diese Weise einerseits zum Verhängnis wurde, andererseits aber zum Überleben beigetragen haben mag. Der Identifikation des Kindes mit der Mutter wurde zusätzlich reichlich Vorschub geleistet durch die Machtdemonstration der Mutter. Diese bewies schließlich, dass sie in der Lage war, die Kontrolle über alle im Sozial- und Gesundheitssystem eingebundenen Personen auszuüben, einschließlich der Therapeutin.

Der Allmacht der Mutter stand auf der anderen Seite die Ohnmacht der Therapeutin gegenüber. Helena befand sich auf der sicheren Seite, wenn sie körperliche Schmerzen mit der narzisstischen Gratifikation verknüpfte, eine allseits geliebte Patientin zu sein. Auf diese Weise waren die Manipulationen, die an ihrem Körper vorgenommen wurden, kalkulierbar geworden.

Prognostisch ist zu vermuten, dass die Patientin eine schwere Dissoziationsstörung entwickelt hat – was sich während der Therapie bereits zeigte – verbunden mit dem Einfrieren der traumatischen Ereignisse, so dass sie, notdürftig abgekapselt, keinen Sinn mehr ergeben.

Ob die Trennung von der Mutter, sechs Jahre nach der Therapie, ihr helfen wird, einmal an der guten Erfahrung während der ersten Behandlungsphase anzuknüpfen, ist zu hoffen. Geplant ist eine Abklärung durch eine Nachuntersuchung.

Literatur

Dulz, B. & Nadolny, A. (1998). Opfer als Täter – ein Dilemma des Therapeuten. In *Persönlichkeitsstörungen*, zit. nach Plassmann (2002).

Bools, C. N., Neale B. & Meadow S. R. (1993). Follow-up of victims of fabricated illness, zit. nach Keller, K. M. (1997).

Bools, C. N., Neale B. & Meadow S. R. (1994). Munchausen syndrome by proxy: a study of psychopathology, zit. nach Keller, K. M. (1997), S. 115.

Goebel-Ahnert, I. (2006): »Ich wünsche mir eine handfeste Krankheit.« Zum Münchhausen by proxy-Syndrom. *Psychoanalytische Kinder-und Jugendlichen-Psychotherapie*, Heft 2/2006.

Kafka, J. S. (1969). zit. nach Plassmann, R. (1989)

Keller, K. M. (1997): Munchhausen-by-proxy-Syndrom. *Monatszeitschrift Kinderheilkunde*, S. 1156ff.

Ders. a. a. O., S. 1158

Krupinski, M. et al. (1995). Münchhausen-by-proxy-Syndrom: eine interdisziplinäre Herausforderung. *Nervenheilkunde, 14*, 348–356.

Meadow, R. (1977). Munchausen syndrom by proxy. The hinterland of child abuse. *Lancet II*, S. 343–345.

Meadow, R. (1984). Fictious epilepsy. *Lancet II*, S. 25–28.

Plassmann, R. (1989). *Der eigene Körper als Objekt*. Hrsg. v. M. Hirsch, Gießen, S. 126f.f

Plassmann, R. (2002). »Der Arzt als Detektiv«: Das Münchhausen-by-proxy-Syndrom. Vortrag auf der Frühjahrs-Regionaltagung des Psychotherapeutischen Zentrums Bad Mergentheim, 10.4.2002, S. 3ff.

Schreier, H. A. (1992). zit. nach Krupinski, M. et al., S. 36–40.

Waller, D. A. (1983). Obstacles to the treatment of Munchausen by proxy syndrome. *Am. Acad. Child Adolesc. Psychiatry, 22*, 80–85.

Ellen Lang-Langer

Primäres Einkoten
Ein Fallbericht

Vorbemerkungen

In der psychoanalytischen Triebtheorie geht man davon aus, dass es während der analen Entwicklung des Kindes zu einer Reaktionsbildung kommt. Um der Liebe des Objektes willen, sich mit diesem identifizierend, verzichtet das Kind auf eine ursprüngliche Lust und lernt, seinen Kot der Toilette zu übergeben. Es schenkt dem Objekt seiner Liebe, das es als von sich differenziert erleben kann, einen Teil von sich, vertraut ihn ihm an. Es kann sich trennen, weil es ihm im Verlauf seiner Entwicklung möglich war, die Mutter als von ihm getrenntes Objekt zu akzeptieren.

Beim sogenannten »primären Einkoten«, das mich im folgenden beschäftigen wird, kommt es nicht zu diesem Prozess. Der Kot kann nicht als »Werk« oder »Geschenk« erlebt werden, weil die Differenzierung auf der Objektbeziehungsebene nicht ausreichend stattgefunden hat. Bei Kindern, die niemals »sauber« wurden, bleibt der Kot ein unverzichtbarer Teil des Körpers.[1] Er wird zu etwas Überwältigendem, wenn er »draußen« ist. Er soll am Körper bleiben, der Körper sein. Dass etwas herauskommt, ängstigt. In der Sprache des Unbewussten könnte man sagen: Alles soll behalten werden. Gleichwohl geschieht etwas, das nicht kontrolliert werden kann: Der Kot bewegt sich im Körper und dringt nach draußen. Mit der Weigerung, die Toilette zu benutzen, findet eine Verleugnung dieses unkontrollierbaren Vorgangs statt. Das primäre Einkoten ist eng verbunden mit dem sich anschließenden Waschen durch die Mutter. Unbewusst bleibt das Kind ein Säugling, der der Mutter die Verantwortung über seinen Körper übergibt.

Der als Einheit mit dem Körper erlebte Kot spiegelt die innere Ungetrenntheit von der Mutter, die als Besitz, nicht als unabhängiges Objekt erlebt wird. Die

1 Anders als beim primären Einkoten findet beim sekundären Einkoten eine Regression statt. D. h. das einmal Erreichte, das Saubersein, kann nicht gehalten werden: zum einen, weil die Anforderungen der ödipalen Entwicklung das Kind vor unlösbare Probleme stellen, zum anderen, weil die Basis des Erreichten selbst unsicher und brüchig ist.

Angst, mit der Kotstange einen Teil von sich zu verlieren, steht für die Angst, von der Mutter getrennt zu sein. Man könnte auch sagen: Die Trennung vom Kot als imaginiertem Teil des Körpers impliziert einen unwiderruflichen Verlust. Wenn das Kind, aus welchen Gründen auch immer, die Objektkonstanz nicht sicher genug erreicht hat, kann die kulturell geforderte Trennung von seinem Kot unbewusst die Angst beleben, die Mutter zu verlieren. Die anale Beherrschung und Manipulation der Mutter, die das Kind täglich waschen und kontrollieren muss, soll deren Unabhängigkeit verleugnen und Trennung ungeschehen machen. Die geforderte Anpassung kann nicht geleistet werden, wenn die unbewusste Angst vor dem Verlust des Objektes zu groß ist. Das Kind, das seinen Kot nicht hergeben will – primäres Einkoten ist in der Regel begleitet von Phasen des Einhaltens des Kotes –, verweigert eine Entwicklung, die es fürchtet. Die Rede ist hier nicht von einem Kind, das vollkommen in einer Zweieinheit gefangen ist und keinerlei Differenzierungen vornehmen kann, vielmehr geht es hier um ein Kind, *das des Trennenden im Verlauf seiner Entwicklung als zutiefst Ängstigendem und Unberechenbarem gewahr wurde*. Die Übergänge fehlen. Das innere Bild der Mutter ist unsicher, gefährdet von traumatischen, überwältigenden Sensationen. Die geforderte Trennung vom Kot wird zum unbewussten Symbol dieses Szenariums.

Die Beziehung zwischen Mutter und Kind ist in diesen Fällen in der Regel vom Ausschluss des Dritten geprägt. Wie das Kind fürchtet die Mutter den Dritten. Ihre Angst, ihr Kind zu verlieren, spiegelt sich in der Angst ihres Kindes vor dem Verlust seines Kotes; d. h. das Kind ist mit der unbewussten Angst der Mutter identifiziert. Es darf das Trennende nicht geben. Es wird verleugnet und bekämpft, es geht mit Unerträglichem einher. Aber es ist immer da, auch wenn es keinen Raum dafür geben darf. Bei der Behandlung primär einkotender Kinder kommt es meines Erachtens zu einer signifikant hohen Abbruchrate, oft schon während der Erstgespräche. Der Therapeut wird unbewusst als bedrohlicher, trennender Dritter erlebt.

Beim primären Einkoten haben wir es mit einer frühen Entwicklungsstörung zu tun, die in einer psychotherapeutischen Praxis nicht in jedem Fall zu behandeln ist. Das Symptom des Einkotens, das wie alle anderen Symptome während einer psychoanalytischen Behandlung in die Übertragungsbeziehung kommt, wirft – wie man an dem von mir geschilderten Fall sehen wird – einige »praktische« Probleme auf, die eine Grenze der ambulanten Behandlung signalisieren. Das Symptom des Einkotens tendiert den Rahmen zu sprengen, es übt im wahrsten Sinne des Wortes Druck aus. Man könnte sagen, eine für den Zivilisationsprozess basale Fertigkeit ist nicht vorhanden. Man bedenke etwa, dass Kinder, die nicht sauber sind, in der Regel keinen Kindergartenplatz bekommen. Im Grunde heißt das, dass das Symptom die Ungetrenntheit von der Mutter betoniert und das Dritte zu verunmöglichen droht. Oft zieht das Symptom genau das nach sich, was am meisten gefürchtet wird: die radikale Trennung von der Mutter durch einen Klinikaufenthalt. Übergangslos und überwältigend wird das Dritte auf den Plan gerufen; vorangegangene traumatische Trennungserfahrungen werden auf diese Weise neu inszeniert.

Der Übergang von der oralen zur analen Welt zeichnet sich aus durch die Fähigkeit, »Nein« zu sagen, etwas Eigenes zu setzen, sich zu behaupten. Die ersten Artikulationen des »Nein«, begleitet von vehementem Kopfschütteln, sind ausgesprochen lustvoll und bereiten die Artikulation des »Ich« vor. Das »Nein« steht vor dem »Ich«; durch das Nein zum Objekt erkennt sich das Kind als Ich. Die motorische Fähigkeit, sich von der Mutter fortbewegen zu können, eröffnet eine neue Möglichkeit der Artikulation des »Nein«. Man könnte einwenden, ein Säugling, der den Kopf von der Brust der Mutter abwendet, oder einfach schreit und sich nicht beruhigen lässt, sage auf seine Weise auch »Nein«. Doch wendet sich dieses »Nein«, wollte man es so nennen, nicht an ein Objekt, das als konturiert erfahren wird. Das anale Kind sagt »Nein« zu einem Objekt, das es als von sich getrennt erleben kann, *von dem es sich fortbewegen kann*. Das primär einkotende Kind hat die Fähigkeit, »Nein« zum versorgenden und schützenden Objekt zu sagen, nicht erworben. Statt sich von ihr fortzubewegen, bindet und hält es die Mutter fest. Es hat Angst, ihrer verlustig zu gehen, und kann seine aggressiven Impulse nicht gegen sie richten. Aggression und Trennung sind dicht miteinander verbunden. Die von aggressiven, sich selbst behauptenden aggressiven Impulsen getriebene Trennung vom versorgenden Objekt, die lustvolle Artikulation des Nein, löst beim primär einkotenden Kind die Angst aus, von der Mutter ihrerseits verlassen zu werden.[2]

Die innere Welt eines solchen Kindes ist gekennzeichnet von andauernder Gefahr und Bedrohung. Die aggressiven Regungen, die es aufgrund seiner gefährdeten inneren Situation spürt, die es zurückhalten muss, um des Objektes nicht verlustig zu gehen, verschaffen sich Ausdruck im Austreten des Kotes, der nicht zurückgehalten werden kann. Diese Kinder äußern stets überzeugend, sie merkten nicht, »wenn es kommt«. Man kann sich das nur vorstellen, wenn man davon ausgeht, dass der Kot zum Pendant einer archaischen, übermächtigen, nicht zu kontrollierenden Aggression wird, die mit der Äußerung »Ich merke es nicht, wenn es kommt« verleugnet werden muss. Gleichzeitig wird so die Illusion der Einheit von Körper, Kot und Mutter aufrechterhalten.

2 Binét spricht bzgl. des einkotenden Kindes von »vollkommener Subordination«, einem »waffenlosen Ich«. Siehe: Binét, A. (1979): Zur Genese von Störungen der Sphinkterkontrolle. *Psyche*, 33, S. 1123.

Das Kind hält also fest an einer primären, archaischen Form aggressiven Lustgewinns. Es erlebt das versagende Objekt als Aggressor, der es zu vernichten droht, es berauben will. Tatsächlich repräsentiert dieses Objekt das Dritte, das Gesetz des Vaters. Es tritt aus der dyadischen Beziehung zum Kind heraus. Wie ich oben ausführte, gehe ich davon aus, dass die Mutter in diesen Fällen selbst das Dritte nicht gut genug integrieren konnte und es möglicherweise als archaische, sadistische Instanz verinnerlicht hat.

Mit dem primär einkotenden Kind verbindet sich das Bild des Debilen. Es läuft beschmutzt und stinkend umher.

Dieses Kind scheitert am Nein. Es kann das von Außen geforderte Nein nicht integrieren, die Reaktionsbildung nicht vollbringen. Es bleibt bei seinem Nein stehen. Es kann dieses Nein nicht aufgeben und eine Anpassungsleistung vollbringen.

Die Wahrnehmung seines Zustandes scheint ihm zu fehlen. Es ist die Außenwelt, die Anstoß an seinem Zustand nimmt. Es selbst scheint zu sagen: Ich kann nicht anders. Sein so deutlich zum Ausdruck gebrachtes Nein kommt in keiner Weise in die Beziehung zum Objekt. Es kann nicht verhandelt werden.

Vorgeschichte

Ich lernte Marius, den ich über einen Zeitraum von zweieinhalb Jahren mit wöchentlich zweistündiger Frequenz behandelte, kennen, als er 9,5 Jahre alt war. Er war gerade aus dem Krankenhaus entlassen, wo er elf Wochen verbracht hatte. Dort war er mit drohendem Darmverschluss eingeliefert und mit Einläufen behandelt worden. Bis zu seinem Krankenhausaufenthalt hatte Marius niemals eine Toilette benutzt, stets in die Hose gemacht und sich von der Mutter säubern lassen. Zu Verstopfungen, die mit Medikamenten behandelt wurden, war es immer wieder gekommen.

Marius behandelnde Ärztin fragte bei mir an, ob ich einen Therapieplatz frei hätte. Sie äußerte ihre Vermutung, Marius sei vom Vater missbraucht worden. Kurz darauf rief das Jugendamt an, das vom Krankenhaus verständigt worden war. Falls es nicht zu einer Behandlung käme, müsse ich das »melden«, gab man mir zu verstehen.

Zum ersten Elterngespräch kam der Vater allein. Die Mutter war erkrankt. Etwas sehr Fremdes, Befremdliches ging von dem Vater, einem großen und korpulenten Mann, aus. Er sprach in merkwürdigem Stakkato, auf seiner Stirn stand Schweiß. Vor allem war ich mit dem Gefühl beschäftigt, dass ich ihm nicht gerecht werden konnte. Ich kämpfte innerlich um einen Raum für ihn, denn ich fühlte, dass ich aufgeladen war von den »Vorankündigungen«. Es war ein schreckliches, von diffusen Ängsten, seinen und meinen, geprägtes Gespräch, von dem ich wenig erinnere und das ich kennzeichnen würde als etwas, was überstanden, überlebt werden musste.

Es erscheint mir heute als schwer nachvollziehbar, warum ich diesen Fall übernahm. Er stürzte auf mich ein, und ich konnte mich nicht entziehen und frei bewegen. Es war, als müsse ich etwas tun, was ich gar nicht wollte. Ich hatte die Fähigkeit, Nein zu sagen, verloren. Wie ich später ausführen werde, befand ich mich in der Gegenübertragung in einer traumatisch anmutenden Situation. In dem Verlust meiner Fähigkeit, Nein zu sagen, wiederholte sich die Unfähigkeit des Patienten, Nein zu sagen. Alles Trennende, Aggressive, Abgrenzende wurde von dem Patienten in seinem Symptom gebunden. Tatsächlich war er, wie man sehen wird, in der regressiven Phase des Einkotens des Nein unfähig.

Ich erfuhr, dass sich die Familie in großen finanziellen Sorgen befunden hatte, als Marius geboren wurde. Die letzten drei Monate der Schwangerschaft musste die Mutter liegen, ihre Fruchtblase war vorzeitig geplatzt. Die ersten zwei Lebensjahre verbrachte Marius bei der Großmutter mütterlicherseits. Seine Mutter musste Geld verdienen. Er trug in diesen beiden ersten Jahren aufgrund eines Hüftschadens eine Spreizhose und bekam wöchentlich Bopath-Gymnastik. Er wurde wie ein Säugling gewickelt, bis er die Spreizhose im Alter von zwei Jahren nicht mehr brauchte. Dies war genau der Zeitpunkt, zu dem seine Mutter aufhörte zu arbeiten. Marius weigerte sich, die Toilette zu benutzen, und machte weiter in die Hose, ließ sich von der Mutter säubern. In gewisser Weise lebte er weiter, als hätte er die Spreizhose noch. Sauberkeitserziehung hatte nicht stattgefunden. Dass der Stuhl etwas ist, von dem man sich trennt, dass dies plötzlich von ihm gefordert wurde, darauf war er innerlich nicht vorbereitet. Das Gehen lernte Marius mühsam und mithilfe einer Krankengymnastin, nachdem er die Spreizhose abgelegt hatte. Als seine Schwester geboren wurde, war er dreieinhalb Jahre alt. Während eines Mittagsschlafes der Eltern nahm er die Säuglingsschwester aus dem Bett und ließ sie auf den Boden fallen. Die Schwester kam mit einer lebensgefährlichen Schädelverletzung ins Krankenhaus. Marius wurde von seinem Vater verprügelt.

Ich dachte darüber nach, dass Marius die Geburt der Schwester als schwere, erneute Infragestellung seiner Beziehung zu Mutter erlebt haben musste. Erst überließ sie ihn der Oma, dann bekam sie ein neues Kind. Ich dachte auch, dass Marius unbewusst vielleicht deshalb nicht sauber werden konnte, weil ihm das Einkoten als Mittel erschien, die Mutter an sich zu binden und endlich ganz für sich zu haben. Er konnte nicht von ihr weglaufen, wie es einem Kleinkind angemessen gewesen wäre, weil das Laufen, das er zu erlernen begann, als die Mutter wieder zu Hause war, schmerzte. Hinzu kam, so vermutete ich, dass er gar nicht weglaufen wollte. Er wollte seine Mutter haben. Er zwang seine Mutter, ihn weiterhin wie einen Säugling zu behandeln.

Er hatte niemals Freunde. Nach seinem Schuleintritt sollte er in die Sonderschule überwiesen werden, weil er unansprechbar wirkte. Ein Test wurde durchgeführt, der Marius eine hohe Intelligenz bescheinigte. Die Eltern kämpften um sein Verbleiben in der Regelschule, wo sich Marius mehr schlecht als recht behauptet.

Seit seiner Entlassung aus dem Krankenhaus benutzt er die Toilette, allerdings nässt er in der Nacht ein, was er vorher nicht getan hat. Er hat Angst im Dunkeln aufzustehen. Seit seiner Entlassung versucht er verstärkt, die Mutter zu kommandieren und zu beherrschen.

Erster Kontakt

Als ich Marius zum ersten Mal gegenüberstehe, bin ich zutiefst befremdet. Die unpassenden, wie ich späterhin erfahren werde, selbstgemachten Kleider, seine ungelenke und schwerfällige Art sich zu bewegen, die Art, wie er dasteht und mich stumm anschaut, alles wirkt wie fehl am Platz, wie aus einer anderen Welt, einer anderen Zeit. Ich denke an Kaspar Hauser, der aus einem Keller in die Welt der Menschen kam.

Aber plötzlich ist er, für mich völlig unerwartet, da. Er lächelt mich an und vermittelt mir das Gefühl, am Ort seiner Sehnsucht angekommen zu sein. Er beginnt Pfeile zu werfen, was er sehr gut kann und was ich ihm nie zugetraut hätte. Er berichtet, in Ermangelung einer Zielscheibe zu Hause oft mit Nadeln auf ein Blatt Papier geworfen zu haben. Ich glaube zu verstehen, dass er diese Fähigkeit heimlich, ohne das Wissen der Eltern, erworben hat. Marius Sprache fällt mir auf. Wie die Eltern, die aus Siebenbürgen stammen und als Jugendliche nach Deutschland kamen, spricht er eine Art Deutsch, wie ich es aus den Romanen des 19. Jahrhunderts kenne, mit altem Wortreichtum.

Auch den Umgang mit Werkzeugen hat sich Marius, so erfahre ich, heimlich abgeschaut, den Vater nie gebeten, ihm etwas zu zeigen.

Er liebt Fußball, aber in der Schule spielt er nicht mit. Einmal hat er sich heimlich ins Tor geschlichen, das wird er bei passender Gelegenheit wieder tun. Ich sage, als sollte keiner merken, was du willst und kannst. Marius sagt, er schleiche immer heimlich herum, auch wenn die Eltern Mittagsschlaf machen, er wolle Geheimnisse herausfinden. In meinem Arbeitszimmer vermutet er Gespenster, dunkle Schatten. Geheimnisse, denke ich. Marius scheint sein Leben wie ein Gespenst zu leben. Wer hätte vermuten können, dass das behindert wirkende Kaspar-Hauser-Kind so ein überraschend eigenes, heimliches Leben hat?

Die dichte, manipulative Beziehung zur Mutter, so vermutete ich, erfährt auf der ödipalen Ebene eine Aufladung. Für ihn, der erst viel später als andere laufen, klettern, rennen lernte, ist es gefährlich, sich zu entwickeln, ein richtiger Junge zu werden, kein Baby zu bleiben. Der Vater, den er aufgrund seiner aufgeladenen Beziehung zur Mutter in seiner inneren Welt als gefährlichen Kastrator und allgegenwärtiges strafendes Gespenst erlebt – man erinnere sich hier der Prügelszene –, gestattet es ihm, nur heimlich phallische Qualitäten zu entwickeln. Auch seine Beziehung zu Gleichaltrigen scheitert an seiner Angst, sich zu zeigen. In der Schule wirkt er wie ein behindertes Kind, das in die Sonderschule muss. Seine Entwicklungsverweigerung führt ihn in eine lebensbedrohliche Krise. Er will lieber sterben – man bedenke die lebensbedrohliche Verstopfung, die zur Krankenhauseinweisung führte – als die anale, die ödipale deckende Beziehung zur Mutter aufzugeben. Erst getrennt von ihr, im Krankenhaus, kann er seinen Stuhl erstmals der Toilette überlassen. Das Symptom des täglichen Einkotens wird in dieser Phase abgelöst von nächtlichem Einnässen. Die damit neu aufgetretene Angst, nachts aufzustehen, interpretiere ich als seine Furcht zum Zeuge des elterlichen Verkehrs zu werden, der in seiner inneren Welt möglicherweise dem Verlust der Mutter gleichkommt. Phallisches ist für ihn von analsadistischen Impulsen überlagert. Der Symptomwechsel signalisiert eine von schweren Ängsten bedrohte Möglichkeit der phallischen Entwicklung des Patienten.

Ich fasse zusammen: Die frühe Trennung von der Mutter, zusammen mit der Behinderung des Patienten, die seine Entwicklung beeinträchtigt, führt, verstärkt durch die als traumatisch erlebte Geburt der Schwester, zu einer obsessiven, analen Bemächtigung des mütterlichen Objekts und im Zuge der ödipalen Entwicklung zu schweren Kastrationsängsten, die eine phallische Entwicklung nur »heimlich« zulassen, verborgen gleichsam hinter dem hartnäckigen Symptom des Einkotens.

Mich beschäftigte aber noch etwas anderes: War das langanhaltende Einhalten seines Stuhls, das ihn schließlich ins Krankenhaus brachte, *nicht auch Ausdruck seines unbewussten Wunsches, nicht mehr von der Mutter gesäubert werden zu wollen?*

Die Behandlung beginnt

Von der ersten Stunde der Behandlung an finde ich mich dem Patienten gegenüber in der Position eines Menschen, der mit allen Mitteln zu etwas gezwungen werden soll, was er nicht ertragen kann. Bei jeder Gelegenheit versucht er, mir seinen Willen aufzuzwingen und mich zu beherrschen. Manchmal bin ich wie gelähmt und weiß nicht, wie ich mich wehren soll – dann explodiere ich fast und schäme mich für meine mangelnde Selbstbeherrschung. Auch die kleinsten Kleinigkeiten führen zu einem Kampf zwischen uns, als ginge es um Leben und Tod. Ich befinde mich in der nahezu verrückten Situation, immerzu gegen meine Versklavung durch den Patienten ankämpfen zu müssen. Nur sehr langsam, und stets vom Rückfall in den Kampf bedroht, nähern wir uns einander, finden Worte für das, was zwischen uns geschieht. Marius sagt: »Sie müssen aufpassen, dass ich nicht explodiere.« Er hat aber auch Angst, dass ich »explodiere«. Selbst als ich mich über ihn freute, z. B. als er Rad fahren lernte, sagte er – schon ein wenig schmunzelnd: »Jetzt explodieren Sie wieder.« Alle echte Gefühlsqualität erscheint ihm explosiv und hochgefährlich. Ich glaube, er erlebte Gefühle, sowohl bei sich selbst als auch beim Objekt, als bedrohliche, unkontrollierbare Vorgänge. Sie bildeten, so vermutete ich, ein Pendant zum »explosiven«, verleugneten Austritt des Kotes aus seinem Körper.

Das verrückte Baby

Stundenlang spielt Marius im Puppenhaus mit einem Baby, das in seiner Scheiße badet. Er kommt in dieser Zeit wie zu einem äußerst dringenden Anliegen zu seinen Stunden.

Schon auf der Treppe, ca. drei Monate Behandlung sind inzwischen vergangen, ruft er: »Wir spielen weiter, Sie wissen schon.« Ich schaue ihn an und überlege. Es fällt mir nicht ein, obwohl er gestern da war. Er sagt nur: »Baby. Das verrückte Baby.« Da weiß ich Bescheid. Ich schüttle mich spontan. Er lacht und freut sich. Er setzt sich vor das Puppenhaus, sagt: »Kommen Sie. Suchen Sie das Baby.« Er erwartet, dass ich es finde. Ich will nicht. Die Kommandos machen mich verrückt und hilflos. Ich will nicht und mache es doch, verfluche mich. Immer soll ich etwas suchen, denke ich. Ich gucke flüchtig, widerwillig, kann mich nicht entziehen, nicht Nein sagen. Ich denke, ich drehe ihm den Hals herum. Ich finde eine winzige Figur, die Marius immer »Opa« nennt, und sehe zum ersten Mal, dass es tatsächlich einer ist, was ich ihm überrascht mitteile. Er nickt und sagt:

»Haben Sie es endlich gemerkt?« Mein Widerstand, auch die Babyfigur zu finden, ist plötzlich weg. Ich finde sie sofort. Marius richtet das Zimmer wie immer ein: Klo, Waschbecken, Bad. »Sie müssen wieder iiih sagen«, sagt er. Marius macht das Klo sauber. Plötzlich denke ich, es riecht so nach Klo, total eklig. Er sagt: »Jetzt ist alles sauber.« Dann ist es wie immer: Das Baby badet in seiner Scheiße, im Klo, dann im Waschbecken. Eine Spielzeugente ist heute dabei. Er sagt mir wieder, dass ich iiih sagen soll, was mir nicht schwer fällt.

Ich sage: »Warum nur ist das so, dass es nicht aufhören kann?«

Marius erwidert: »Die Ente hat es ihm beigebracht und seine Eltern haben es nicht erzogen.«

Ich sage: »Warum nur?«

Er: »Weil sie es erst nicht haben wollten, haben sie ihm nichts beigebracht. Sie müssen ihm jetzt alles beibringen. Als erstes müssen Sie die Ente wegschaffen, sonst kann es nicht lernen.«

Ich sage: »Wie soll ich das schaffen?«

Er sagt: »Sie können das schaffen, Sie müssen die Zauberworte finden.«

Ich versuche und versuche und es dauert sehr lange. Erst als ich nicht mehr glaube, dass ich es schaffen kann, fliegt sie davon. Das Baby weint. Marius sagt, es sei jetzt ein normales Baby und ich müsste es säubern und in den Arm nehmen und ihm Worte beibringen: Mama, Papa. Das Baby versucht die Worte nachzusprechen. Plötzlich sagt es: »Ente haben.« Ich sage: »Nein, die Ente nicht, bloß nicht die Ente.« Ich versuche es weiter mit anderen Worten. Das Baby hört aber nicht auf, nach der Ente zu verlangen. Ich sage, dass ich Angst habe, ihm die Ente wieder zu geben, dass dann das Baby wieder verrückt werden könnte. Marius sagt, die Ente sei jetzt nur noch ein Spielzeug und ich könne mich ruhig trauen. Ich brauche aber noch lange, bis ich mich traue und sie ihm gebe. Marius sagt, das Baby habe alles vergessen von früher. Ich sage, aber es verlangt nach der Ente, das ist etwas von früher. Marius sagt, das macht nichts, sie ist ja nur noch eine Spielzeugente. Er sagt, ich soll dem Baby weiter Sachen beibringen.

Ich sage: »Es hat noch keinen Namen.«

Er sagt: »Es heißt Marius. Und da ist seine Schwester, sie heißt Lisa.«

Ich schaue ihn verblüfft an und nicke, sage ja. Marius kündigt an, dass er in der nächsten Woche weiter mit dem Baby spielen wird.

Während dieser Stunde war ich sehr bewegt, ich fühlte mich Marius nah, nachdem aufgrund des schrecklichen analen Clinchs, der sich zwischen uns immer wieder herstellte, fast nichts möglich gewesen war. Dies war die erste Stunde, in der er auf seine Weise zum Ausdruck bringen konnte, dass er Hilfe suchte, weil er Angst hatte, verrückt zu werden. Den regressiven Sog symbolisierte die Ente.

Seine Angst, das Verrückte, hatte er in dieser Stunde in mir untergebracht. Er war es, der sagen konnte: Das ist eine Spielzeugente, Sie müssen keine Angst haben.

Die Ente wurde von etwas Konkretem zu etwas Symbolischem, einer *Spiel*ente, und dadurch beherrschbar. Ein Spielraum entstand.

Die Kampfsequenzen in der Behandlung lassen nach. Wir können oft wirklich miteinander sprechen: darüber dass er etwas so sieht, ich anders, und was wir jetzt machen könnten damit. Es ist manchmal wirklich, als lerne er eine neue Sprache. Er erkennt mich als Gegenüber mit eigenen Vorstellungen, die er nicht übergehen kann, und sucht nach Kompromissen zwischen seinen und meinen Wünschen.

Gleichzeitig findet in seinem schulischen und familiären Umfeld eine frappante Entwicklung statt, die so schnell nach vorne geht, dass sie mich fast ängstigt. Ich glaube, meinen Augen nicht zu trauen. Ich sehe ihn beschwingt die Treppe hochkommen, wo er sich vorher mühsam am Geländer hochzog, als trage er noch eine Spreizhose und habe gerade erst Laufen gelernt. Er begann, Freunde zu haben und in der Schule akzeptiert zu werden und gute Leistungen zu bringen. Das schreckliche Einschlafritual, in dem er seine Mutter so oft ans Bett rief, bis diese vor Erschöpfung weinte, ebbte ab. Tatsächlich begann er sogar Fußball zu spielen, trat einem Verein bei. Ich sagte: »Du schleichst dich nicht mehr heimlich ins Tor, du hast einen neuen Weg gefunden.« »Explodieren Sie nicht«, sagte Marius, der meine spontane Freude sah. Es war aber deutlich, dass er die Szene außerordentlich genoss. Man könnte sagen, auch das hatte er gelernt: Es ängstigte ihn nicht mehr, Gefühle auszulösen, er liebte es. Ich glaube, das war ein Spiegel dafür, dass er vor seinen eigenen Gefühlen nicht mehr so viel Angst hatte. Seinen lange gehegten Wunsch, General zu werden, gab er auf und kündigte an, dass er vorhabe Fußballer zu werden.

Das Stundenende, das Marius niemals akzeptiert hatte, begann klarer zu werden. Er hörte damit auf, noch im Flur, wenn ich ihn verabschieden wollte, vor anderen Kindern und Kollegen in peinlicher Weise unsere Stunde fortzusetzen, als seien wir allein.

Als wir uns, nach gut einem halben Jahr Behandlung, für die sechswöchigen Sommerferien verabschiedeten, beherrschte mich das Gefühl, dass alles viel zu schnell gegangen war.

Das Wiederaufleben des Symptoms nach der Ferientrennung

Aus der Sommerpause kam der Patient verändert zurück. Zwar lief er beschwingt die Treppe hoch, doch hinkte er leicht. Auf meinem Stuhl hinterließ er eine Kotspur. Die Mutter rief mich verzweifelt an. Seit dem Ferienende kote Marius wieder ein und sei vollkommen wund. Gleichzeitig habe er das nächtliche Einnässen wieder aufgegeben. Marius weigerte sich, mit mir darüber zu sprechen. Nur wenn kein Wort mehr darüber falle, könne er wieder damit aufhören. Allerdings sprach er mit mir darüber, wie er den Stuhl vor seinem Kot schützen wollte. Er schlug Plastiktüten vor. Er sagte mir auch, er wolle nicht mehr spielen wie früher, mit dem Puppenhaus und dem Baby. Statt dessen malte er und probierte Schriftarten aus. Ich hatte das Gefühl, von ihm ausgeschlossen und ignoriert zu werden. Er war nicht mehr das Kind, von dem ich mich vor den Ferien verabschiedet hatte. Ich konnte ihn nicht mehr berühren. Ich dachte: In seinem Hass über unsere Trennung, die er verleugnet, ist er explodiert. Weil ich nicht da war, als er mich, in der Übertragung die frühe Mutter, brauchte, war alles in die Hose gegangen. Das zeigte er mir mit seinem Symptom, über das er sich zu sprechen weigerte. Tatsächlich lebte das Symptom genau in dem Moment wieder auf, als unsere Trennung vorüber war. Hinzu kam, dass die kleine Schwester eingeschult worden war und ihre Sache sehr gut machte. Unter diesem Gesichtspunkt nutzte er das Symptom erneut, um die Mutter an sich zu binden, aber auch mich, die ich mir wieder große Sorgen machen musste. Ich dachte auch, dass seine Explosion nach hinten stattfand, weil der Schreck über die lange Trennung und die damit verbundenen Gefühle verleugnet wurden, wir keine Worte dafür finden durften. Trotz der sichtlichen Behinderung durch sein Wundsein spielte der Patient weiter Fußball und fuhr Fahrrad. Es war, als signalisiere er, dass er nicht gewillt war, alles wieder aufzugeben, was er an Autonomie gewonnen hatte.

Ich dachte darüber nach, dass die Regression des Patienten innerhalb der Übertragungsbeziehung zu mir stattgefunden hatte. Die Entwicklung des Patienten vor unserer Trennung, sein Sich-Einlassen, sein Mich-als-Gegenüber-Erkennen, sein Versuch, Worte anstelle der Explosionen zu setzen, all dies konnte von ihm nicht gehalten werden. Der Hass und die Wut auf das nicht zur Verfügung stehende mütterliche Objekt entluden sich in seinem Symptom, als unsere Stunden nach der langen Pause wieder begannen. Wie er die Mutter ab seinem zweiten Lebensjahr mit dem Einkoten an sich band, vielleicht um sie nicht wieder zu verlieren, konfrontierte er nunmehr mich mit seiner Bedürftigkeit. Marius war erneut zum »verrückten Baby« geworden, einem Baby, das »verrückt« um den Preis der eigenen Entwicklung die Mutter zu halten sucht und fast verrückt wird vor Angst, sie zu verlieren.

Nach der Ferientrennung kam der Patient zu jeder Behandlungsstunde stinkend. Überall in der Praxis verbreitete sich unerträglicher Gestank. Kollegen und andere Patienten, nicht nur ich, wurden davon belästigt. Wenn der Patient kam, musste ich ihn als erstes veranlassen, sich im Bad zu reinigen. Ich verlangte von ihm, stets Kleider zum Wechseln mitzubringen. Dass er sich alleine, ohne die Mutter, die ihm zu Hause behilflich war, reinigen musste, verwirrte ihn. Er wollte das nicht, schickte sich aber in sein Los. In dieser Zeit war es auch nötig, viele konkrete Kleinigkeiten mit den Eltern, die hilflos und gelähmt waren, zu besprechen. So badete der Patient z. B. zu Hause nach dem Einkoten und saß stundenlang in seiner braunen Brühe. Er war wieder das Baby geworden, das er früher im Puppenhaus gespielt hatte, das Baby, das in seiner Scheiße badete und sich von mir gewünscht hatte, dass ich ihm beibringe, wie man zur Toilette geht.

Im Behandlungsraum saßen wir in winterlicher Kälte bei offenem Fenster. Wir steuerten auf eine äußerste Grenze zu. Inmitten dieser Szenerie wirkte der Patient vollkommen hilflos, er war tieftraurig, er hatte alles Kämpfen aufgegeben – sein Symptom aber nicht.

Hierin schien alles enthalten und abgeschoben, was der Patient an explosiven und unerträglichen Gefühlen hatte. Abgesehen von dem Gestank, von dem man nicht absehen konnte, wirkte der Patient wie ein sehr kleines Kind, das ganz lieb sein möchte und es sich mit niemandem verderben will. Für seine Wut und seinen Hass durfte es keine Worte geben. Er spürte, dass er mich an eine absolute Grenze gebracht hatte, und vor nichts hatte er größere Angst, als weggeschickt zu werden. Was er in dem Symptom, das nach der langen Sommertrennung aufgetreten war, abgespalten hatte, war dem Bewusstsein, der Kommunikation, vollkommen entzogen.

Ich fühlte mich zutiefst resigniert und hatte den Eindruck, nichts verstehen und erreichen zu können. Ich dachte auch, dass ich ihn jeden Tag sehen müsste. Die Nähe zwischen uns war wie eine offene Wunde, und die Tage, an denen ich ihn nicht sehen konnte, ängstigten mich. Ich konnte mir das nicht vorstellen, wie er es schaffte, weiter Fußball zu spielen. Die Eltern bat er erstmals, mit ihm für die Schule zu üben. Auch beim Aufstehen und Zu-Bett-Gehen machte er keinerlei Schwierigkeiten. Ich dachte, dass jetzt alles auf den Kot konzentriert ist. Marius passte sich überall an, er konnte nicht mehr »Nein« sagen, er war ein verängstigtes kleines Baby geworden. Sein Symptom schien die einzige Möglichkeit, »Nein« zu sagen und aufzubegehren. Er äußerte, er habe Schmerzen, wenn er sich auf die Toilette setze, und er wolle überhaupt nicht mehr darüber reden, er könne das alles nicht mehr hören. »Aber es muss etwas Wichtiges sein, dass es nicht aufhören kann«, sagte ich, »und da ist der Gestank, der erzwingt es, dass wir darüber reden.« Marius erzählte mir, dass er damals im Krankenhaus einige Male mit Einläufen behandelt worden war, die ihm im Toilettenraum verabreicht wurden. Da er nicht alles habe schmutzig machen wollen, habe er sich auf der Toilette entleert. Ich konnte seine große Not spüren und fragte ihn, ob er sich auch jetzt eine solche Hilfe wünsche. Marius bejahte und sagte: »Genau das brauche ich und dann ist alles gut, denke ich manchmal, aber ich habe Angst.«

»Das Krankenhaus«

Ich dachte lange über diese Möglichkeit nach. Als ich schließlich äußerte, ich könne ihm vielleicht hier nicht mehr ausreichend helfen und er müsse möglicherweise wieder ins Krankenhaus, fragte er mich nur, ob er dann seine Stunden weiter würde haben können. Ich fühlte mich wie der sadistische Angreifer eines hilflosen Objektes. Aber ich hatte auch das Gefühl, einen Punkt machen zu müssen und ihm zu zeigen, dass es so nicht weitergeht. Marius saß stumm, hilflos und wie gelähmt vor mir. Ich hasste mich für das, was ich tat. Marius begann stumm, ein Bild mit austretenden Laserstrahlen zu zeichnen, und schrieb darauf: Für Frau Langer. Erst bei der Verabschiedung, an der Tür, begann er zu sprechen, und es wurde plötzlich klar, dass er alles gehört hatte, was ich gesagt hatte. In meiner Hilflosigkeit hatte ich in der Stunde darüber gesprochen, dass es auch noch andere Kinder gibt, die immer weiter in die Hose machen. »Dann gibt es also tatsächlich Kinder, die genauso verrückt sind wie ich«, sagte Marius an der Tür.

In der ganzen Zeit bis zu den Weihnachtsferien spielte er nie mehr mit mir am Puppenhaus; er saß am Tisch und malte. Er malte hässliche und ängstigende Gesichter und sagte, das sei alles ich.[3] Das hatte ich mir schon gedacht, ich war das Monster, das ihn ins Krankenhaus schicken wollte, vor dem er sich fürchtete, dessen Hilfe er aber ersehnte. Mit ihm und den Eltern hatte ich die Woche nach den Weihnachtsferien als Termin gesetzt.

Meine Verzweiflung wuchs in der Zeit vor Weihnachten, denn ich spürte, dass er und ich es nicht schaffen würden. In unserer vorletzten Stunde an einem eisigen Tag war der Gestank so unerträglich, dass ich ohne darüber nachzudenken sagte, wir würden heute spazieren gehen. Marius fragte mich, ob wir das dürfen, denn als er sich das einmal gewünscht hatte, hatte ich es abgelehnt. Ich sagte, es sei ein Notfall. Es war absolut unwirklich und tieftraurig, mit ihm durch die Straßen zu

3 Die Sicht auf das Dritte, »das Krankenhaus«, so schien es mir, eröffnete für den Patienten die Möglichkeit, mich in der Übertragung, die Zweite, die Zweieinheit, mit seinem Hass zu bedenken.

laufen. Überall lag Schnee und es blies ein eisiger Wind. Marius achtete akribisch darauf, nicht von den schmalen Bürgersteigen abzurutschen. Ich musste an seine Mutter denken, die keine Trottoirs gekannt hatte, als sie aus Rumänien gekommen war, und immer Angst gehabt hatte, hinunterzustürzen, wie auf einer schiefen Ebene. Nachbarn kamen uns entgegen und grüßten. Ich hatte das Gefühl, mich wie in einem Traum zu bewegen. Marius sagte, das sei die schönste Stunde gewesen.

In unserer letzten Stunde waren wir wieder im Behandlungsraum. Er begann eine Burg zu malen, die er nicht fertigstellte. Die Trennung war schwer und für mich ängstigend. Wir sprachen über Weihnachten, Silvester, über Wünsche, die in Erfüllung gehen. Seine Ergebenheit in sein Schicksal, meinen Krankenhausplan, erschreckte mich. Er fragte noch, wie er dann vom Krankenhaus aus zu mir kommen solle, und malte eine Menge ekliger Bilder, die alle mich darstellten.

Die Brüchigkeit unseres Rahmens war in der vorletzten Stunde vor den Weihnachtsferien deutlich geworden. Wir hatten den Behandlungsraum verlassen und waren durch die Straßen geirrt. Das war wirklich verrückt. Ich hatte die Regeln meines Berufsstandes, die ich immer ernst genommen hatte, über Bord geworfen. Allein »das Krankenhaus« schien das rettende Dritte verkörpern zu können.

Die Eltern

Nach den Ferien sah ich als erstes die Eltern, und es war klar, dass es um den geplanten Krankenhausaufenthalt des Patienten gehen würde. Aus der Mutter brach es heraus: Nie, nie werde sie ihr Kind in dieses Krankenhaus (in dem Marius vor Behandlungsbeginn gewesen war) geben, in dem ihr und ihrem Mann all das angetan worden sei. Es war den Eltern erstmals möglich zu erzählen, was damals geschehen war: der Vorwurf, Marius sexuell missbraucht und geschlagen zu haben. Die Mutter sagte, sie könne diesen Leuten nie wieder begegnen, die ihnen, ohne sie zu fragen, das Jugendamt ins Haus geschickt hatten. Sie werde alles tun, ein anderes Krankenhaus, aber nicht dieses. Der Vater sprach von einem Internat in einem anderen Land und sagte, vielleicht müsse Marius weit weg, um mit allem fertigzuwerden. Ich erlebte die Äußerung des Vaters nicht als Bestätigung der Vorwürfe gegen ihn, vielmehr war es so, dass er spürte, wie unheilvoll dicht die Beziehung zwischen Marius und seiner Mutter war. Beide Eltern verblüfften mich immer mit einer Mischung von Befremdlichkeit, Fremdheit und Einfühlsamkeit, Nachdenklichkeit. Beide hatten mir stets imponiert mit ihrem Wunsch, Marius zu verstehen. Verständnislos zurückgelassen hatten sie mich in ihrer Unfähigkeit, Marius real beizustehen. Es war, als benötigten sie meine Anweisungen (z.B. Marius soll nicht in seiner Brühe sitzen, er soll sich selbst waschen), um selbst Orientierung zu finden. Auch die merkwürdige, selbstgenähte Kleidung, die den Patienten bloßstellte, war ein Thema der Gespräche. Es dauerte lange, bis die Eltern schließlich einige angemessene Kleidungsstücke für Marius kauften. Es war, als habe die Mutter mit der von ihr gefertigten Kleidung, die ihn in der Außenwelt der Lächerlichkeit preisgab, Marius an sich festgenäht.

Das stuhlverdünnende Mittel, das Marius verschrieben worden war, um einen regelmäßigen Stuhlgang zu erreichen, dies erfuhr ich erst jetzt, hatte die Mutter niemals regelmäßig gegeben. Sie weinte und sagte, sie wisse nicht, warum sie es immer vergessen habe, sie wolle doch, dass Marius gesund werde. Der Boykott der Mutter, aber auch ihre Verzweiflung darüber, machte noch einmal klar, wie sehr sie den kranken Marius brauchte. Ich begriff, dass Marius mit seiner Schilderung des Krankenhauses und der Hilfe, die er dort bekommen hatte, einen Weg nach draußen suchte, weg von der Mutter. Bereits sein lebensbedrohliches Einhalten des Stuhls, das ihn damals ins Krankenhaus geführt hatte, könnte gelesen werden als unbewusster Wunsch, sich von der Mutter zu separieren, sich nicht mehr von ihr waschen zu lassen, alles für sich zu behalten. Die regelmäßigen Obstipationen insgesamt waren möglicherweise ein unbewusster Versuch, sich von der Mutter abzutrennen – stets alternierend mit dem Versuch, sie mit seinem Stuhl zu binden.

In dem dramatischen Gespräch nach den Weihnachtsferien griff die Mutter einen Vorschlag auf, den wir einmal diskutiert hatten: Sie wollte Marius' Arzt bitten, diesem zu Hause einen Einlauf zu verabreichen. Wir vereinbarten, zunächst eine Woche lang das stuhlverdünnende Medikament zu verabreichen und, falls dies erfolglos sei, einen Einlauf zu machen. Der Vater äußerte, er betrachte dies als letzten Versuch, und wenn er scheitere, sei er bereit, Marius ins Krankenhaus zu begleiten.

Bevor ich zu Marius' weiterer Behandlung zurückkehre, möchte ich noch bei den Eltern verweilen. Erst durch die Krise der noch einmal drohenden Krankenhauseinweisung, der avisierten Trennung, kam Bewegung in die Arbeit mit den Eltern. Ich erfuhr, dass die Eltern Cousins ersten Grades sind. Es war ihnen peinlich, mir das sagen zu müssen, sie schämten sich. In Rumänien hatten sie einige Ärzte aufgesucht, um zu klären, ob sie ein gesundes Kind bekommen könnten, und waren diesbezüglich beruhigt worden. Erst jetzt konnten die Eltern darüber sprechen, dass die Angst vor einem behinderten Kind immer in ihnen geblieben war. Unbewusst war Marius für die Eltern das Kind, das sie für ihre verbotene Triebhaftigkeit strafte. Nicht die Spreizhose hatte Marius zu einem behinderten Kind gemacht, sondern der daran sich knüpfende unbewusste Wunsch der Eltern.

Die Zuschreibung der Eltern und seine Identifizierung mit dieser Projektion machten Marius zum Opfer, zur lebendigen, allgegenwärtigen Strafe ihrer inzestuösen Beziehung. Tatsächlich hatten sie das Verbotene, zu Bestrafende, im Kontakt mit dem Krankenhaus und dem Jugendamt (dem Dritten, den Richtern) in einer Weise inszeniert, dass ein realer Missbrauchsverdacht entstand.

Marius, der gefangen und hin- und hergerissen gewesen war, einerseits zwischen seiner Angst, sich von der Mutter zu trennen und sie, so seine Imagination, endgültig zu verlieren, fürchtete andererseits die ödipal-inzestuöse Verschmelzung mit ihr. Wenn er sich trennte, drohte der Inzest, vor dem der selbst »explodierende«, prügelnde Vater ihn nicht hatte schützen können.

Aufgrund der unbewussten Dynamik konnte das Dritte von Marius und seinen Eltern nur als strafende, sadistische Instanz imaginiert werden. Ich konnte plötzlich verstehen, warum auch ich, aus der dichten – man denke nur an den Spaziergang – Übertragungsbeziehung mit dem Patienten heraus »das Krankenhaus« als Rettungsanker erlebt hatte. Auch das merkwürdig Befremdliche, Unerreichbare der Eltern wurde mir zugänglich, es löste sich schließlich auf. Ohne den durch die Krise entstandenen Kontakt mit den Eltern, da bin ich sicher, wäre eine weitere Behandlung des Patienten fruchtlos geblieben.

»Nach den Ferien«

Zu seiner ersten Stunde nach den Weihnachtsferien kam Marius und sagte sofort, er sei sauber heute, habe gebadet. Er wolle erst mal keine Plastiktüte.

Ich sage vorsichtig: »Dann wirst du es merken, wenn es kommt.«

Er nickt.

Ich bin verblüfft.

Er sagt auch, dass er in seiner Tasche nur die Fußballsachen dabei hat (keine Kleider zum Wechseln).

Ich sage: »So sicher bist du.« Er nickt. Zielstrebig nimmt er seine Mappe und kündigt an, sie nach Themen ordnen zu wollen.

»Bei allem, was jetzt kommt«, sagt Marius, »muss stehen: nach den Ferien.«

Er beginnt ein Inhaltsverzeichnis, ich soll beim Sortieren helfen.

In der nächsten Stunde will er wieder keine Tüte. Er irritiert mich mit der mehrfach wiederholten Frage, warum ein gebogener Fuß besser sei als ein gerader. Langsam verstand ich, dass es um seine platten Füße ging, aber auch um die Frage, warum er nicht so war wie die anderen Kinder, warum er in die Hose machen musste.

Ich: »Du wärest gerne wie die anderen Kinder, aber du bist auch wütend, dass sie besser sein sollen als du.«

Er nickt und schaut mich an.

Ich sage: »Es ist eine lange Geschichte. Ich weiß gar nicht, ob du weißt, dass du eine Spreizhose tragen musstest und nicht laufen und nicht aufs Klo gehen konntest.«

»Was ist eigentlich eine Spreizhose?«, fragt er mich.

Ich zeichne es für ihn.

Er fragt, ob es weh tut.

Ich sage: »Man kann sich nicht so bewegen, wie man will.«

»Ist es hart?«, fragt er.

Ich sage: »Es ist eigentlich wie eine sehr dicke, starke Windel.«

»Ach so«, bemerkt Marius.

Marius sagt, er ist froh, dass er nicht ins Krankenhaus muss, dass es eine andere Lösung gibt. »Es wäre bestimmt schwer gewesen herzukommen«, sagt er, »ich weiß nicht, ob die das erlaubt hätten im Krankenhaus.« Er erinnert sich, dass die Ärztin damals zu ihm gesagt hatte: Wenn du noch mal kommen musst, kommst du lange nicht mehr raus.

Tatsächlich genügte ein einziger Einlauf, den ein Krankenpfleger ihm zu Hause verabreichte. Es war, als habe er zu dem Punkt der ursprünglich als Vergewaltigung erlebten Einläufe zurückkehren müssen, um diesen nunmehr aus freien Stücken als rettend und hilfreich zu erfahren.

Der befreiende, bewusst angestrebte Einlauf inszeniert in seiner Konkretion noch einmal wie eine Reminiszenz, nicht nur den als anale Vergewaltigung erlebten ersten Einlauf im Krankenhaus, sondern auch die homosexuelle Überwältigung durch den prügelnden Vater, der durch die Sprachlosigkeit der Eltern jegliche Symbolik verwehrt gewesen war.

Hier wird noch einmal deutlich, wie entscheidend die sich in der Krisensituation entwickelnde Fähigkeit der Eltern, Ausdruck zu finden, für die Entwicklung des Patienten war.

»Das Problem ist jetzt gelöst«, läutete Marius die zweite Wochen nach den Ferien ein. Gestern habe er den Einlauf bekommen und eine Riesenwurst gemacht. »Meine Mutter hat gestaunt.« Er wirkt stolz und so leicht in seinen Bewegungen, als ob er Flügel hätte. Er sagt, er werde jetzt immer aufs Klo gehen. Ich fühle mich unsicher, habe Angst zu »explodieren«. »Hat es wehgetan?«, frage ich. »Ja«, sagt Marius, »aber es ging, es war o.k.« Er packt drei Autos aus, die er heute mitgebracht hat, eines nennt er Herbie. Er kennt alle Filme. »Ein toller Käfer«, sage ich und muss lachen. »Heute«, sagt Marius, »spielen wir auf dem Boden.« Er strahlt. Ich soll drei Autos von meinen nehmen. Er initiiert ein Wettspiel, und irgendwie läuft es so, dass ich von Marius nach und nach meine Autos weggenommen bekomme. Ich sage: »Dir hat man gestern auch was weggenommen, deine Wurst.« Marius lächelt und nickt. Das Spiel geht weiter. Ich bekomme die weggenommenen Autos wieder, verliere sie erneut, bekomme sie wieder. So ist das Spiel. »Nichts geht endgültig verloren«, bemerke ich, »du wirst morgen eine neue Wurst machen.«

Zu der nächsten Sitzung kommt Marius wieder leicht wie eine Feder die Treppe hochgerannt. Er will, wie seit seiner ersten Begegnung mit mir nicht mehr, Pfeile werfen. Er bereitet alles äußerst sorgfältig vor, überprüft die Spitzen immer wieder. Auch das Werfen betreibt er, im Wettstreit mit mir, ganz ernsthaft und als wolle er etwas dabei herausfinden. Die Partie endet unentschieden. Am Stundenende geht Marius zur Toilette. Bevor er sich verabschiedet sagt er: »Nächste Woche spielen wir noch einmal mit dem verrückten Baby.« Ich denke für mich, das war der Punkt, als mit den Sommerferien alles abbrach.

»Ja« und »Nein«

Fortan benutzte Marius die Toilette, zu Hause und auch in der Praxis. Er war stolz wie ein sehr kleines Kind. Einmal bestand er darauf, mir sein »Werk« zu präsentieren. An seiner Art sich zu bewegen merkte man, dass er sich leicht wie ein Vogel fühlte. Sein Bauch war nicht mehr aufgebläht und schmerzte nicht mehr, der wunde Po heilte. Aber auch seine Sanftheit, seine Opferhaltung schwand. Wie ganz am Anfang der Behandlung begann er, mich wieder zu kommandieren, und begegnete all meinen Versuchen, mich zu behaupten, mit »Nein, Nein, Nein«. Als ich bemerkte, das sei jetzt sein Lieblingswort, strahlte er und sagte, er habe viel zu lange »Ja« gesagt. Er könne »Ja« nicht mehr sagen. Dabei grinste er schelmisch. Das änderte nichts daran, dass er fortfuhr, mir »Nein« zu sagen. Manchmal war ich so verzweifelt wie am Anfang. Ganz im Gegensatz dazu, das berichteten mir die Eltern, begann er, zu Hause Regeln zu akzeptieren und sich mit einigen Beschäftigungen seines Vaters zu identifizieren. Er fragte den Vater nach Zusammenhängen und ließ sie sich erklären. Das war vollkommen neu für die Eltern. Mir fiel auch auf, dass er plötzlich die Uhr gelernt hatte. Das bedeutete allerdings nicht, dass er in der Therapie das Stundenende akzeptierte. Er brachte es fertig, sich minutenlang die Schuhe zu binden, und ich stand hilflos da wie früher die Mutter, wenn sie ihn in die Schule schicken wollte. Kleine Veränderungen deuteten sich leise an. So verblüffte mich der Patient damit, dass er mir zeigte, in wie wenigen Sekunden er, *wenn er wollte*, sich die Jacke anziehen und die Tasche umhängen konnte. »Du hast Angst zu etwas, was ich möchte, ›ja‹ zu sagen«, bemerkte ich, »als müsstest du dann untergehen und könntest nicht du selbst bleiben.« Die vollzogene Trennung von seinem Kot musste, so kam es mir vor, in schwerster Kleinstarbeit auf der Beziehungsebene eingeholt werden. Langsam, vorsichtig, aber unaufhaltsam verbreiterte sich der innere Raum, in dem Marius mit mir als unabhängigem Objekt Kontakt haben konnte.

In mir war eine Art Sicherheit entstanden, was seine Fähigkeit anging, sich zu entwickeln. Dieses Gefühl markierte den entscheidenden Unterschied zum Beginn der Behandlung, als alles so schnell und wieder verloren gegangen war. Es war gut, dass es jetzt langsam und schwer ging.

Die potenziellen Fähigkeiten des Patienten, die im »heimlichen Torwart« unserer ersten Begegnung aufgeschienen waren – ein Bild, mit dem er sowohl seine Sehnsucht nach einer eigenen Entwicklung als auch deren Blockade gezeichnet hatte –, konnten sich erst wirklich entfalten, nachdem er seiner Angst vor dieser Entwicklung in der Behandlung Ausdruck verschaffen konnte. Er musste noch einmal zum verrückten, stinkenden Baby werden, das nicht Nein sagen kann, das sich von seinem Kot nicht trennen kann, das in seinem Kot baden muss, um die Illusion der Ungetrenntheit mit dem Objekt aufrecht zu erhalten. Die inzestuöse Verstrickung der Eltern, die Schuld und die Angst bezüglich ihrer verbotenen Triebhaftigkeit, deren Frucht der Patient geworden war, blockierte dessen phallische Entwicklung. Mit der Inszenierung des behinderten, verrückten, entwicklungsunfähigen und in seiner Scheiße badenden Babys erfüllte der Patient die schlimmsten Befürchtungen seiner Eltern. Wie diese scheiterte er am Nein, der Begrenzung. Wie sie musste er tun, was der Regel zuwiderlief und tiefe Ängste auslöste. Das »verrückte Baby«, das er in unseren Spielen kreierte, war die von den Eltern imaginierte Strafe. Dass er dieses Baby als »verrückt« bezeichnen konnte, sprach von seiner im Behandlungsprozess gewonnenen inneren Distanzierungsmöglichkeit. Er konnte empfinden und zum Ausdruck bringen, dass »verrückt« war, was er tat. Gleichzeitig hatte er große Angst, in seiner Verrücktheit unterzugehen und niemals ein normaler Junge werden zu können.

Um die vom Zivilisationsprozess erforderte anale Reaktionsbildung zu erbringen, bedurfte Marius einer äußeren Instanz, die das Gesetz des Dritten verkörperte. Mit dem Einlauf holte er sich das Dritte, das seine Eltern ihm verweigert hatten, noch einmal herbei. Es war für mich sehr schwer zu akzeptieren, dass die Behandlung nicht ausreichte, um das Dritte zu verkörpern, dass in der Übertragungsbeziehung das Inzestuöse so mächtig war. Es stellte sich heraus, dass nicht ich allein dem Patienten helfen konnte: Das war er, der nach einem Dritten in Form des Einlaufs, der für »das Krankenhaus« stand, verlangt hatte.

Thomas Hüller

Das dissoziale Symptom als Restitutionsversuch männlicher Identitätsentwicklung

Betrachtungen aus der Behandlung eines zwölfjährigen Jungen

Intension und Patient

»Die Mafia frisst kleine Wichser!«, murmelt ein achtjähriger Patient versunken im Puppenspiel. Ein Zwölfjähriger schreit: »Alle Männer sind meine Feinde.« Als männlicher Therapeut werde ich häufig von alleinerziehenden Müttern mit dem einleitenden und erklärenden Satz: »Aber er hat doch nur Frauen um sich,« um Hilfe angefragt. Zu Beginn scheint die Aussage: »Ein Kind braucht einen Vater!«, so festzustehen, dass sich beim Nachdenken die bange Zusatzfrage stellt: »Aber wozu?«

Woher rührt diese offenbar zunehmende Angst der Jungen, im Vater ein Abbild des vernichtenden Feindes zu sehen und nicht mehr das Vorbild des Verzicht fordernden Konkurrenten? Und warum scheint es für männliche Jugendliche oft unausweichlich zu sein, andere unter ihrer Angst durch dissoziales Agieren leiden zu lassen? Am Ende meiner Überlegungen werde ich eine mögliche Verbindung zwischen beiden Fragen aufzeigen.

Im Folgenden stelle ich dar, wie ein zwölfjähriger Patient die für seine Psyche nötigen Grundlagen für den Aufbau eines therapeutischen Arbeitsbündnisses schuf und durch diese Grundlagen die interpersonellen und intrapsychischen Wurzeln einer dem dissozialen Symptom zu Grunde liegenden Affektstörung symbolisieren und bearbeiten konnte.

Als ich Uwe kennenlernte, war er zwölf Jahre alt und hatte aufgrund seiner dissozialen Symptomatik schon eine längere Leidensgeschichte hinter sich. »Eigentlich schon immer« fühlte er sich für alles verantwortlich gemacht – wie »an einen Pranger gestellt« –, und bestätigte dieses Urteil durch permanente aggressive und gewalttätige Regelverstöße. Untersuchungen durch die Heilpraktikerin, Gespräche in einer Beratungsstelle, Hochbegabtenprüfung – nie sei etwas gefunden worden. Als ich ihm sagte, er jedoch denke, es sei etwas in ihm, was gefunden werden könnte, durchbohrt mich sein Blick: »Ich habe Angst, etwas an der Rassel zu haben. Ich habe Angst auszuflippen. Ich kenne dann keine Grenzen!«

Bevor er auf meine Bitte nach Beispielen für dieses Ausflippen eingehen konnte, bestand er darauf, auf ein Papier kritzeln zu müssen. In seinen dann blicklos herausgestoßenen Erzählfetzen kamen Erwachsene nur mit begleitenden Schimpfworten vor. Sie ließen in ihm, wie er sagt, eine »heiße Wut« entstehen: »Ich könnte sie umbringen! Alle meinen, sie hätten mir was zu sagen!« Er fühle sich klein und lächerlich gemacht und könne dann alle töten. Bevor sie ihn fertig machten, mache er sie fertig. »Ich habe das Gefühl, ich ersticke, wenn ich nichts tue.« In Uwes Alltag kamen keine Freunde, keine Aktivitäten und Interessen vor; es schien, als strukturierten allein diese Zusammenstöße Uwes Tage.

Seine Eltern erscheinen als erwachsenes Paar; in Augenblicken starker affektiver Erregung werden sie zu einem bedrängten Geschwisterpaar.

Aus der Entwicklungsgeschichte Uwes erfuhr ich zu Beginn von einer für Mutter und Kind lebensbedrohlichen Geburt durch Kaiserschnitt. Die Entwicklung des Kleinkindes wurde als motorisch langsam, sprachlich jedoch schnell beschrieben; ein Übergangsobjekt und auffällige Trotzreaktionen konnten nicht erinnert werden. Im Kindergarten habe ihn die Erzieherin »nicht gemocht und immer alleine gelassen«. Beide Eltern formulierten schon im Erstgespräch die Beobachtung eines Bekannten: Uwe käme ihm wie ein missbrauchtes Kind vor.

Seit der Einschulung litt der Junge an Einschlafstörungen und Kopfschmerzen. Er habe in den letzten beiden Jahren begonnen, kleinere Hautwunden oder Insektenstiche zu tiefen Narben aufzukratzen. Zuletzt seien die Auseinandersetzungen zuhause gefährlich geworden. »In Uwe ist etwas, vor was ich Angst habe«, sagte die Mutter. Dabei blickten mich ihre Augen durchdringend und beschwörend an. Währenddessen saß ein nachdenklicher Vater schweigend ihr gegenüber.

Therapeutische Beziehung und Regulation

Uwe baute in der zweistündigen Psychotherapie die Parallelität zwischen dem Erzählen von Zusammenstößen und einem damit zusammenhanglos erscheinenden Kritzeln zum Ritual aus. Seine Idee war, das Kritzeln sei »wie in Telefonbüchern in den Telefonzellen«. Auf meine Deutung, dass man beim Telefonieren zwar mit dem Anderen spreche, jedoch nicht mit Körper und Gefühlen anwesend sei, sagte ein meinem Blick ausweichender Patient: »Wissen Sie, ich flippe hier nicht aus, weil Sie nichts von mir wollen.«

Uwes Angst war nackt: durch einen als schwach erlebten Körper, der eigenen Scham sowie dem Gespött der inneren Objekte preisgegeben. Es erschien ihm, als wüssten alle um seine innersten Gedanken und peinigenden Gefühle. Die Ängste waren auf ein inneres Objekt bezogen, welches sich in der Projektion als ein fettes, schwitzendes, in seiner Sexualität unklares Monster kristallisierte. Panik vor Hilflosigkeit löste ohnmächtige narzisstische Wut aus. Die so aufgeriebene Ich-Struktur entsprach den dyskonstruierten Kritzelbildern des Patienten, in denen neben bedrohlichen Fratzen wahllose Objekte und Strukturteilchen unverbunden auf der Bildfläche erschienen. Keine Macht war da, um sie zu ordnen und aus der Ordnung Kraft für Integration und Progression zu ziehen: eine Situation, um aus der Haut zu fahren. Uwe sprach von einer »Wut, die mich in 1000 Stücke reißt«. Die lärmende Aggression glich, wie die zahllosen Kritzeleien, einer analen Explosion und diente als schützender Mantel, als »defensive Struktur« (Kohut, 1979, S. 20), um die Selbstauflösung zu verhindern.

Uwe war ein Patient, der das Gegenübersitzen am Tisch exzessiv nutzte. Der Tisch stellte einen Übergangsraum dar, der Nähe und Abstand zum Objekt stabilisierte. Der Patient bewegte sich nicht im realen Behandlungsraum, saß verkrampft am Tisch, ohne mich anzublicken. In einem Blick von ihm, so deutete ich Uwe, hätte der Wunsch gelegen, er wolle auch etwas von mir. Dann wäre ich sofort zu einem jener gefürchteten äußeren Objekte geworden, das er hätte angreifen und vernichten müssen. Das Behandlungszimmer und ich verschmolzen zu einem Uwe umfassenden Raum, in dem er konfliktlos gewünschte Selbstobjekte anlegen konnte. In dieser »idealisierenden Form der Übertragung« (Kohut) vermittelte er mir Signale aus einer frühen Fixierung, in der Erleben noch nicht verbal kommunizierbar war.

Mein passiv ausuferndes Gefühl, dass Uwes Unbewusstes mich manipulierend in ein dyadisches Beisammensein zwang, erfuhr eine Erleichterung, als er vorschlug, »Schwimmen« zu spielen – ein Kartenspiel aus der Familie des Vaters. Offenbar wurzelte diese Erleichterung in der Hoffnung, durch das aktive Tun im Zwischenraum selbst wieder Grenzen zu spüren. Dass Uwe es auch hier schaffte, Affekte aus unserer Beziehung zu verbannen, lag an der demonstrativ gelangweilten Art seines Spielens und an der mich verdrießenden Tatsache, dass er mühelos regelmäßig gewann. Ich musste an seine Hochbegabung denken. Mit ihr vermied er die Angsttrigger Niederlage und Verlust, nutzte sie als einen Schutzmechanismus »zur Vermeidung, zur Minimierung oder zur Umwandlung von Affekten, die schwierig zu ertragen waren« (Schore, 2003, S. 50). Als containendes Aufnahmegerät und manipulierter Kartenhalter sollte ich für das Bewahren von Affekten zuständig sein. In dieser Phase fühlte ich mich lähmend eingebunden in eine von den Eltern berichtete Unfähigkeit, ihrem Sohn ein »Nein« gegenüberzustellen. Uwes Mutter formulierte es so: »Uwe den Unterschied zwischen Kind und Erwachsenen vor die Nase zu halten, kam mir immer vor wie ein Angriff auf seine Natur.«

Zu jeder neuen Stunde brachte Uwe Ereignisse mit, in denen er sich ungerecht behandelt, erniedrigt und bedroht gefühlt und brüllend und schlagend reagiert hatte. Er müsse hier reden, damit keine Leere entstände. In ihr, so deutete ich, hätte sich unweigerlich die Frage nach unserer Beziehung aufgedrängt. So wurden Lehrer draußen zu fetten ekligen Monstern und Lehrerinnen zu Killerweibern, die alle ein Ziel haben: ihn zu vernichten.

Uwes Wut auf diese »Kinderschänder« nahm immense Formen an. In solchen Sequenzen machte ich darauf aufmerksam, dass er sich am Arm kratze, wenn er sich als besonders aufgewühlt empfinde. Uwe meinte, es sei gut, wenn es »wehtue«; er spüre sich dann. Damit bestätigte er die Überlegungen von Hirsch (1989, S. 23), der das »Hautkratzen als narzisstische Selbstversorgung« beschreibt. Wenn er das Kartenspiel wie zuvor das Kritzeln nutzte, um seinen Blick zu senken, kam mir das vor wie bei einem Baby, das die Mutter nicht mehr länger anschauen kann, ohne von überspülenden Affekten bedroht zu werden.

Aktuell war er Pubertierender, der sich vor dem Mann schämte, seinen Körper zu kratzen, um in autoerotischer Weise Sexualtrieb, Selbstangst und Objektlust zu besänftigen. Offenbar gab es in beiden Entwicklungsphasen starke Verschmelzungswünsche mit dem Objekt, die aus Angst vor Selbstverlust abgewehrt wurden. Im Hautkratzen ist nach McDougall (zit. nach Hirsch, 1989, S. 6) beides symbolisiert.

Was war bis zum Ende von Uwes zweitem Lebensjahr geschehen? Nach der bedrohlichen Geburt gab es eine verschlossene Mutter-Kind-Symbiose, in der der Vater nur als bedrohlicher Aggressor vorkommen durfte. Diese Symbiose zerbrach schlagartig beim Sterben der Mutter von Uwes Mutter. Unbewusst gab Uwes Mutter den Männern die Schuld am Leiden und Sterben ihrer Mutter, ihrem schlagenden Vater und vor allem ihrem Bruder, der »alles mit mir machen durfte«. Diese destruktive Markierung im Männerbild bestimmte unbewusst auch die orale Versorgungszeit und hat damit nicht »Vertrauen, sondern den depressiven Kern gelegt« (Ahlheim & Müller-Brühn, 1992, S. 477). Uwes psychosexuelle Entwicklung war zu dieser Zeit an einem Punkt gewesen, an dem die anale Entwicklung eine selbstbehauptende und körperlich-muskuläre Lust der Fortentwicklung besetzen musste. Vielleicht entwickelte seine Psyche auch eine forcierte Flucht in eine Selbstbehauptung, die sich allein aus dem gewonnenen Stand der

Affektregulation nicht ergeben hätte, sondern den Ambivalenzen der oralen Phase geschuldet war. Auch später wurde immer wieder sein scheinbar »unmotiviertes Wegrennen« beschrieben. Durch die forcierte Separation wiederum verschärfte Uwe die psychische Situation seiner Mutter. Sie hätte gerade jetzt beim Verlust der eigenen Mutter das Kleinkind als Selbstobjekt dringend nötig gehabt.

Diese Flucht aus der Dyade brach bei der Mutter die Illusion eines Wesens, das nicht der destruktiven Markierung entsprach. Nun verband sie Uwes Separation mit dem Geschlecht, was die alten Verletzungen aktualisierte. Sie sei enttäuscht und verzweifelt gewesen, wenn der Junge nicht so reagiert habe, wie sie es erwartet und gewünscht hätte. »Dann hat sich für mich immer das Paradies sofort mit der Hölle abgewechselt.«

Nicht der Vater war für eine aktive und sanfte frühe Triangulierung verantwortlich, sondern das Sterben der Großmutter brach die Mutter-Kind-Symbiose und überschwemmte die Mutter neu mit »affektgeladenen Bildern des Verlustes« (Schore, 2003, S. 44) und des Hasses. Der Junge erhielt den unbewussten Auftrag, keine sanfte, sondern eine durch Brutalität markierte männliche Geschlechtsidentität zu entwickeln.

Ich begann, Uwes Angst vor Nähe zu verstehen. Meine Unfähigkeit, ein Nein zu sagen, war offenbar auch Ausdruck von seiner Schwierigkeit, durch ein kohärentes Nein – nicht durch narzisstische Wut – Distanz und damit Selbststruktur zu wahren. Dann war ich verbunden mit einem Familienmythos, in dem der Dritte nur als zerstörender Aggressor empfunden wurde. Dessen Konnotationen reichten vom Aggressor, der gnadenlos vernichtet, bis zur verschmelzenden Mutter, die auflösend liebt. So wurden ein archaisch-aggressives Über-Ich und ein narzisstisch-konserviertes Ich-Ideal fixiert.

Unbewusstes Material und dessen Verbalisierung

Ohne Blickkontakt, sich unablässig am Unterarm kratzend, berichtete Uwe von einem Traum:

> Da greift ein Kampfhund meine Klasse an, so ganz mit schäumendem Mund. Das ist bestimmt meine alte Klasse in der Grundschule. Also wenn ich es nicht mache, macht es keiner, denke ich im Traum. Ich lenke den Hund ab, er verfolgt mich und er zerfleischt mich ganz. Dann liege ich in den Armen der Mutter von einem Klassenkameraden. Sie fragt mich: »Oh mein Gott, bist du tot? Bist du etwa tot?« Und ich antworte: »Ja.« Und dann bin ich aufgewacht.

In der Bearbeitung des »Kampfhund-Traumes« entwickelten sich zwei Motivstränge: Den einen kennzeichnete Uwes Angst vor Vernichtung durch eine unkontrollierte Macht von außen, den anderen eine von Uwe selbst ausgehende Gefahr, die Gefahr, außer Rand und Band zu geraten, aus seiner Haut zu fahren, wie eine wild gewordene, nicht mehr beherrschbare Kampfmaschine.

Grunberger (1991, S. 40) sieht in den »erschreckenden Gestalten, die der Träumer im Alptraum sieht, Projektionen seiner eigenen Analität«. Damit wäre der Kampfhund ein Bild der in Uwes Psyche unintegrierten triebhaften analen Mordswut. Sieht man den Kampfhund-Traum auch als einen »Selbst-Zustands-Traum« (Kohut, 1979, S. 103), ging es weniger um durch Triebwünsche verursachte Konflikte und deren projektive Lösungsmöglichkeiten als um ein verdichtetes Abbild der Angst vor unkontrollierbaren Spannungszuständen und einer Auflösung des Selbst. »Die Suizidphantasie stellt eine Lösung des Konfliktes zwischen dem Wunsch, einerseits mit der Mutter zu verschmelzen, und den sich andererseits daraus ergebenden Urängsten, dass das Selbst vernichtet wird, dar.« (Campell, zit. nach Fonagy & Target, 1996, S. 62)

Uwes Distanz, sein starres Sitzen, Nichtswollen und Blickausweichen wurden so verständlicher. Man schaut angreifenden Hunden nicht in die Augen. Denn er musste unbewusst in mir den Kampfhund sehen, der seine Vernichtung beabsichtigte, und zwar sowohl, wenn er der Versuchung erlag, mit mir narzisstisch zu verschmelzen, als auch dann, wenn er mit mir in einen triebhaften Konflikt eintreten wollte. Hier würde die ödipale Absicht von einer analen Flut hinweggespült.

Mir fielen die Augen der Mutter ein. Von ihnen gingen eine beschwörende Lähmung und eine aggressive Angriffslust aus. Schore spricht vom »Glanz in den Augen der Mutter«, der das Medium von Affektregulation und Mentalisierung fundiere. In den Augen von Uwes Mutter herrschten Zorn und Verzweiflung. Hatten diese Augen den »bedeutungsvollen Pfad der nonverbalen Kommunikation« (Schore, 2003, S. 32) der damaligen Säuglingsmutter dominiert? War damals eine Markierung des Kampfhundes entstanden? Die mütterlichen Selbstanteile mussten dann wie ein Gift in der Affektspiegelung gewirkt haben: »Du hast so zu sein, wie ich es wünsche – und dann fürchte.«

Beim »Auftragskiller-Traum« kann ich aus Anonymitätsgründen zwar auf eine erstaunlich wenig verdichtete Symbolik nicht näher eingehen, trotzdem wird auch hier die eben beschriebene Dynamik deutlich:

> Ich war ein Auftragskiller und sollte zwei Männer umbringen. In so einem Haus, das sollte neu verputzt werden, weil es darin spukte. Aber sie kamen nicht. Stattdessen kam ein dickes Kind aus dem Haus mit einem Ball. Ich weiß nicht warum, aber ich habe den Ball zerschossen, wissen Sie, so mit einem Schalldämpfer, hat nur blobb gemacht, wie in dem Killerspiel, das ich gerne am Computer spiele. Dann kam der Junge angerannt, wieder blobb – in seinem Bauch, er die Hände davor, und das Blut lief so zwischen den Händen durch. Seine Augen wurden ganz glasig. Ich habe mich schnell in einer Badewanne versteckt, weil dann die Männer kamen – aber dann –

Uwe lachte befreit auf,

> kam mein Vater und hat mich geweckt und gleich gescheucht, so dass ich den Traum vergessen habe, und jetzt kommt er wieder, aber ich bin nicht sicher, ob nicht was fehlt.

Neben den Motiven der analen Gestalten kehrten die Selbstanteile wieder, in denen sich Uwe sowohl als Täter zerstörerischer Handlung als auch als deren Opfer erkennen konnte. Der Ball des Kindes wird zerschossen und damit eine spielerische Kindheit, die Uwe sich durch seine Symptome gleichsam selbst zerschoss. Die auflachende Erleichterung Uwes schien mir dabei ein Bild zu sein, wie die ödipale Thematik auch immer wieder als befreiende Abwehrleistung des Ichs in die Grundstörung einwirken konnte. So genoss Uwe ein stärkeres Einmischen des Vaters im Laufe der Therapie als Erleichterung. Dagegen waren der mysteriöse Name und das auslösende Moment – der Auftrag – nur mit der tiefgehenden Problematik zu verbinden. Uwe erfüllte den Auftrag in der Familie und in der Schule durch ein Sich-an-den-Pranger-Stellen: die destruktiven Aspekte der Aggression auf sich zu vereinen und damit für die übrigen unschädlich zu absorbieren. Meine zusätzliche Übertragungsdeutung, dass er auch mich und die Therapie als einen Auftraggeber für die Beschäftigung mit diesen gefährlichen Affekten empfand, musste Uwe in dieser Phase der Behandlung dagegen unkommentiert lassen.

Meine Gegenübertragungsgefühle wurzelten sowohl in der Vermittlung durch meinen Patienten, als auch in Wahrnehmungen und rekonstruktiven Phantasien aus den Elterngesprächen. Halfen sie mir, Resonanzkörper für den Aufbau seiner Affektregulation zu sein, oder hinderten sie mich, als triangulierender Dritter, die Therapie voranzubringen? Auch der Vater hatte sich in der frühen Triangulierung einer sich pathologisierenden Mutter-Kind-Bindung hilflos gefühlt und aus Wut über die Zurückweisung seiner Bedürfnisse ein »faustgroßes Loch in die Tür geschlagen«. Auch in seiner Biographie gab es einen Vater, der als destruktiver Kampfhund erlebt wurde und dem es misslungen war, die in den aktuellen Elterngesprächen noch immer virulenten, desintegrierten Vernichtungsphantasien von Uwes Vater, die auf eine nachgeborene Schwester gerichtet waren, zu begrenzen.

Für Uwes Psyche hatte dies zur Folge, dass sein Über-Ich durch eine frühe Identifizierung mit diesen Selbstobjekten archaisch geprägt blieb, sowohl in seinen unreifen Gewissensverboten in Form des Kampfhundes, wie auch in seinem Festhalten an einem narzisstisch dominierten Ich-Ideal in Form einer Rückkehr in die Symbiose.

Diese Pathologie prägte auch Uwes ödipal-neurotische Entwicklung, wie folgende Sequenz verdeutlicht: Uwe brachte uns die »Nicole-Geschichte«.

»Heute Morgen, ich könnte...« – Uwe schnappt sich Stift und Blatt, beginnt zu kritzeln –, »ich könnte so ausrasten, also ich, also die letzte Stunde fiel aus, ich hatte so einen Hunger und mein Brot vergessen, ich frage herum, wer mir was leiht, und diese Tussy, obwohl die Geld hat, gibt mir nichts, ich bin so wütend. Als sie mal draußen ist, gehe ich an ihr Portemonnaie und nehme mir drei Euro. Gehe weg und kaufe mir was. Und dann hat mich eine Schlampe oder irgend so ein Hurensohn verraten. Wenn ich die erwische, dann bringe ich sie um.«

Uwe stand das erste Mal überhaupt vom Tisch auf. Er lief wie ein Tiger im Zimmer herum, badend in den Phantasien, was er mit der Petze machen wird. Wir verstanden die Wut auf die Petze, welche keine Gnade vor Recht gehen ließ und eine der zahlreichen sogenannten »Missbilligungen« durch den Schulleiter hervorrief, als Abwehr und kamen zu der, die nicht freiwillig gab. Uwe formulierte Sätze wie: »Immer macht sie mich fertig. Ich bin immer nett und sie, sie macht mich immer zum Trottel! Alles kriegt sie von mir, und dann will ich mal was, und dann...« Er brüllte: »Ich bin nur ein Stück Scheiße für sie. Wissen Sie, das Gefühl, Scheiße zu sein, also das breitet sich in mir immer aus wie die Pest.« Seine Wut ließ ihn »aus der Haut fahren«, seine Hände griffen orientierungslos hierhin und dorthin. »Wissen Sie, die Wut kommt, wenn ich meine, es gerade erreicht zu haben, und dann ist es doch weg. Sie müssen mit mir spielen! Sonst kann ich nicht weitermachen!«

Doch unsere Arbeit hatte Fortschritte gemacht. Ich war mutiger geworden, traute mich nun, die narzisstische Aufwertung durch mein Mitspielen zu versagen. Wir suchten Worte und Bilder für die Verquickung ödipaler und präödipaler Anteile. Auf der Hand lag der ödipale Wunsch beim Griff in das Portemonnaie des Mädchens als Symbol für die sexuellen Wünsche gegenüber der Mutter. In diesem Fall *wollte* sein Ich sich nicht zurückhalten. Es folgte dem Lustprinzip und überschritt das ödipale Verbot. Diese pubertäre Auffrischung des neurotisch-infantilen Konfliktes konnte aber nicht den Druck – nicht den Kampfhund, nicht das Aus-der-Haut-Fahren – ausreichend erklären. Uwe benahm sich, als sei sein

Leben schon vor der ödipalen Kastration bedroht gewesen. Dass ihm das Brot verweigert wurde, hatte einen vernichtenden Charakter. Hier ging es um Leben und Tod. Hier *konnte* Uwes Ich nicht verzichten. Aus diesem präödipalen Nicht-verzichten-Können gewann die Sicht auf die ödipale Unlust des Nicht-verzichten-Wollens ihre Schärfe und Unerbittlichkeit. Hier lag der panische Druck, der sein Ich nicht synthetisch funktionieren ließ, hier lag die Ursache, warum es zwischen Affekt und Handeln keinen Zwischenraum gegeben hatte, in dem die Chance eines Abwägens hätte entstehen können.

Dass sich an »die Petze« solch heftige Affekte knüpften, ließ neben der ödipalen Über-Ich-Deutung noch eine andere Deutung zu. Die Petze war der Störenfried einer Versorgungsszene mit oral getöntem Mundraub. Uwe hatte seinen frühen Vater nicht als hilfreichen Dritten erlebt, der die Dyade mit der Mutter schützte und damit zu einem wirklichen alternativen Bezugsobjekt wurde, sondern als einen Kampfhund, dem die eigene Befriedigung vorenthalten wird. So litt Uwes Ich in der dargelegten Szene nicht nur am Verzicht auf das süße Brot der ödipalen Bedürfnisbefriedigung, sondern auch an der Vorenthaltung der Anerkennung als lebensnotwendigem Brot des Objektes, um sein Gesicht zu behalten, das Gesicht seines Selbst. In diesem Sinne könnte man »die Petze« auch als externalisiertes Über-Ich ansehen, das eben nicht durch seine Forderung nach Triebverzicht, sondern durch seine Entfremdung als unkontrolliertes Selbstobjekt dem Ich narzisstischen Schaden zufügt. Unfähig geworden, Integration oder Empathie zu nutzen, verfiel Uwes Psyche in einen »interaktiven Stress« (Schore, 2003, S. 52). Sie griff zur narzisstischen Wut, um die Reste von Struktur zu erhalten.

Wir arbeiteten dann an Wortvorstellungen für körperliche Empfindungen und Affekte. Wir versuchten darin, Uwes Selbst zu sehen. Sein Ich beeindruckte durch die Fähigkeit, anschauliche Bilder zu geben. So brachte er einen Comic mit, in dem ein Sohn in Stresssituationen zu einem von Hass überfluteten Monster wurde, weil er nach seiner Geburt mit »Vatergift« infiziert worden war. Uwe sah sich als jemand, der offenbar mit einem »Deppen-Gen« geboren wurde. Es sei ihm auf die Stirn geschrieben: »Verachte mich, hasse mich!« Wir konnten verstehen, dass Uwe diese unintegrierten Selbstanteile – vom ursprünglichen Affekt entkleidet – wie eine Behinderung erlebte, eine seelische Behinderung, die sich stets auch körperlich in Form einer Dissoziation seines Körperbildes äußerte. Beim Schulsport wurde er immer als Letzter ausgewählt. Und eigentlich verstand er die Klassenkameraden recht gut. Auch Uwe traute seinem Körper nichts zu und empfand ihn selbst als Feind. Oft tauchte eine Unklarheit auf, was eigentlich von ihm gefordert wurde. Seine »relative Unfähigkeit, ein Objekt auf der kognitiven oder psychologischen Ebene wahrzunehmen« (Fonagy & Target, 1996, S. 57), führten zu einer entwaffnenden Empathielosigkeit für den Zustand des Anderen und des eigenen Selbst. Stattdessen suchte Uwes Psyche körperliche Repräsentationen für die Affekte oder entlud sie durch aggressives Abreagieren.

Das Zentrum der Anklage: die Mutter. Sie war das Objekt, das die ohnmächtige Wut am schnellsten hervorbringen konnte. Er klagte über die Gnadenlosigkeit und Härte und beschrieb sein Verhältnis zur Mutter: »Mein größtes Problem ist, dass sie viel fordert und so wenig gibt.« Der in der Behandlung immer wieder auftauchende Ekel war mit der Mutter assoziiert. Ich empfand ihn weniger als Reaktionsbildung libidinöser Wünsche, sondern mehr als einen unkontrollierten aggressiven und körpernahen Affekt. Uwe beschreibt das so: »Manchmal weiß ich gar nicht, was zuerst da ist, dass ich mich ekele, weil ich hasse, oder dass ich hasse, weil ich mich ekle.«

Wir untersuchten die »Schlampe«, die Uwe verbal so schnell, so automatisiert herausflog. Unter der dünnen ödipalen Wut, dass die Mutter es mit dem Vater hält, verbarg sich die Verzweiflung über eine Eigenart von Schlampen. Sie zeigen Gefühle falsch oder spiegeln sie kontaminiert mit egoistischen Motiven. Wir bearbeiteten seine Entwertung der Eltern, und er fasste zusammen: »Ich kann nicht sagen, dass meine Eltern gut sind. Wenn meine Eltern mich nicht wollten, dann hätten sie mich eben nicht bekommen sollen.« Als ich meinte, das klänge traurig, flüsterte Uwe: »Ja, kann sein, ich bin eben eine Zecke. Ah, wie widerlich, nicht wie ein Stich und dann weg, sondern so rein, unter die Haut, mit dem Kopf festsaugen, ah nein«, er schüttelte sich, »das ist so eklig! Ja, ich bin eine Zecke, die man nur mit der Zange Jugendamt loswird.«

In solchen Sequenzen gab Uwe uns einen Einblick, was unter der hyperaggressiven und narzisstischen Abwehr lauert: die Gefahr der Depression. Gegen sie kämpfte sein Ich mit den Insignien eines tiefen Ambivalenzkonfliktes, mit extremer Nähe und eisigem Alleinsein. Dies entsprach der Spanne zwischen archaischem Über-Ich und narzisstischem Ideal. Dieses Ideal war, von beiden Eltern bedingungslos geliebt zu werden, ohne Vorbehalte, ohne Erziehung, ohne Konflikte. »Dies ist eine außerordentlich befriedigende Position, und ihre zweifache Versagung (durch beide Eltern, Anm. T. H.) erweckt im Kind eine spezifische Aggressivität von besonderer Heftigkeit« (Grunberger, 1991, S. 195). Dass die Psychotherapie durch die Milderung dieser Kluft eine eigene, aktive Zange der Separation sein könnte, wurde nur langsam zu einem Teil von Uwes Hoffnungen. Das Abklingen des Hautaufkratzens könnte ein Hinweis für die erweiterte Integrationsfähigkeit seines Ichs darstellen. Würde diese lange und mühsame Arbeit an der Verbindung zwischen Selbst, Objektbildern und den Affekten eine Wirkung zeigen? Würde mich Uwe aus der idealisierenden Übertragung loslassen können und sich in eine konflikthafte trauen?

Szenische Übertragung und Strukturaufbau

Uwe ging – was inzwischen gewohnter war – im Raum herum. Er kümmerte sich scheinbar nicht um mich, so wie auch ich eine neue Freiheit genoss: Gedanken nachzuhängen, die nicht unmittelbar mit der konkreten Szene zu tun hatten.

In der Stunde eines nachfolgenden Patienten klingelte dann einmal ein Wecker in der Elternsitzgruppe, und in unserer nächsten Stunde zog sich Uwe mit etwas zum Lesen von mir zurück.

> Nach einer Weile des Schweigens sagte ich: »Da war etwas in unserer letzten Stunde.«
> Uwe betont uninteressiert: »Was denn?«
> »Du hast mich überlistet und den Wecker gestellt.«
> »Ach das«, antwortet er, dem Vorgang Nebensächlichkeit verleihend, und vertiefte sich wieder in seine Lektüre.
> Nach einer Pause meinte er spitz: »Und hat er geklingelt?«
> »Hast du eine Idee, was dich bewog, ihn zu stellen?«
> »Nein, nur so.«
> »Deine Klingelstörung wollte, dass ich an dich denke, auch wenn du nicht da bist. Ich komme deshalb darauf, weil du doch immer gesagt hast, hier bei mir brauchst du nicht zu provozieren und auszurasten, weil ich doch nichts von dir will.«
> »Das stimmt doch auch.«
> »Es stimmt bis zu dem Punkt, an dem du die Regeln unserer Arbeitsweise verletzt.«
> »Jetzt heulen Sie nicht gleich.«

In einer anderen Stunde ging Uwe noch einen Schritt weiter. Er hatte, was ihm unangenehm schien, meinen Teppich durch seine Schuhe beschmutzt. Er steigerte sich in eine Phantasie, was er noch alles mit dem Teppich gemacht hätte, wenn ich sein Lehrer wäre, was ich ja – »und da hätte ich verdammtes Glück« –, Gott sei Dank, nicht sei.

Ab diesem Zeitpunkt hatte ich einen Jugendlichen in Therapie. Uwe, der bis dahin stets pünktlich gewesen war, verspätete sich, schimpfte über den Zeitaufwand und fragte, wie lange das hier noch weitergehen sollte. Er konnte Worte finden, um seinem Ärger über meine Interventionen und Deutungen Luft zu machen – ohne in Hass und Verachtung verfallen zu müssen. Offenbar war der Kampfhund in mir durch seine Rücknahme des Selbstobjektes kleiner und ungefährlicher geworden. Symbolisiert wurde diese neue Phase wieder durch Uwes Veränderung im Raum. Er lag nun meist auf der Couch, während ich den Platz am Tisch beibehielt. Er war mir nahe gekommen und musste wieder weg.

Um die Autonomieentwicklung des nun 14-Jährigen zu unterstützen und zu symbolisieren, beendete ich in Absprache mit dem Patienten und seinen Eltern deren begleitende Stunden. Ich machte diesen Vorschlag, damit Uwe Ereignisse aus seinem Alltag nicht mehr bewusst oder unbewusst durch seine elterlichen Boten überbringen lassen konnte. Er musste nun davon ausgehen, dass ich allein Kenntnisse haben konnte aus dem, was er selbst in unsere Stunden brachte.

Folgerichtig tauchte nun immer öfter Material auf, in dem Uwe uns bekannte Konflikte mit den Eltern auf Gleichaltrige übertragen hatte. Jedoch rutschte er nicht mehr sofort in die Rolle des am Pranger Stehenden, fand einen Zwischenraum, in dem er über andere nachdenken durfte und über sich selbst: »Wie merkt man, ob man schwul ist?«

Seine Angst, schwul zu sein, stellte sich in der Bearbeitung heraus als eine Vermischung phasengerechter homosexueller Wünsche und einer frühen Angst, impotent oder kastriert zu sein. Uwe beschreibt seine Angst als ein »den Schwanz abgeschnitten und in den Arsch geschoben«-Bekommen. Wieder zeigten sich die Auswirkungen einer frühen Kastrationsangst mit analer Befriedigung und Demütigung. Ich erinnerte ihn an seine Vorsicht und Distanz zu mir, wenn er auf mich den Vater übertrug, den, wie er gesagt hatte, »Gewalttätigen hinter der Mutter«. Uwe meinte daraufhin: Das sei jetzt nicht mehr so, er erlebe jetzt ganz eigene Konflikte mit dem Vater und spüre, dass jener selbst eine Art Aggressionsbombe sein könne. Auf der anderen Seite hatte ihn der Vater zu einem Konzert mit seiner Lieblingsband eingeladen. Im Durcharbeiten des Zusammenhanges einer veränderten Beziehung zum Vater einerseits und der Bedeutung, die jetzt die Gleichaltrigen bekommen hatten, andererseits, ging ich auf die Trennungsangst und seine – nun mutiger gewordene – Selbstständigkeit ein.

Uwe fragte nach einer Weile des Schweigens: »Heißt das Emanzipation oder Separation?«
Ich: »Bei Emanzipation fallen mir die Frauen ein.«
Uwe: »Oh Gott hören Sie auf! Ist meine Stimme eigentlich im Laufe der Zeit hier tiefer geworden?«
Ich: »Warum fragst du?«
Uwe: »Weil ich es immer gehasst habe, wenn die Anrufer sagten: Ach Frau… (Name der Mutter). Da hätte ich ins Telefon springen können. Manchmal habe ich mich deshalb besonders patzig gemeldet.«
Ich: »Ich finde, du fasst gerade unsere ganze Arbeit in wenigen Sätzen zusammen.«

Uwe konnte nun seine Befürchtung beschreiben, dass in jedem Mann in Wirklichkeit eine Frau steckt. Er habe von einem transsexuellen Mann gelesen, der habe daraus Wirklichkeit gemacht. Ich erinnere an unsere Überlegungen, dass er immer die Nähe zur Mutter gesucht habe und dann immer Angst gehabt habe, er löse sich als Junge auf. Es sei doch dann blöd, meint ein nachdenklicher Patient, dass immer die Frauen die Kinder bekämen. Ich stimmte ihm zu, dass es Realitäten gäbe: Die Mutter im Kind bleibe auch die Frau im Mann. Das sei ein Problem der Jungen.

Wir konnten in dieser Phase besser verstehen, was es mit der Aggressionsbombe – dem neuen Wort für Kampfhund – auf sich hatte. Der Vater, die Lehrer – stets hatte Uwe mit diesem provokativen Test sich vergewissern wollen, dass er es wirklich mit Männern zu tun habe. Und er selbst hatte sich durch den eigenen Kampfhund in affektiven Notsituationen immer wieder seiner Männlichkeit vergewissern und sie wiederherstellen wollen.

Auf die weitere, am Neurotischen orientierte Arbeit, die den zweiten Teil der Behandlung bestimmte, kann ich hier nicht ausführlich eingehen.

Uwe selbst legte den Schwerpunkt auf den Weg dorthin – eine Erfahrung, die ich nicht nur in der Arbeit mit Uwe mache. Wenn erst mal der analytische Weg – für Affekte und Handlungen Worte zu finden – deutlich geworden ist, die Art den gerissenen Faden wieder zu knüpfen, ziehen die Patienten ihre eigenen Schlüsse und machen ihre Therapie fast selbst. So kam der Patient zum Beispiel auf den Zusammenhang von seiner Wut auf türkische Jugendliche, die stets dem ritterlichen Kampf Mann gegen Mann aus dem Weg gingen und die »Sippe« einspannten, mit seiner Verzweiflung, nicht alleine zwei Elternteile, sondern mit diesen Eltern auch deren ganze Biographie, also die ganze Sippe, aufgebürdete bekommen zu haben. Das schien mir gerade für Uwe im Hinblick auf die Bedeutung der Geschwisterkonflikte in den Ursprungsfamilien symbolisch.

Abschließende Überlegungen zum Patienten

Durch eine idealisierende Übertragung knüpfte mein Patient eine Verbindung zu den Rissen in seiner Grundstruktur und machte sich deren Bedeutung für aktuelle Konflikte bewusst. In der analytischen Kinderpsychotherapie erzwingt und fördert das Setting die nonverbale und affektregulatorische Arbeit, was bei Patienten, deren Konflikte und Störungen in der Regel entwicklungsbedingt stärker von narzisstischen Aspekten geprägt sind, sinnvoll ist. Wir haben es häufig mit narzisstischen Mechanismen zu tun, die mit genitaler Objektsuche verwechselt werden können.

Schore sieht in »einem früh sich entwickelnden rechtsorbitalen Ichideal eine affektregulierende Struktur« im Gegensatz zu einem »sich später entwickelnden links-dorsolateralen Gewissen« (Schore, 2003, S. 268). Uwes Ich konservierte ein narzisstisches Ichideal, um es als früh triangulierendes Übergangsobjekt nutzen zu können, bzw. regredierte durch eine gestörte Wiederannährungsphase auf diesen narzisstischen Modus. Daraus ergaben sich affektive Störungen der Selbstgrenzen und in deren Folge eine Instabilität der Geschlechtsidentität und deren dissoziale Restitutionsversuche. Dem Patienten gelang es im Laufe der gemeinsamen Arbeit, idealisierte oder dämonisierte Aspekte der Primärbeziehungen auf neue Objekte konflikthaft zu übertragen und so einer neurotischen Arbeit zuzuführen. Affekte blieben nicht, wie in den Kritzeleien, mitgeteilt oder brachen durch, sondern konnten vom Ich kompetenter contained werden. Diese Stärkung der Ich-Grenzen – ermöglicht durch einen gnadenvolleren Abgleich zwischen Über-Ich und Ichideal – ließ einen größeren Verzicht auf die narzisstischen Selbstobjekte zugunsten einer Investition in äußere und als eigenständig erlebte und akzeptierte Objekte zu.

Grundsätzliche Gedanken zur dissozialen Entwicklung bei männlichen Jugendlichen

In unseren Praxen haben wir es bei jungen oder adoleszenten männlichen Patienten häufiger mit einer dissozialen und mentalen Symptomatik zu tun. Sie gehen in der Regel mit Problemen der Affektregulation und einer Selbstwertproblematik einher. Ich sehe darin die Folgen einer transgenerativen Zerstörung von Triangulierung. Die Generation der Väter versagt bei einer Sicherheit gebenden Struktur des Geschwisterneides ihrer Kinder. So fixiert sich in der mittleren Generation ein Hass auf den Dritten, der als zerstörendes Geschwister und nicht als sichernder Vater erlebt wurde. Das daraus entstandene unintegrierte Selbstobjekt der Eltern führt in der dritten Generation zu präödipalen Störungen der frühen Ich- und Identitätsentwicklung.

Im dissozialen Regelverstoß als Folge des Hasses liegt sowohl die Erinnerung an eine frühe Identität als Aggressor als auch eine Möglichkeit der männlichen Identitätsentwicklung. Denn in der Regelabweichung, als gnadenvolles Kompromissangebot im analen Machtkampf, liegt eine väterlich-männliche Identitätschance.

Das Problem eines Jungen wie Uwe ist es, dass nicht die Persönlichkeit des Vaters, sondern die Wut und der Hass triangulierende Aufgaben zum präödipalen Selbsterhalt übernehmen. Dann bekommt der Regelverstoß, weil er noch nicht auf eine integrierte und gefestigte Regelverinnerlichung aufbaut, seine zerstörerische, destruktive Qualität – für die Anderen und für das Selbst. Dann wird der, der eigentlich um Gnade bittet, selbst gnadenlos.

Jungen wie Uwe finden keinen Weg aus der Zwangsversorgung hin zu einer spezifisch individuell unterscheidbaren männlichen Identität. Vielmehr verbindet sich eine individuelle Pathologie des männlichen Nachwuchses mit der Pathologie einer Gesellschaft. Die Konsumgesellschaft ist die Gesellschaft der Geschwister, die sich nicht aus der Abhängigkeit der Versorgung lösen können und im Neid zerfleischen und entindividualisieren. Die Geschwistergesellschaft kennt keine Gnade. Sie besitzt keine Leitungsfiguren mehr, die die Autorität hätten, eine solche durchzusetzen, denn auch diese leiden unter einem analen Über-Ich, sind selbst Teil der Geschwistergesellschaft geworden.

So hat mein Patient in seiner stets beteuerten Aussage, er könne hier sein, weil ich nichts von ihm wolle, mehr Recht gehabt, als ich dies zu Beginn verstand. Sah ich es als Abwehr einer Beziehung, die Affekte verursacht, so konnte ich zum Ende der Behandlung erkennen, dass es genau das war, an was es Uwe in seiner frühen Entwicklung mangelte – ein Objekt, das Struktur sichert und nichts kaufen oder verkaufen will.

Literatur

Ahlheim, R. & Müller-Brühn, E. (1992). Elternarbeit als Erweiterung des analytischen Bezugsrahmens. In Biermann, G. (Hrsg.). *Handbuch der Kinderpsychotherapie*. München/Basel: Ernst Reinhardt.

Fonagy, P. & Target, M. (1996). Den gewalttätigen Patienten verstehen: der Einsatz des Körpers und die Rolle des Vaters. In *Geschlecht und Gewalt*. Göttingen/Zürich: Vandenhoeck & Ruprecht.

Grunberger, B. (1991). *Vorm Narzißmus zum Objekt*. Frankfurt a. M.: Suhrkamp.

Hirsch, M. (1989). *Der eigene Körper als Objekt*. Berlin: Springer.

Kernberg, O. F. (1996). *Schwere Persönlichkeitsstörungen*. Stuttgart: Klett-Cotta.

Kohut, H. (1979). *Die Heilung des Selbst*. Frankfurt a. M.: Suhrkamp.

Schore, A. N. (2003). *Affektregulation und die Reorganisation des Selbst*. Stuttgart: Klett-Cotta.

Michael Günter

Thrills and Regressions revisited
Welche Träume träumen wir im Zeitalter elektronischer Medien?

Odyssee im Weltraum – Space oddity

Im November 1969 wurde David Bowies Studioalbum *Space Oddity* veröffentlicht. Bowie bezog sich mit diesem Song auf Stanley Kubricks Science-Fiction-Film aus dem Jahr 1968 *2001: Space Odyssey*, auf deutsch *2001: Odyssee im Weltraum* und erlangte mit diesem Song seinen musikalischen Durchbruch. Genau zwischen diesen beiden Veröffentlichungen gelang es Menschen, mit der Raumsonde Apollo 11 am 21. Juli 1969 um 3.56 Uhr mitteleuropäischer Zeit erstmals den Mond zu betreten. Ich erinnere mich selbst noch, wie ich als kleiner Junge zu diesem Ereignis in der Nacht aufbleiben durfte und diese Mondlandung im Fernsehen verfolgte. Stanley Kubricks Film war ein Meilenstein der filmischen Tricktechnik und beschäftigte sich zugleich sehr tiefgründig mit den Verheißungen und der Bedrohlichkeit der menschlichen Entwicklung. Er spielte mit dem Gedanken, dass etwas Fremdes, von weit außerhalb aus dem Weltraum Kommendes die menschliche Entwicklung voranbringen könnte. Zugleich spielte er in vielfältiger Weise mit einem Thema, das Michael Balint in seinem Buch *Angstlust und Regression* von 1959 ausgeführt hatte: mit der Frage, wie man angesichts eines Höhenfluges von Entwicklung Verlässlichkeit und Sicherheit schaffen kann. Dabei liegt der Akzent in Kubricks Film und mehr noch in David Bowies *Space Oddity* auf der philobatischen Erlebens- und Organisationsweise und formuliert vor allem ihr Grunddilemma. Der Supercomputer Hal 9000, ein unfehlbares Objekt, das angesichts der unwirtlichen Weiten des Weltraums absolute Sicherheit und Verlässlichkeit – eine oknophile Fantasie – vermittelt, erweist sich als trügerisch. Er mutiert zu dem gefährlichen Objekt, das der Philobat in seinen Fantasien fürchtet und zu vermeiden sucht, denn es zerstört »die Harmonie der grenzenlosen, konturlosen Weiten« (Balint, 1959, S. 57). Indem es Bowman – der Name weist auf eine zentrale technische Errungenschaft des Menschen hin – gelingt,

Hals höhere Funktionen manuell abzuschalten, kann er sich mit Hilfe eines spektakulären Flugs durchs All retten.

David Bowie nimmt diese eindrucksvolle philobatische Grundströmung des Filmes auf und spitzt sie so weit zu, dass Major Tom, der Protagonist seines Songs, sich am Ende vollkommen dem »ozeanischen Gefühl« hingibt.

David Bowie: *Space Oddity*

Ground Control to Major Tom
Ground Control to Major Tom
Take your protein pills and put your helmet on
Ground Control to Major Tom
Commencing countdown, engines on
Check ignition and may God's love be with you
Spoken:
Ten, Nine, Eight, Seven, Six, Five, Four, Three, Two, One, Lift-off
This is Ground Control to Major Tom
You've really made the grade
And the papers want to know whose shirts you wear
Now it's time to leave the capsule if you dare
This is Major Tom to Ground Control
I'm stepping through the door
And I'm floating in a most peculiar way
And the stars look very different today
For here
am I sitting in a tin can
Far above the world
Planet Earth is blue
And there's nothing I can do
Though I'm past one hundred thousand miles
I'm feeling very still
And I think my spaceship knows which way to go
Tell my wife I love her very much (she knows!)
Ground Control to Major Tom
Your circuit's dead, there's something wrong
Can you hear me, Major Tom?
Can you hear me, Major Tom?
Can you hear me, Major Tom?

Can you hear...
am I floating round my tin can
Far above the Moon
Planet Earth is blue
And there's nothing I can do.

(www.lyric.lyricfind.com)

Visuelle und Bildmedien

Wir leben also, so möchte ich etwas zugespitzt sagen, im Zeitalter des Philobatismus. Michael Balint machte sich im dritten Teil seines Buches Gedanken dazu, wie diese Entwicklung kulturhistorisch und sozialpsychologisch zu verstehen sei. »Langsam bahnte sich ein Wandel an, der immer mehr Zuschauer zu aktiven Mitspielern werden ließ; diese Entwicklung begann fast unmerklich in der Mitte des 19. Jahrhunderts – denken wir an den Beginn des Alpinismus als Liebhaberei – und nahm seither ständig an Bedeutung zu« (Balint, 1959, S. 91). Nur am Rande erwähnt Balint eine sehr bedeutsame Quelle des Aufblühens des Philobatismus in heutiger Zeit:

> »Ich habe in dieser Abhandlung mehrfach darauf hingewiesen, dass der Oknophile nicht schaut, dass er es gar nicht kann, weil er seinen Objekten so nahe als möglich sein oder, wenn Gefahr droht, die Augen schließen und den Kopf wegwenden muss. Der Philobat hingegen kann und darf schauen, weil er in der Distanz lebt und es nicht nötig hat, den Blick von einer nahenden Gefahr abzuwenden. [...] Phantasie wird – wenigstens soweit wir Analytiker sie untersuchen können – in visuellen Bildern erlebt, d. h. sie hat möglicherweise eine engere Verbindung mit dem Philobatismus als mit der Oknophilie.« (Balint, 1959, S. 101f.)

Der Oknophilie und insbesondere den oknophilen Fantasien spricht Balint zu, dass sie aus prävisuellem Material entstünden, also aus Berührungs-, Wärme-, Geruchs- und Geschmacksempfindungen, die sehr gefühlsgeladen seien. Er rückt sie damit in die Nähe dessen, was Ogden (1995) als die autistisch-berührende Position benannte.

Wenn wir uns dieser Überlegung Balints anschließen, wird meines Erachtens verständlich, dass mit dem Aufkommen der visuellen Bildmedien philobatische Abwehrpositionen einen ungeheuren Aufschwung erlebten, da die Welt der visuellen Fantasien in einer Weise stimuliert wurde, die kaum zu unterschätzen ist. Wir haben, so ist mein Eindruck, deren Bedeutung für die Veränderung der innerpsychischen Organisationsweisen und vor allem die unbewusste Organisation gegenwärtig nur in Ansätzen theoretisch durchdrungen. Balint selbst – dies sei nur am Rande bemerkt – scheint mir ebenfalls weitaus leichteren Zugang zu philobatischen als zu oknophilen Abwehrstrukturen gehabt zu haben. Wenn man sein Buch aufmerksam liest, werden die Lust und die Lebendigkeit in den Beschreibungen der philobatischen Vergnügungen unmittelbar deutlich. Während er zwar auch vor deren Übertreibungen warnt, scheint mir, dass seine Warnungen vor oknophiler Einengung des Patienten durch entsprechende Deutungen des Analytikers wesentlich gewichtiger vorgebracht werden.

Balint konzipiert Oknophilie und Philobatismus als Reaktionen auf die Entdeckung, ja, wie er sagt »die traumatische Entdeckung«, »dass es feste und unabhängige Objekte gibt« (Balint, 1959, S. 57). Diese Entdeckung zerstört eine Welt harmonischer Verschränkung, in der sich die Substanzen und das Individuum gegenseitig durchdringen. Er nimmt hier Gedanken Winnicotts zur frühen Mutter-Kind-Beziehung vorweg (vgl. u. a. Winnicott, 1960). Seiner Auffassung nach gibt es zwei Reaktionsweisen, mit denen Menschen auf diese Entdeckung reagieren.

> »Die eine besteht darin, dass man eine oknophile Welt schafft, die auf der Phantasievorstellung beruht, dass Objekte verlässlich und wohlwollend sind, dass sie stets da sein werden, wenn man sie braucht, und dass sie nie etwas dagegen haben und nie Widerstand leisten werden, wenn man sie als Stütze verwenden will. Die andere besteht darin, eine philobatische Welt zu schaffen. Sie geht auf jene Lebensphase noch vor der Erfahrung zurück, dass Objekte auftauchen und die Harmonie der konturlosen Weiten zerstören können. Objekte werden entweder als gefährliche und unvorhersehbare Zwischenfälle empfunden oder als Ausrüstungsgegenstände, die man nach Belieben aufnehmen, fallen lassen oder in einem Winkel stehen lassen kann. Diese Welt ist von einem Optimismus durchtränkt, der keine Rechtfertigung in der Welt der Tatsachen findet, der vielmehr aus der frühen Welt der primären Liebe herstammt.« (Balint, 1959, S. 57)

Balint beschreibt im Weiteren die philobatische Haltung als großartigen Versuch, zu dieser frühen Form der Objektbeziehung zu regredieren, obgleich die philobatische Haltung zunächst als sehr hoch entwickelt erscheine. Der Philobat habe die Wirklichkeit, d. h., die getrennte Existenz von Objekten angenommen (Balint, 1959, S. 67). Der Philobat kann »Objekte berücksichtigen« (*feel concern*), die von ihm entfernt sind, kann sich gelegentlich sogar um sie kümmern (*look after*) oder ist fähig, sie zu vermeiden, wenn er sie als Gefahr »betrachtet« (*considers*). Beide Funktionen – Berücksichtigung günstiger und Vermeidung gefährlicher Objekte – erfordern Fertigkeiten (Skills). Diese Fertigkeiten seien eine

Art Realitätsanpassung, denn sie erfordern, dass man die Objekte als getrennt und unabhängig anerkennt und auf magische Manipulationen der Wirklichkeit verzichtet. Balint geht so weit zu sagen:

> Diese persönliche Geschicklichkeit ist die Quintessenz des Philobatismus: Ohne Geschicklichkeit gibt es keinen Philobatismus. Das letzte Ziel des Philobaten ist indes, die Aufgabe so vollkommen und elegant zu meistern, dass das Können keinerlei Anstrengung mehr verlangt. Betrachten wir die Leistung des Philobaten von diesem Gesichtspunkt, dürfte er wohl einen Fall von Wiederkehr des Verdrängten darstellen. Nach Erlangen dieser höchsten Kunst kann sich die Wirklichkeit in eine Art Märchenland verwandeln, wo alles nach Wunsch geschieht und gar keine oder nur wenig Anstrengung vom Philobaten erforderlich wird. (Balint, 1959, S. 68)

Und weiter:

> Die anscheinend mühelose Vollendung, die wir an Kunsteisläufern, Tänzern, Schauspielern, Musikern, Turmspringern usw. bewundern, ist in unseren eigenen begrenzten Sphären auch unser Ziel; auch wir wollen beim Auto fahren, im Ballsaal oder auch nur auf dem gesellschaftlichen Parkett eine ähnliche Leichtigkeit und Sicherheit entwickeln. (Balint, 1959, S. 68f.)

Die technische Entwicklung in den letzten 150 Jahren hat uns radikal neue Möglichkeiten eröffnet, unsere philobatischen Träume in die Realität umzusetzen. Ein Alexander von Humboldt reiste fünf Jahre unter größten Strapazen, Mühen und Entbehrungen durch Amerika und wandte dafür ein Drittel seines großen Vermögens auf. Wir dagegen können heutzutage schnell einmal in wenigen Stunden hinüberfliegen, um an der Copacabana spazieren zu gehen, in der Karibik zu surfen oder in den Anden Macchu Picchu anzusehen. Wir selbst, vor allem aber die Jugendlichen von heute, bereisen die Welt in einem Ausmaß und mit einer Leichtigkeit, wie sie noch vor einem halben Jahrhundert völlig undenkbar war.

Die kulturelle und technische Revolution, die wir in den letzten 150 Jahren zunächst langsam und dann immer schneller erlebt haben, hat nicht nur den Jahrmarkt ergriffen, von dem Balint bereits berichtete, sondern auch die ganze Welt der sportlichen Herausforderungen. Viele Jugendliche sind begeistert dabei, sich Skills anzueignen, die ihnen erlauben, selbstgesteckte Herausforderungen zu meistern. Traditionelle Sportarten wie Skifahren, Snowboarden oder Windsurfen gehören ebenso zu den philobatischen Vergnügungen, denen wir heute massenweise nachgehen, wie die älteren und neueren Trendsportarten: Klettern ist ein philobatischer Höhenrausch mit gewissen oknophilen Anteilen. Das Kitesurfen, das ich gemeinsam mit meinen Kindern angefangen habe, ist ein wunderbares

Beispiel für den Wunsch, sozusagen schwerelos und mühelos, gezogen von einem Drachen, über die Wellen zu gleiten. Das Wichtigste dabei ist, den Drachen perfekt zu lenken und vorsichtig genug zu sein, Hindernisse, die in den Weg geraten könnten, also gefährliche Objekte, die auftauchen, zu meiden. Eine weitere Gefahr gilt es zu beachten: Man sollte niemals bei ablandigem Wind Kitesurfen, da sonst die Gefahr groß ist, dass man vom Wind in die dann allerdings unfreundlichen Weiten des Ozeans getrieben wird und verloren geht. Ein drittes Moment muss der Anfänger erst mühsam lernen: Wenn die Situation gefährlich wird, der Kite mich wegzureißen droht, reagiert jeder von uns reflexhaft damit, die Barre, die Stange, an der man sich hält und mit der man den Drachen lenkt, fester zu umklammern und zu sich herzuziehen, im Sinne einer oknophilen Vergewisserung, alles im Griff zu haben. Dies ist aber in gefährlichen Situationen genau das Falsche, denn dadurch gewinnt der Drache an Power und man droht, in die Luft gerissen oder fortgerissen zu werden. Man muss also lernen, genau das Gegenteil zu tun, den Stab, an dem man sich hält, loszulassen und damit den Drachen zu besänftigen.

Der Trendsport Parcour bringt diese philobatische Haltung zur Perfektion. Wikipedia definiert Parcour als

> »eine Fortbewegungsart, deren Ziel es ist, nur mit den Fähigkeiten des eigenen Körpers möglichst effizient von Punkt A zu Punkt B zu gelangen. Der Parcourläufer [...] bestimmt seinen eigenen Weg durch den urbanen oder natürlichen Raum – auf eine andere Weise als von Architektur und Kultur vorgegeben. Es wird versucht, sich in den Weg stellende Hindernisse durch Kombination verschiedener Bewegungen so effizient wie möglich zu überwinden. Bewegungsfluss und -kontrolle stehen dabei im Vordergrund. Parcour wird deshalb auch als ›Kunst der effizienten Fortbewegung‹ bezeichnet.« (www.wikipedia.org/wiki/parcour)

Ein letztes aktuelles Beispiel zeigt allerdings auch in dramatischer und tragischer Weise die Realitätsverleugnung, die bei aller Realitätsanpassung im Detail mit der philobatischen Haltung einhergeht: Es gab vor Kurzem ein schweres Lawinenunglück mit 16 toten Sherpas am Mount Everest. Die Herausforderung und Faszination einer Besteigung des höchsten Gipfels der Erde beruht seit Langem auf einer Illusion, die industriell vermarktet wird. Man bezahlt 30.000–120.000 Dollar dafür, dass die Sherpas nicht nur sämtliche Ausrüstungsgegenstände einschließlich der Sauerstoffflaschen, Zelte und Verpflegung für die Betreffenden hochschleppen, sondern auch die Pisten werden in wochenlanger Arbeit von den nepalesischen Sherpas für die Bergsteiger so präpariert, dass ein einigermaßen gefahrloser Auf- und Abstieg möglich wird. Auf diese Weise kann mehr oder weniger jeder sich dem »Thrill« stellen, auf den Mount Everest zu gelangen. Die Kosten dafür bezahlen immer wieder Sherpas mit ihrem Leben, wobei nicht verschwiegen werden soll, dass auch Touristen zu Tode kamen. Insgesamt starben bisher über 200 Menschen bei der Besteigung des Mount Everest.

Ich komme noch einmal auf ein zentrales Charakteristikum des Philobatismus zurück, wie es von Michael Balint bereits beschrieben wurde. Der Philobatismus beschäftigt sich mit den freundlichen Weiten und hängt daher vor allem mit dem Gesichtssinn zusammen, der, sogar mehr noch als das Gehör, der Sinn des Menschen ist, der uns die Ferne erschließen kann. Von daher kann es kaum verwundern, dass die eingangs geschilderten kulturellen Veränderungen eng mit einer weiteren technischen Revolution zusammenhängen und durch diese stimuliert wurden: durch die Erfindung der Bildreproduktion und die dadurch ermöglichte massenhafte Verfügbarkeit von Bildmaterial im ersten Schritt und durch die im zweiten Schritt erfolgende Verlebendigung der Bilder in Film und Fernsehen und schließlich – im dritten Schritt – durch die Möglichkeit, diese Bilder mit Einführung der internetbasierten Medien und ihrer Darstellungs- und Spielmöglichkeiten selbst zu manipulieren. Jeder dieser Schritte hat meiner Überzeugung nach mit der Schaulust auch den Philobatismus stimuliert und uns neue Möglichkeiten des Thrills eröffnet. Insbesondere das Aufkommen des Films und seine zunehmende Perfektion ermöglichen uns das Eintauchen in fantastische Welten, in denen das Wechselspiel zwischen Welteroberung und Bedrohung durch auftauchende böse Objekte in unendlicher Variation narzisstischen Genuss aus der Meisterung von Angst und Schrecken verspricht. Das Wagnis, fremde Welten zu erobern, gelingt hier mühelos vom Kinosessel oder vom Wohnzimmer aus. Die Skills, die man sich in den zuvor beschriebenen abenteuerlichen Aktivitäten noch mühsam erwerben musste, werden hier sozusagen frei Haus geliefert: Wir verfolgen die Protagonisten mit den Augen und identifizieren uns mit ihren manchmal übernatürlichen Fähigkeiten. Wir erregen uns an den Gefahren und sind zutiefst erleichtert, wenn unsere Helden sie gemeistert haben. Entspannt und angeregt verlassen wir das Kino und richten uns wieder zufrieden in unserer wahrscheinlich ein bisschen oknophil gefärbten Alltagswelt ein.

Auf diesem Prinzip beruhen nicht nur Sience-Fiction, Fantasy, Grusel- und Horrorfilme, Krimis und Abenteuergeschichten – der Begriff des Thrillers hat nicht umsonst eine derart breite Anwendung erfahren –, sondern dies ist auch der Reiz der großen TV-Shows, die von Massen und insbesondere von Jugendlichen konsumiert werden. Es geht bei den großen Shows überwiegend um artistische Höchstleistungen oder um die Herausforderungen der »großen Welt«. Die große Welt und ihre Herausforderungen kommen ins Wohnzimmer, der Genuss entsteht ebenso sehr daraus, dass es sich bei den Mitspielern um normale Menschen wie du und ich handelt, mit denen wir uns identifizieren können, wie darum, dass die Gefahren, denen man sich stellt, schlussendlich, bis auf wenige unglückliche Unfälle, beherrschbar sind. Die narzisstische Identifikation wird noch dadurch gesteigert, dass ich in Identifikation mit den Protagonisten sozusagen mühelos über die erforderlichen Skills verfüge. Und wenn das Ganze scheitert, bin ich nicht selbst betroffen, sondern das Geschehen wird auf einem mehr oder weniger virtuellen Spielfeld ausgetragen.

Wenn man beispielsweise die Geschichte von *Germany's Next Topmodel* unter diesem Gesichtspunkt verfolgt, so habe ich den Eindruck, dass die Komponente des Thrills, der virtuellen Gefahren, denen die Mädchen ausgesetzt werden, beispielweise indem ihnen scheinbar gefährliche oder ekelhafte Tiere wie Schlangen oder Spinnen auf die Haut gesetzt werden oder indem sie an Kränen hängend 30 Meter über dem Erdboden schwebend fotografiert werden – mit Ausnahme der letztjährigen Staffel (2014) –, jedes Jahr bedeutsamer und ausgefeilter wird (vgl. auch Günter, 2013).

Dabei werden die Schnittfolgen immer schneller, was, wie schon Walter Benjamin in seiner berühmten Arbeit *Das Kunstwerk im Zeitalter seiner technischen Reproduzierbarkeit* (1974) ausführte, zu einem vollkommen veränderten Rezeptionsverhalten führt. Durch die permanente Veränderung der Bilder werde der Assoziationsablauf dessen, der die Bilder betrachtet, ständig unterbrochen. »Darauf beruht die Chokwirkung des Films, die wie jede Chokwirkung durch gesteigerte Geistesgegenwart aufgefangen sein will.« In der anschließenden Anmerkung entwickelt Benjamin 1936 (Jahr der Erstveröffentlichung in der *Zeitschrift für Sozialforschung* in französischer Übersetzung) aus einer völlig anderen Perspektive eine ganz ähnliche Auffassung, wie Balint in seinem Buch (Balint, 1959): »Der Film ist die der gesteigerten Lebensgefahr, der die Heutigen ins Auge zu sehen haben, entsprechende Kunstform. Das Bedürfnis, sich Chokwirkungen auszusetzen, ist eine Anpassung der Menschen an die sie bedrohenden Gefahren.« (Benjamin, 1974, S. 503) Dieses Aufsuchen der Schockwirkung und die resultierende Rezeption in der Zerstreuung, wie sie prototypisch im Film erfolge, sei ein Symptom einer tiefgreifenden Veränderung der Sinneswahrnehmung. Der Zuschauer rezipiert somit in der Zerstreuung, folglich wird in der Sprache Balints die Bindung an Objekte noch geringer und die philobatische Haltung verstärkt sich.

Philobatismus und Internet

Mit dem Aufkommen der Internetspiele tritt noch ein weiteres Moment hinzu: Ich gewinne eine unglaubliche Reichweite, indem ich die Maus betätige oder mit einem Fingerdruck auf eine Taste ein Geschoss auslöse, das das gefährliche Objekt vernichtet. Ich identifiziere mich mit meinem virtuellen Protagonisten, meinem Avatar, den ich elektronisch steuere und der oft mit fantastisch anmutenden Kräften ausgestattet ist. So vervielfachen sich meine Möglichkeiten, der Mensch wird zum »Prothesengott«, um einen Ausdruck Freuds in *Das Unbehagen in der Kultur* (1930) zu benutzen. Die Faszination, die davon ausgeht, mich in fremden Welten scheinbar mühelos bewegen zu können und mit fantastischen Kräften ausgestattet zu sein, wird exemplarisch an einer ganz anderen Diskussion deutlich: ferngesteuerte Drohnen, die, ohne Gefahr für den Lenker, eine ungeheure Zerstörungskraft entfalten können. Ich möchte nicht infrage stellen, dass es notwendig ist, eine politische Diskussion über damit aufgeworfene Fragen von Legalität, von Legitimität und von Ethik zu führen. Ich möchte allerdings darauf hinweisen, dass die Diskussion darüber meines Erachtens durch einen mächtigen unbewussten und irrationalen Unterton geprägt ist, der unbedingt bewusst gemacht werden sollte. Es geht aus meiner Sicht ebenso sehr um Fragen der Ethik, Legitimität und Legalität derartiger Vorgehensweisen, wie um eine viel tiefer reichende: Was machen wir mit der Faszination, die eine solche Waffe mit einer derartigen Reichweite auslöst? Verführt sie uns nicht, uns dem Thrill hinzugeben, in ferne gefährliche Gefilde vorzustoßen und die bösen Objekte zu vernichten, gerade deswegen, weil die Gefahr so virtuell wird, weitaus virtueller noch als die Gefahr auf der Schiffschaukel des Jahrmarkts.

Zurück zu den Spielen im Internet: Es wird also verständlich, dass derartige Spiele Faszination erregen, einen Thrill bieten und daher für Jugendliche, deren Aufgabe es ist, sich die Welt zu erobern, Gefahren ins Auge zu sehen und heil daraus hervorzugehen – insbesondere für männliche Jugendliche – höchst attraktiv sind. Dies ist nicht nur verständlich, sondern diese Beschäftigung mit den Weiten der virtuellen Welten und mit gefährlichen virtuellen Objekten bietet meiner Überzeugung nach auch Möglichkeiten, sich der Herausforderung des Erwachsenwerdens zu stellen, die nicht schlechter und nicht besser als die früherer Zeiten sind. Wir sollten nicht denken, dass es besser wäre, zum guten alten Indianer- und Cowboyspiel mit Pfeil und Bogen im Gebüsch zurückzukehren – auch das ein Spiel mit dem Wechsel zwischen faszinierenden fremden Welten und auftauchenden gefährlichen Objekten, die mit Hilfe der Skills unschädlich gemacht werden. Auch wenn wir die sinnlich-haptische Qualität dieser Spiele vermissen und hierin vielleicht eine Verarmung der Erlebnismöglichkeiten sehen mögen, sind sie nicht geeigneter oder regen besser die Fantasie an als die heutigen Vergnügungen in fantastischen virtuellen Welten vor dem Bildschirm. Diesen haptisch-sinnlichen Erfahrungswelten wird im Übrigen heutzutage in vielfältiger Weise in den oben genannten sportlichen Betätigungen Raum gegeben.

Sexuelle Betätigung Jugendlicher im Internet

Ich möchte mich im zweiten Teil meiner Arbeit darauf konzentrieren, anhand einiger Fallbeispiele darzulegen, was passiert, wenn diese Prozesse entgleisen. Ich will mich hierbei spezifisch auf die Auseinandersetzung mit Sexualität im Internet konzentrieren und dabei aufzeigen, welche Funktion diese Beschäftigung mit Sexualität in der virtuellen Welt für Jugendliche haben kann. Auch wenn ich mich mit Entwicklungen beschäftige, die zu pathologischen Entgleisungen führten, soll dies nicht heißen, dass ich sexuelle Aktivitäten von Jugendlichen im Internet grundsätzlich als gefährlich oder negativ ansehe. Ich muss allerdings einräumen, dass die Freizügigkeit und Heftigkeit der Wortwahl in stark sexuell getönten Chats, wie sie viele Jugendliche heute führen, für jemanden wie mich, der aus einer anderen Zeit kommt, in der die Scham, über Sexuelles zu sprechen, noch wesentlich ausgeprägter war, manchmal nahezu schockierend erscheint. Wenn wie selbstverständlich gechattet wird, »ich fick dich heute noch«, »willst du meinen lutschen«, um nur zwei Beispiele von unendlich vielen zu nennen und aus dem Kontext klar wird, dass gar keine intime Partnerbeziehung zwischen den beiden besteht, habe ich zumindest Mühe, mich in diese Situation hineinzuversetzen. Doch auch da dürfte es den Betreffenden vor allem um den Thrill gehen, Dinge auszusprechen, ohne dass das Objekt wirklich anwesend ist und ohne in Gefahr zu geraten, dies real auch umsetzen zu müssen. Es geht, so gesehen, also um die Eroberung unbekannter Welten, in denen möglicherweise Gefahren drohen, jedoch mit der Rückversicherung einer freundlichen Distanz, wie sie die Kommunikation über das World Wide Web bietet.

Fallvignetten

Johannes[1]

Johannes hatte im Alter von 15–16 Jahren Kontakt zu Mädchen im Alter zwischen zehn und 16 Jahren über das Internet aufgenommen. Er selbst gab sich überwiegend als Mädchen aus und veranlasste die Mädchen, mit denen er chattete, sich vor der Webkamera auszuziehen und sexuelle Handlungen an sich vorzunehmen. Er kündigte dann an, Mitschnitte dieser Handlungen bzw. ihrer Geschlechtsteile ins Internet zu stellen und zu veröffentlichen, und wollte so die Mädchen zu weiteren sexuellen Handlungen bei sich selbst veranlassen. Insgesamt schädigte er auf diese Weise mindestens 150 Chatpartnerinnen, wobei er mir gegenüber angab, dass etwa ein Drittel der Mädchen auf seine entsprechenden Aufforderungen beziehungsweise Drohungen hin mitgemacht hätten. Der Thrill, den er bei diesen Internetaktivitäten empfunden habe, ergab sich seinen Äußerungen zufolge zunächst aus der sexuellen Befriedigung. Im Weiteren habe er aber bemerkt, dass die Mädchen alles machten, was er von ihnen wollte. Ab da sei es nicht mehr nur um sexuelle Befriedigung gegangen, sondern auch um Befriedigung der Macht. Das habe ihn verleitet, weiterzumachen.

Johannes hatte insbesondere auch von den Mädchen verlangt, sich große Gegenstände in Scheide und Anus einzuführen oder die Finger in Scheide oder Anus einzuführen und danach abzulecken, was hängengeblieben war. Derartiges, so räumte er beschämt auf Nachfrage ein, erregte ihn sexuell. Auf die Frage, warum er diese Praktiken nicht real mit Mädchen umgesetzt habe, äußerte er, dass er diesbezüglich eine Hemmschwelle gehabt habe. In der direkten Begegnung hätte die Betreffende ihn ja persönlich gekannt, was ihm peinlich gewesen wäre. Peinlich sei, dass er derartige sexuelle Fantasien habe und sich daran errege. Reizvoll sei für ihn auch gewesen, dass die jüngeren Mädchen unerfahren seien. Er konnte also in ein unerforschtes Gebiet, ein »jungfräuliches« Territorium eindringen. Michael Balint hat bereits darauf aufmerksam gemacht, dass erstaunlich häufig die Vokabel »jungfräulich« benutzt werde, um die philobatischen Thrills zu bezeichnen (Balint, 1959, S. 21). Daneben sprach Johannes davon, dass die jungen unerfahrenen Mädchen leichter manipulierbar seien und er dadurch eine Machtposition habe.

Ich konnte eruieren, dass er insgesamt relativ unbeholfen und schüchtern Mädchen gegenüber war. Er hatte es trotzdem irgendwann gewagt, einem Mädchen,

1 Namen und biografische Details wurden aus Diskretionsgründen verändert. Die Fallvignetten Markus und Jeremy wurden bereits in Günter (2014) unter einem etwas anderen Gesichtspunkt diskutiert.

die im selben Verein mit ihm war und mit der er über Jahre eine sehr enge freundschaftliche Beziehung gepflegt hatte, zu eröffnen, dass er sie liebe. Er sei von ihr abgewiesen worden, was für ihn einen fürchterlichen Schlag bedeutet habe, und es habe von da an einen Bruch zwischen ihnen gegeben, sodass sie lange Zeit überhaupt nicht mehr miteinander redeten. Eine große Rolle dürfte auch gespielt haben, dass die oben geschilderten Fantasien von ihm selbst als pervers erlebt wurden und daher heftige Gefühle der Scham auslösten. Umso mehr suchte er eigene Fantasien von Demütigung und Unterlegenheit durch Macht und Verfügungsgewalt über andere auszugleichen. Dies bereitete ihm, mehr als die sexuelle Erregung selbst, den Thrill.

Markus

Markus war gerade 15 Jahre alt, als er des sexuellen Missbrauchs von Kindern und der Verbreitung kinderpornografischer Videos angeklagt wurde. Er hatte, als er 14 Jahre alt war, einen angeblich 15-Jährigen in einem Chatroom kennengelernt. Schnell war man über sexuelle Themen ins Gespräch gekommen. Der Chatpartner fragte Markus über seine sexuellen Wünsche, insbesondere auch seine Masturbationspraktiken, aus und stellte ihm in Aussicht, dass er ihm sexuelle Kontakte mit seiner 16-jährigen Cousine vermitteln könne. Er schickte ihm Nacktbilder dieser angeblichen Cousine, die offenbar, was Markus gar nicht bemerkte, verschiedene, meist deutlich ältere Mädchen darstellten und aus dem Internet heruntergeladen waren. Er drängte Markus dazu, seinerseits Nacktbilder und Videos von sich selbst, vor allem aber von seiner elfjährigen Schwester zu schicken. Markus gab dem Drängen nach und fertigte nach und nach mehrere Videos von seiner nackt tanzenden Schwester an, wobei er teilweise auf den Bildern auch selbst mit erigiertem Penis zu sehen war. Die Schwester, so stellte sich heraus, machte bei diesen Spielen und Videoaufnahmen bereitwillig mit, nachdem er ihr Zugang zu Computerspielen versprochen hatte. Was Markus in seiner Naivität nicht ahnte, war, dass der angeblich 15-Jährige tatsächlich 32 Jahre alt und offenbar pädophil war. Er hatte in den sich über Wochen hinziehenden intensiven Chats Markus immer wieder eindringlich nach dessen Sexualpraktiken befragt und ihn massiv bedrängt, diese Videos aufzunehmen und sexuelle Praktiken durchzuführen, was Markus schlussendlich misstrauisch gemacht hatte. Er hatte daraufhin den Kontakt abgebrochen, nachdem er allerdings zuvor einige Sexvideos per Internet übersandt hatte.

Das Ganze wurde erst einige Monate später zufällig bekannt, nachdem Markus auf seiner Facebookseite vage angedeutet hatte, dass er einen Amoklauf begehen könne. Als daraufhin die Polizei seinen Rechner beschlagnahmte und durchsuchte, wurden die Videos gefunden.

Hintergrund der Geschichte war, dass Markus sich seit Langem schwer tat, Freunde zu finden und kaum in die Gleichaltrigengruppe integriert war. Er konnte mit deren altersgemäßen sexuellen Themen wenig anfangen. Außerdem war er aufgrund seiner Kontaktschwäche seit zwei bis drei Jahren zum Mobbingopfer eines Klassenkameraden geworden, was ihn zunehmend unter Druck setzte und schließlich zu dieser Äußerung auf Facebook veranlasst hatte. Die Kontaktaufnahme mit dem vermeintlich kaum Älteren im Internet war ihm im Hinblick auf seine angstvoll besetzten sexuellen Wünsche und Bedürfnisse daher wie ein Lichtblick erschienen. Er sah die Chance, endlich auch sexuelle Kontakte zu einem Mädchen entwickeln zu können, und ließ sich daher mit erstaunlicher Naivität auf die Forderungen des Chatpartners ein. Daneben spielte bei den eindeutig als entwürdigend zu bezeichnenden Videoaufnahmen der Schwester eine Rolle, dass diese nicht nur bereitwillig mitmachte, sondern von ihm als sehr viel kompetenter, lebhafter und in der Familie anerkannter erlebt wurde. Er formulierte im Verlauf der Begutachtung mehrfach, dass sie die ganze Familie tyrannisiere und alles erreiche, was sie wolle. Er fühlte sich unterlegen und als derjenige, dessen Bedürfnisse nicht durchsetzbar seien. Die eindeutig aggressive Komponente seiner Handlungen der Schwester gegenüber war vor diesem Hintergrund zu verstehen.

Auch Markus begab sich auf unbekanntes, gefährliches und faszinierendes Terrain in der illusionären Gewissheit, dass das gut ausgehen werde. Die Anonymität des Internets ermöglichte ihm eine Ausarbeitung sexueller Fantasien und die teilweise Erfüllung sexueller Wünsche. Die Möglichkeit, Beziehungen über das Internet wesentlich distanzierter zu gestalten, erzeugte weit weniger Ängste, als dies im realen Leben der Fall gewesen wäre. Im Kern ermöglichte dies somit, sich der Gefahr des Unbekannten auszusetzen, und erlaubte ihm die Fantasie einer sexuellen Potenz und damit das Erleben, dass er, wie andere auch, in altersentsprechenden Beziehungsaktivitäten kompetent sei. Genau dies war in seinem realen Leben permanent infrage gestellt. Die Gefahr einer Beschämung durch reale Objekte war hier so evident, dass es ihm unmöglich erschien, seine sexuellen Wünsche in der realen Begegnung umzusetzen. Er flüchtete in die freundlichen Weiten des Internets, in eine illusionäre Realität, aus der er erst heraustrat, als die Forderungen des Chatpartners danach, dass er Videos von sich selbst übersenden solle, auf denen er mit sexuellen Praktiken gezeigt werde, ihm zu bedrängend wurden. Er realisierte an dem Punkt, dass der Betreffende massiv eigene sexuelle Interessen verfolgte und musste, so würde ich aus der Perspektive des Philobatismus, der freundlichen Weiten, formulieren, zur Kenntnis nehmen, dass die bedrohlichen Objekte ihn auch in den Weiten des Internets einholen.

Jeremy

Eine ähnliche Problematik, nur mit noch schlimmeren Folgen charakterisierte die sexuellen Straftaten Jeremys. Der 20-jährige Jeremy war in desolaten Verhältnissen aufgewachsen. Die Mutter war von weither nach Deutschland migriert und trotz ihres langjährigen Aufenthaltes in Deutschland von der hiesigen Lebensrealität völlig überfordert. Die Wohnung glich einer Müllhalde, Jeremys Mutter war mehrfach wegen ihrer psychischen Erkrankung Wochen bzw. Monate in stationärer Behandlung gewesen, wobei unklar war, wer in diesen Zeiten für Jeremy gesorgt hatte. Der leibliche Vater war sehr früh aus dem Leben von Mutter und Sohn verschwunden. Es bestand ein loser Kontakt zum Stiefvater, der sehr positiv besetzt war. Er war in der frühen Schulzeit über mehrere Jahre der wichtigste stabilisierende Faktor in Jeremys Leben gewesen. Die Mutter wurde dagegen von Jeremy sehr in Schutz genommen und idealisiert. Es war überdeutlich, dass er es sich zur Aufgabe hatte machen müssen, für das Wohlbefinden und die psychische Stabilität der Mutter zu sorgen. Diesen Belastungen war er auf Dauer nicht gewachsen, sodass er seit vielen Jahren zunehmend dissozial abgeglitten war. Er hatte nicht nur den Schulbesuch eingestellt, sondern war häufig nachts mit Freunden unterwegs, um Feste zu feiern oder Einbrüche zu begehen. Das aus dem Verkauf der erbeuteten elektronischen Geräte gewonnene Geld verbrauchte er vorwiegend für Kleidung, Alkohol und Essengehen in Schnellrestaurants.

In einer Sommernacht war er mit einigen Freunden etwas außerhalb der Stadt auf einem Fest gewesen und hatte Einiges getrunken. Er lief danach frühmorgens mit einem Freund mehr als eine Stunde nach Hause. Als beide sich trennten, entschloss er sich, in der Straße, in der er wohnte, in ein Gebäude einzubrechen. Er setzte sich dort jedoch, wie er dies, wenn er die Gelegenheit dazu hatte, immer wieder einmal tat, an den in der Wohnung vorgefundenen Laptop und sah sich über einen Zeitraum von ca. eineinhalb Stunden pornografische Internetseiten an. Er rief in dieser Zeit ca. 600 Adressen auf. Ich hatte Gelegenheit, diese Adressen stichprobenartig zu überprüfen. Es fanden sich einerseits Sexseiten mit nackten Frauen in vielfältigen Variationen, andererseits in geringerer Zahl auch so genannte Ninja-Sex-Seiten mit pornografischen Comics mit einer gewissen Gewaltkomponente. Während dieser eineinhalb Stunden stellte er einige elektronische Geräte zum Abtransport bereit.

Es kam schließlich dazu, dass die Besitzerin der Wohnung gegen 6.00 Uhr morgens in die Wohnung zurückkam und ihn dort überraschte. Er versuchte noch, sich hinter einer Tür zu verstecken. Als sie ihn sah, fiel er jedoch über sie her und vergewaltigte sie mehrfach in verschiedenen Positionen und an verschiedenen Orten in der Wohnung. Jeremy selbst konnte sich seine Handlungsweise nicht erklären und gab an, dass dies wohl aus seiner Alkoholisierung heraus geschehen sei. Er habe sonst keinerlei sexuell gewalttätige Fantasien gegenüber Frauen. Er habe auch häufig wechselnde Freundinnen und keinerlei Schwierigkeiten, eine Freundin zu finden und zu sexuellen Kontakten zu kommen. Seine letzte Freundin, mit der er etwas länger zusammen war, hatte sich allerdings kurze Zeit vorher von ihm getrennt, so dass er, wie er angab, seither nur den einen oder anderen One-Night-Stand gehabt habe. Dort in der Wohnung hatte er auch noch seine Facebookseite aufgerufen und aktualisiert, weil er zu Hause keinen Internetzugang habe und so die Gelegenheit nutzen wollte.

Auch bei Jeremy zeigte sich, ähnlich wie bei Markus, eine Nutzung des Mediums Internet zur Befriedigung narzisstischer Bedürfnisse und zur Umsetzung sexueller Fantasien und Wünsche. Hier lag der Akzent eher darauf, dass er Gefühle von Einsamkeit und Verlorenheit, vermutlich auch depressive Ängste, dass alles in seinem Leben keinen Sinn habe, durch die scheinbaren Kontaktmöglichkeiten, die das Internet bot, vielleicht präziser noch durch das Eintauchen in eine illusionäre virtuelle Welt, zu kompensieren und abzuwehren suchte.

Man kann spekulieren, dass er in dem Moment, in dem er durch das Eintreten der Wohnungsbesitzerin überrascht und aus einer illusionären philobatischen Welt gerissen wurde, heftige aggressive Momente, die aus der erwähnten konflikthaften Beziehung zur Mutter rührten, nicht mehr unter Kontrolle halten konnte. Die ganze Wut und der Hass, die vermutlich eigentlich der Mutter galten, wurden nun an der ihn aus der Illusion einer heilen und sexuell befriedigenden Welt herausreißenden Wohnungsbesitzerin ausgelebt. Zugleich war auch er, der sich zuvor in einer philobatischen Illusion bewegte, mit einem in seine Welt eintretenden Objekt, das ihm plötzlich bedrohlich nahe kam, konfrontiert. Dieser subjektiv empfundenen Gefahr des Herausgerissenwerdens aus seiner philobatischen Welt und des Eintretens eines bedrohlichen Objekts begegnete er mit heftigen Straftaten: Er bemächtigte sich des Objekts, unterwarf es und raubte ihm so jegliche Eigenständigkeit. Man könnte dies als Umkippen in einen oknophilen Exzess ansehen.

Ein Fazit aus diesen drei Fallvignetten könnte also lauten: Die elektronischen Medien erlauben Jugendlichen, sich in sexuell befriedigende illusionäre Welten zu begeben und darin Konfliktlösungsstrategien zu erproben. Ich habe hier

Beispiele gewählt, bei denen diese unbewusste Strategie überwiegend zu einem Scheitern führte. Das hängt mit der Pathologie der Betreffenden, die sich in diesen Szenen verdichtete, zusammen, während bei diesen Jugendlichen die spielerische Freiheit, die diese Welten anzubieten vermögen, großenteils verlorenging. Es besteht für mich aber kein Zweifel, dass erfolgreiches Probehandeln, das in diesen Welten entwickelt und erarbeitet werden kann, eher die Regel als die Ausnahme ist. Insofern haben die elektronischen Bildwelten an sich, vor allem aber in ihrer Einbindung in lebendige Auseinandersetzungen in der Peergroup eine wichtige Funktion für die Integration sexueller und aggressiver Partialtriebe oder, anders formuliert, für die Entwicklung der Adoleszenten von der infantilen Sexualität zur erwachsenen sexuellen Identität erlangt.

Die Faszination des philobatischen Weltkonzepts und seine Gefahren

Ich habe in dieser Arbeit meine Auffassung dargelegt, dass wir heute durch die technischen Revolutionen, die wir erlebt haben, nicht zuletzt durch die technische Revolution der universellen Verfügbarkeit von Bildmedien und des dadurch ermöglichten Zugriffs auf illusionäre philobatische Welten, in einem Zeitalter des Philobatismus leben. Damit tun wir uns vielleicht an manchen Punkten etwas schwer. Ich hoffe aber, deutlich gemacht zu haben, dass dies auch Chancen für die Entwicklung unserer Jugendlichen bietet. Auch wir Erwachsenen wollen die dadurch entstandenen Möglichkeiten, Thrill, Lust und Befriedigung zu empfinden, aber auch, wie Balint dies als dialektische Situation beschrieb, die zeitweise Regression in eine Welt voller Harmonie nicht missen. Wir haben ein philobatisches Weltkonzept, von dem Balint sagt:

> Das philobatische Weltkonzept ist so wirklich eine seltsame Mischung. Ein Bestandteil der Mischung ist die genaue Anpassung an die äußere Welt, die hartnäckige Anstrengungen, mühsame Aufmerksamkeit auf Einzelheiten und vor allem scharfe Selbstkritik erfordert. Die andere Komponente ist die Hingabe an die unwirkliche Phantasie, die annimmt, es bestehe dort Freundlichkeit, wo tatsächlich nur Gleichgültigkeit herrscht. Die zugrunde liegende Phantasie ist wahrscheinlich die, dass abgesehen von ein paar unglücklichen Zufällen die ganze Welt eine Art liebende Mutter sei, die ihr Kind sicher in den Armen hält, oder, phylogenetisch gesehen, ein strukturloses Meer, das in grenzenlosen Weiten dieselbe freundliche Umwelt bietet. (Balint, 1959, S. 71)

Wer wollte diese Weltsicht gerne zugunsten eines oknophil geprägten Klammerns an den Alltag verwerfen?

Dennoch ist es richtig, auch die Gefahren, die sich aus dieser Haltung ergeben, wenn sie nicht ständig kritisch reflektiert wird, im Auge zu behalten. Exemplarisch habe ich an den drei Fallvignetten, die mit sexuellen Straftaten im Internet zu tun haben, einen Bereich der Gefährdung skizziert, der entstehen kann, wenn wir uns allzu weit von der sicheren Basis entfernen und in den Weiten der elektronischen Bildmedien verlieren.

Unsere Aufgabe als Kinderanalytiker ist es, uns der Faszination dieser Welt zu öffnen und einzuräumen, dass auch wir ihr nur allzu gerne erliegen. Unsere Aufgabe ist es auch, uns darum zu bemühen, deren Funktion für die uns anvertrauten Kinder und Jugendlichen zu verstehen und nicht vorschnell zu denken, wir wüssten schon, um was es sich handelt. Wir haben große Mühe, diese Phänomene und ihre psychische Bedeutung mit unseren klassischen psychoanalytischen Konzepten zu erfassen. Ich bin überzeugt, dass Balints Beitrag in *Thrills and Regressions*, der wohlgemerkt von 1959 stammt, uns in diesem Verständnis sehr hilfreich sein kann.

Schließlich bleibt am Ende, wenn man sich intensiver mit diesen Dingen beschäftigt, vielleicht doch die Erkenntnis, dass die Formen der Umsetzung, die technischen Möglichkeiten und die Reichhaltigkeit des Materials, sich gewandelt haben mögen und dadurch auch die Fantasie um ein Vielfaches mehr stimuliert wird, als dies in früheren Zeiten der Fall war. Dennoch spricht manches dafür, dass die Irrfahrten des Odysseus vor 2.700 Jahren genau die gleichen psychischen Fragen thematisierten: die Frage, wie wir mit der traumatischen Erkenntnis zurechtkommen können, dass die Harmonie der Einheit mit dem Objekt zerbrochen ist und dass dem Objekt eine eigenständige Existenz zuerkannt werden muss; die Frage, wie wir Neues wagen, fremde Welten erobern können, ohne uns einsam und verlassen fühlen zu müssen; die Frage, wie wir uns in philobatischen Welten zurechtfinden und wie wir den Verlockungen der Objekte, sei es die Zauberin Circe, seien es die Sirenen, seien es Scylla und Charybdis widerstehen können und wie wir es bewerkstelligen können, nicht von den Objekten verschlungen zu werden. Die Frage ist aber auch, wie wir es schaffen, nicht in den philobatischen Welten verloren zu gehen wie Major Tom. Odysseus hatte seine Gefährten und kehrte am Ende nach langer Irrfahrt nach Hause zurück. Er wurde von der Göttin Athene, der Göttin des Wissens und der Weisheit beschützt, die allerdings – das ist bemerkenswert – niemals eine Beziehung einging.

Literatur

Balint, M. (1959). *Angstlust und Regression. Beitrag zur psychologischen Typenlehre*. Stuttgart: Klett-Cotta. [Engl.: (1959). *Thrills and Regressions*. London: Hogarth.]

Benjamin, W. (1974). Das Kunstwerk im Zeitalter seiner technischen Reproduzierbarkeit. In ders.: *Gesammelte Schriften* (Bd. I.2, S. 470–508). Frankfurt a. M.: edition suhrkamp.

Freud, S. (1930a). Das Unbehagen in der Kultur. *GW* XIV, S. 419–506.

Günter, M. (2013). Das Spiel in der virtuellen Welt. Affektabwehr, »milde Narkose« oder Symbolisierung? *Analytische Kinder- und Jugendlichen-Psychotherapie*, *157*, 123–142.

Günter, M. (2014). Die Sexualisierung des Lebens in der virtuellen Welt. Erregung, Abwehr der bedrohlichen »sinnlichen Strömung« und Selbstvergewisserung in fantastischen Welten. *Kinderanalyse*, *22*, 258–280.

Ogden, T. H. (1995). *Frühe Formen des Erlebens*. Wien: Springer.

Winnicott, D. W. (1960). The Theory of the Parent-Infant Relationship. *Int. J. Psychoanal.*, *41*, 585–595.

Susanne Benzel

Selbstverletzungen und die Bedeutungen des Körpers in der Adoleszenz[1]

Der Körper aus entwicklungstheoretischer Sicht

Die Bedeutung und der Umgang mit dem Körper im »Hier und Jetzt« sind Ausdruck intersubjektiver (taktiler) Erfahrungen, die sich über den Lebensverlauf einprägen, jedoch in ihren Auswirkungen zukunftsoffen bleiben und Möglichkeitsgrade der Transformation einschließen. Die feinen Verästelungen der Körperwahrnehmung sowie des eigenen Körpererlebens haben ihre Wurzeln in den frühen Erfahrungen mit den primären und nahestehenden Bezugspersonen (vgl. Gerisch, 2009, S. 124). Beginnend im Mutterleib ist die Entwicklung des menschlichen Körpers konstitutiv intersubjektiv und je nach Alter und biopsychosozialem Entwicklungsstand von einem Primärobjekt graduell abhängig. Dieser Umstand wird von Winnicott treffend ausgedrückt: »›There is no such thing as a baby‹ – meaning that if you set out to describe a baby, you will find you are describing a *baby and someone.*« (Winnicott, 1954, S. 137, Herv. i. O.) Vor allem in den ersten Lebensjahren erscheint die Interaktion zwischen den Bezugspersonen und dem Kind als eine vorwiegend körperbasierte, die sich im günstigen Fall durch zärtliche Berührungen beim Stillen, Wickeln oder Baden des Kleinkindes ausdrückt. Eine filigrane Abstimmung zwischen dem Kind und der primären Bezugsperson hängt von deren Sensitivität ab, die Signale des Kindes wahrzunehmen, zu deuten und adäquat zu reagieren, um eine somatische Unter- oder Überstimulierung zu vermeiden (vgl. King & Richter-Appelt, 2009, S. 114; Fonagy et al., 2004). Neben dem zugewandten Blick und der freundlich-markierenden Stimme und Mimik schaffen in dieser Altersphase insbesondere die stimulierenden körperlichen Berührungen einen Entwicklungsraum, in dem sich das Kind gehalten fühlen kann.

1 Überarbeitete und erweiterte Fassung eines Vortrags, gehalten auf der Joseph Sandler Psychoanalytic Research Conference 2017: »Adoleszenz in einer Welt der Risiken. Forschung und Praxis im Dialog«, Frankfurt a. M. Der Artikel basiert auf der Publikation: Susanne Benzel (2019): *Die Bedeutung des Körpers bei Selbstverletzungen junger Frauen. Eine adoleszenztheoretisch-biografische Analyse*. Wiesbaden: Spinger VS. Zu den ausführlichen Falldarstellungen siehe ebd.

Der kindliche Körper ist dabei Bezugspunkt sowohl für Mutter und Vater durch die Ernährung, Pflege und Berührung als auch für das Kind. Reagieren die Eltern bei den körperbasierten Handlungen, wie beispielsweise beim Wickeln, unzureichend fürsorglich, einfühlend oder gar ablehnend, wirken sich diese Bindungsantworten auch auf die Beziehung des Kindes zu seinem Körper aus: Die »Berührung wird zur Botschaft [le massage devient un message]« (Anzieu, 1998, S. 59). Außerdem vermitteln die unausgesprochenen somatisch transportierten und daher vielmals latenten mütterlichen oder väterlichen Botschaften Geschlechterbilder. Die körperbasierte Interaktion ist gefärbt von den Vorstellungen und Phantasien der Mütter und Väter über ihr eigenes Geschlecht und das andere, über Sexualität, Tabuisierungen und den damit einhergehenden Begrenzungen und Möglichkeiten (vgl. Flaake, 2004, S. 47f.).

Zur Ausdifferenzierung des Körperselbst bedarf es eines signifikanten Anderen, aus dessen Blick, Spiegelung und Berührung sich die Körperwahrnehmung sowie der einzigartige Zugang zum eigenen Körper konstituieren. Die erste Herauslösung des Eigenen aus der psychischen Einheit mit der Mutter erfolgt auch durch die Besetzung der eigenen Körperregionen sowie durch Grenzerfahrungen, die vor allem über die Haut via Berührungen vermittelt werden (vgl. Anzieu, 1998). Der Säugling erlebt zunächst seine Gliedmaßen wie Arme und Beine als nicht beeinflussbare Objekte der Außenwelt; erst durch die sukzessiv erfahrbare Manipulation von Armen und Beinen kommt es zu einer psychischen Aneignung (vgl. Gerisch, 2006, S. 141). Mit zunehmender Entwicklung überlassen die Eltern die Verantwortung und Versorgung des Körpers dem Kinde. Besonders für die Herausbildung des Körperselbst sind Erfahrungen, welche die eigenen Körpergrenzen markieren, unabdingbar, um sich der leiblichen Präsenz gewiss zu werden und zunehmend Konturen einer Ganzheitsvorstellung zu entwickeln. Im Humboldt'schen Sinne kann insbesondere für das erste Lebensjahr eines Kindes der Körper als Tor zur Welt hervorgehoben werden, über den wesentliche Explorationserfahrungen sinnlich vollzogen werden. In diesem Bild sind Berührungen Mittler zwischen Ich und Welt – zwischen dem Selbst und dem Anderen (vgl. Küchenhoff, 2007).

Die Art und Weise, wie der eigene Körper erlebt, betrachtet und bewertet wird, ist das Ergebnis der intersubjektiven Körpererfahrungen, die auch als Spuren im Gehirn repräsentiert sind und aus welchen heraus sich das Körperbild als mentale Repräsentation des Körpers formt (vgl. Küchenhoff, 2008, S. 18f.)[2]: »Das Körperbild ist eine phantasmatische Repräsentation, ist wegen seiner fantasieabhängigen Qualität dynamisch und wandelbar, es ist affektiv hoch aufgeladen.« (Küchenhoff

2 Das Körper-Gedächtnis reicht dabei bis in die vorsprachliche Zeit zurück (vgl. King & Richter-Appelt, 2009, S. 113; Küchenhoff & Agarwalla, 2012, S. 13).

& Agarwalla, 2012, S. 19f.) Die in der Wahrnehmung des eigenen Körpers hinterlassenen Spuren von frühen Objektbeziehungserfahrungen und den damit verbundenen Geschlechterbildern bleiben Ausgangspunkt für die mit zunehmendem Alter und erweitertem Beziehungsradius im Zuge des Sozialisationsprozesses angereicherten Beziehungserfahrungen. Seismographisch werden zukünftige Berührungen mit anderen Personen anhand der Vorerfahrungen eingeordnet, gleichzeitig können Niederschläge der primären Körpererfahrungen, auch insbesondere in der Phase des adoleszenten Umbruchs, transformiert werden.

In der Adoleszenz werden gerade das kindliche Körperbild sowie das zusammenhängende psychische Selbstverständnis durch die körperlichen Veränderungen in Unruhe gebracht. Der Körper beginnt mit der Ausprägung der sekundären Geschlechtsmerkmale und dem erwachten sexuellen Begehren förmlich aufdringlich zu werden (vgl. King, 2002, S. 93). In dieser Aufdringlichkeit bietet sich der adoleszente Körper geradezu als Austragungsort für Konflikte an (vgl. King, 2003). Der Körper wird durch Sport moduliert, er wird kreativ, schrill oder gar abstoßend verkleidet, er wird riskiert, ausgehungert oder eben verletzt (vgl. King & Benzel, 2019, S. 4; Flaake, 2019). Je konflikthafter die biographische Ausgangslage, je unsicherer das Identitäts- und Selbstwertgefühl, desto mehr inszenieren und manipulieren Adoleszente ihren Körper. In der Adoleszenz stehen Jugendliche vor der Anforderung, den sich verändernden Körper psychisch erst neu anzueignen. Die Art und Weise, wie die körperlichen Veränderungen bewältigt und schließlich in das Selbstbild integriert werden können, hängt maßgeblich von der Qualität der bisherigen Objektbeziehungserfahrungen ab. Das bedeutet auch umgekehrt: Die Art und Weise, wie der Körper verwendet wird, gibt Aufschlüsse auf die verarbeiteten Erfahrungen mit den Primärobjekten.

Auf welche Weise die Verwendung des Körpers mit den Beziehungserfahrungen zu signifikant Anderen zusammenhängt und welche Funktion dabei selbstverletzenden Handlungen zukommt, soll anhand von zwei Fallbeispielen veranschaulicht werden.

Falldarstellungen

Die Fallbeispiele stammen aus einer empirischen Studie mit dem Ziel, die psychische und soziale Bedeutung des Körpers bei jungen Frauen mit selbstverletzenden Handlungen in biographischer und adoleszenztheoretischer Perspektive zu untersuchen (vgl. Benzel, 2019). Mittels einer qualitativen Forschungsstrategie wurden narrativ-biografische Interviews geführt und mit einer Methodentriangulation aus dem szenischen Verstehen (vgl. Lorenzer, 1970, S. 104ff.) und der Sequenzanalyse (vgl. Oevermann et al., 1979) ausgewertet. Insofern liegt der Fokus in den folgenden Falldarstellungen auf Interaktionen, welche als Szenen gefasst werden. Diese umfassen drei Interaktionsebenen: (1) die Ebene der Objektbeziehungsdynamiken, (2) die Ebene der Verwendung des Körpers im Sinne einer Interaktionsform mit dem Körper sowie (3) die Ebene der Interviewdynamik zwischen Forscherin und Interviewten. Es handelt sich um eine analytische Trennung von sonst verwobenen Interaktionsformen, welche szenenübergreifend ins Verhältnis gesetzt werden, um latente Beziehungs- und Handlungsfiguren zu rekonstruieren.

Notwendig für die Rekonstruktion des latenten Gehalts einer Szene ist die Analyse von Erzählform und -inhalt, also die Frage: *wie wird was* erzählt? Aber auch die Frage: Was wird nicht erzählt? (vgl. King, 2004, S. 51) Auf das Unaussprechliche verweisen auch die Abwehrformen in den einzelnen Szenen.

Mareike – Schmerz: »Des is auf jeden Fall nichts, wovor ich Angst habe«[3]

Mareike ist zum Zeitpunkt des Interviews 20 Jahre alt und befindet sich im Studium. Sie ist Einzelkind, ihre Eltern sind beide Akademiker*innen. Die Selbstverletzungen beginnen im Alter von 17 Jahren für die Dauer von circa einem Jahr mit der Frequenz von etwa ein- bis zweimal wöchentlich. Es wurden keine psychotherapeutische Behandlung oder Beratungsangebote von ihr in Anspruch genommen, um die selbstverletzenden Handlungen zu beenden. Von diesen ablassen konnte sie ihrer Begründung nach durch die Entdeckung von Sport als einem Ersatzmittel.

Kindheit

Bereits zu Beginn des Interviews zeichnet Mareike ein Bild von sich in ihrer Kindheit, in dem die Abwesenheit anderer Menschen, insbesondere ihrer Eltern, deutlich wird. Mareike erscheint alleine und unverbunden. Dabei mutet die naturverbundene Bebilderung ihrer Kindheit in einer dörflichen Idylle wie eine Verhüllung der Einsamkeit an.

In der Beziehung zum Vater zeigt sich ein konspiratives Bündnis im Schatten der berufsbedingt abwesenden Mutter, in dem weniger die kindliche psychische Verfassung und Bedürfnisse von Mareike bedacht werden als dessen eigene Wünsche.[4]

---

3 Alle personenbezogenen Angaben, welche auf die Identität der Interviewten verweisen, wurden anonymisiert.

4 Für die Lesbarkeit wurde in den Interviewauszügen auf die Zeichen für die Intonation, Interjektionen und Pausen verzichtet.

> »Also das war eigentlich schon seit der Grundschule so, dass ich sehr gerne Computer gespielt hab. Dafür is mein Vater auch n bisschen verantwortlich ((lacht)), der hat irgendwann ein Computerspiel mit nach Hause gebracht. Das is n Spiel, wo man so n Charakter steuern kann und Monster tötet und so. Und das haben wir dann immer zusammen gespielt, aber meine Mutter durfte nichts davon wissen, weil ich immer viel zu spät im Bett war dadurch ((lacht)). Und sie is halt immer um halb elf nach Hause gekommen, von der Arbeit, also ziemlich spät, und ich wusste immer genau, wenn ich ihr Auto gehört hab, dann musst ich ganz schnell in mein Bett rennen ((lacht leicht)).«

Die Nähe zum Vater ist geprägt durch dessen Interesse an Computerspielen. Das besagte Computerspiel ist aufgrund der gewalthaltigen Inhalte nach dem Jugendschutzgesetz ab 16 Jahren freigegeben. In Anbetracht einer noch nicht ausgeprägten reflexiven Fähigkeit im Grundschulalter und einer fehlenden Distanzierungsmöglichkeit kann eine Überforderung von Mareike interpretiert werden. Die väterliche Verantwortung dafür wird von Mareike eher banalisiert. Überdies scheinen in dieser Szene die Generationenverhältnisse aufgehoben – die Tochter wird zur Spielpartnerin für den Vater. In dieser Figur stört die Mutter nicht nur, sondern wird auch hintergangen. Einerseits erscheint Mareike in dem Bündnis mit dem Vater über die Mutter zu triumphieren, was deutlich wird an ihrer Freude, diese auszutricksen. Andererseits bleibt die Enttäuschung über die fehlende Mutter unausgesprochen – sie wird nur zaghaft angedeutet in der Sequenz: »Und sie is' halt immer um halb elf nach Hause gekommen.«

In der *Adoleszenz* habe sich die Beziehung zum Vater auch durch Mareikes Ablösungstendenzen verändert.

> »M, also er is dann zunehmend unausgeglichen gewesen. Er hatte dann diese Aggressionsausbrüche. Und er hatte mal zu uns gesagt, ja entweder aggressiv oder depressiv, das könnt ihr euch aussuchen, weil er meint, entweder er stopft es in sich rein oder er lässt es raus ((zittrig)), aber er, er ((gestottert)) is nich in der Lage, da irgendwie so ne Balance zu finden. Ja, es gab Tage, an denen haben wir uns gut verstanden und dann konnte des aber sofort wieder umschlagen. Das war dann wirklich schwierig, weil ich nie wusste, wenn ich jetzt Zeit mit ihm verbring, streiten wir uns dann wieder, und es gab eigentlich kaum Möglichkeiten, dem aus dem Weg zu gehen, weil man eben; es gibt Dinge, da weiß man, die kann man nich sagen, sonst verletzt man eine Person, aber bei ihm konnte man das einfach nich sagen. Da konnte alles, was man sagt, ihn verletzen, ohne dass man das einschätzen kann.«

In der Szene wird deutlich, wie der Vater Mutter und Tochter quält: Die vermeintliche Wahl zwischen Aggression und Depression mutet zynisch an. In der aggressiv-quälenden Dynamik erscheint Mareike den väterlichen Kontrollverlusten ausgeliefert. In dieser Beziehung findet eine Verkehrung von Schuld statt nach dem Motto: »Du bist dafür verantwortlich, wie ich reagiere.« In der Angewiesenheit scheint Mareike die Schuld zu internalisieren und wehrt damit die väterliche Verantwortung ab. Abgewehrt wird auch die bedrohliche Dynamik durch die Banalisierung, der Vater sei »unausgeglichen gewesen«. Einzig die affektive Grundierung der Szene – das Zittern und Stottern – lässt ihre Angst erahnen. Markant fehlt in dieser Szene eine schützende mütterliche Figur.

Beziehung zur Mutter

Die Folgen einer nicht ausreichend präsenten und schützenden Mutter kommen in einer Sequenz zum Ausdruck, in welcher Mareike an einem Beispiel zu veranschaulichen versucht, dass diese sie nicht verstehe.

> »Zum Beispiel, wenn ich jetzt sagen würde, okay was, was soll denn überhaupt Sinn ergeben zu machen auf dieser Welt, und dann meint sie ja, ich bin Ärztin, ich finde das is ne sinnvolle Tätigkeit, und dann würde ich zu ihr sagen, ja, aber guck mal, wir haben Überbevölkerung und du rettest noch mehr Leben und dadurch werden wieder irgendwelche Leute sterben, weil einfach irgendwann nicht mehr genug Ressourcen da sein werden.«

In diesem Szenario bringt Mareike die als unzureichend erlebte mütterliche Fürsorge (auch angesichts eines nicht ausreichend fürsorglichen Vaters) sowie die destruktiven Auswirkungen zur Darstellung. Die Antwort auf die Frage nach einer Sinn stiftenden Aufgabe wird von der Mutter beantwortet mit »ja, ich bin Ärztin«. Damit priorisiert sie ihre berufliche Tätigkeit, denn eine alternative Antwort in dem Szenario wäre gewesen: »Ja, ich bin Mutter.« Mareikes resignierte Einstellung dem Leben gegenüber verweist auf eine mangelnde ontologische Bedeutung als Kind der eigenen Mutter. Dieses Erleben manifestiert sich auch in der Erzählung über ihre Phantasien als Jugendliche: Sie habe ihre Beerdigung imaginiert, verbunden mit der Frage, welche Menschen wohl um ihr Grab stehen und über ihre Abwesenheit trauern würden. Die Frage könnte übersetzt werden: »Für wen bin ich so bedeutsam, dass über meinen Tod getrauert werden würde.« Die Verkehrung der ärztlichen Tätigkeit von einer heilungsfördernden und helfenden in eine mit destruktiven Potenzialen lässt die psychischen Auswirkungen für Mareike erahnen. In dem aufgemachten Szenario (als eine Erzählform) ist es Mareike einerseits möglich, ihre Verzweiflung und Mangelerfahrung zu kommunizieren sowie die ärztliche Tätigkeit ihrer Mutter zu entwerten, andererseits kann sie sich durch die Als-ob-Form vor den schwierigen Affekten schützen.

Die Folgen einer tendenziell unerreichbaren Mutter werden von Mareike über den Körper in Szene gesetzt.

> »Ich hab mir auch mal aus Versehen in den Finger geschnitten und das dann selbst genäht und meine Mutter ist fast ausgerastet. Aber ich weiß nich, in Filmen machen die das auch immer, und dann dacht ich, ich könnte das ja auch mal selbst zusammennähen, weil das wirklich ziemlich tief war und nich zugegangen is, und dann meinte sie: Du bist dumm, du musst doch n richtigen Faden dafür nehmen, so 'n Nähfaden, der wächst doch ein, wenn das heilt ((lauter)), und dann musst ich ihn am nächsten Tag wieder rausziehen, ja.«

In dieser Sequenz wird der Körper zum Träger der gehandelten und mitunter auch »unerhörten Botschaft«. Durch die selbstgenähte Wunde wird über den Körper die psychische Verletzung sowie Aggression in Szene gesetzt. Es handelt sich dabei um eine Doublebind-Botschaft: Einerseits imitiert Mareike die ärztliche Tätigkeit in provokanter Weise und vermittelt dabei: »Sieh her, ich brauche dich nicht, um mich zu versorgen.« Andererseits hat die selbstgenähte Wunde einen unübersehbaren Aufforderungscharakter und die verzweifelte Hoffnung, die Mutter wenigstens als fürsorgliche Ärztin zu erreichen. Die durch den Körper vermittelte intrapsychische Dramatik verhallt jedoch in dieser Szene. In der mütterlichen Entwertung und Bestrafung bleibt Mareike mit ihrer Verletzung und den destruktiven Auswirkungen unversorgt, beschämt und im wahrsten Sinn des Wortes ›mutterseelenallein‹ zurück. Die Banalisierung »in Filmen machen die das auch immer« führt in dieser Szene zu einer schockierenden Dramatisierung: Abgewehrt werden durch die Fiktion die bedrohliche Not und Verletzung sowie die Aggression als auch der Schmerz.

Körperliche Veränderungen in der Adoleszenz

Vor dem Hintergrund der sich ebenso leiblich einschreibenden Objektbeziehungserfahrungen führen die puberalen Veränderungen bei Mareike zu einem Bruch zwischen dem selbstverständlichen Erleben des kindlichen Körpers und dem Erleben des explizit weiblich werdenden Körpers. Körperliche Expressionen ihrer Weiblichkeit durch die Brustentwicklung und die Menarche lehnt sie ab. Die Ausprägung der sekundären Geschlechtsmerkmale entblößen für Mareike die für sie mit dem weiblichen Geschlecht verbundene schmerzliche Verwundbarkeit. Die Menstruation versucht sie auf wenige Male jährlich durch die Einnahme der Pille zu unterdrücken. Insofern versucht Mareike den im Zuge der körperlichen Veränderungen erlebten Kontrollverlust durch Kontrolle und Beherrschung des Körpers zu bewältigen.

Selbstverletzungen in der Adoleszenz

Bei der nächsten Szene handelt es sich um Mareikes erste Selbstverletzung im biographischen Verlauf.[5]

> »Ja, jetzt bezogen auf Selbstverletzung, also ich glaub, mit vierzehn war das auch so um den Dreh rum, dass ich das erste Mal mich geschnitten hab, um des auszuprobieren. Wie das is, einfach so aus Neugier, und hab gemerkt, dass ich da eigentlich, ähm ne ziemlich hohe Toleranz (war), also ich kann mich einfach so verletzen, ohne da so große Hemmung zu haben. Und mir hat des auch keiner geglaubt in der Schule, weil irgendwie kam das Thema mal auf, so ja, Schmerz oh, das is ja voll schlimm und ich könnte mich niemals selbst schneiden und wir hatten irgendwie so n abgebrochenes Stück Kugelschreiber, so n Metallding und dann mein ich ja, wieso is doch nichts dabei und hab mir das dann in Finger gerammt, bis s geblutet hat und ja, des war irgendwie so. Ich weiß nich, ich hab mich gewundert, dass es bei andern nich so is, dass die sich das nich trauen, weil des is ja wirklich nur n bisschen Blut und tut nur n kleines bisschen weh, es is ja nich schlimm.«

Die erste selbstverletzende Handlung erinnert hier an eine Initiation, die jedoch verkehrt wird. Typischerweise basiert eine Initiation auf einer geteilten Praxis, um ein Zugehörigkeitsgefühl zu etablieren oder zu stärken. Stattdessen versucht Mareike, sich durch ihre Stärke und ihre Macht über den Schmerz von den anderen abzugrenzen und als besonders zu präsentieren. Interaktional werden die Mitschüler*innen und die Forscherin zu Prototypen des Einfach-Gewöhnlichen, von denen sie sich absetzt, um zu imponieren und herauszuragen. Die Szene lässt sich figural in zwei Seiten aufteilen: Auf der einen Seite steht sowohl *alleine* Mareike als auch Mareike *alleine*, und auf der anderen Seite, die geschockten Mitschüler*innen sowie die Interviewerin. Sie werden zu »gezwungenen« Zuschauer*innen, welche mit der unvermittelten selbstverletzenden Handlung konfrontiert werden. Ohnmacht sowie Handlungsunfähigkeit liegen in dieser Szene auf Seiten der Mitschüler*innen sowie interaktionsdynamisch bei der Interviewerin. Mareike erreicht eine mächtige, die Anderen schockierende sowie quälende Position. Das gemeinsame Moment der beiden Seiten stellt die Aggression dar.

Ein weiterer Aspekt in der Szene ist das Sujet des ersten Mals: Es verweist auf die weibliche Verwundbarkeit, welche Mareike durch die mutige und schmerztolerierende Ausführung der Verletzung in Macht und Stärke zu wenden versucht.

Der Schluss der Szene erinnert an die mütterliche Reaktion auf die selbstgenähte Wunde, indem die Verletzung verharmlost wird und somit das Leid und der

5 Es handelt sich dabei um eine einmalige Verletzung im Alter von 14 Jahren. Die regelmäßigen Verletzungen begannen im Alter von 17 Jahren.

Schmerz keine Anerkennung finden. Überdies lassen sich in dieser Szene bereits Spuren aus der Beziehungsdynamik mit dem Vater erkennen.

Schmerz und Lust

Anhand der nächsten Szene soll die Verbindung von Schmerz und Lust für Mareike veranschaulicht werden. In allen Interviews wurde die Frage nach der Bedeutung von Schmerz gestellt.

> »((Atmet tief aus)) s schwierig, also des is auf jeden Fall nichts, wovor ich Angst habe. Also ich finde auch ähm Schmerz kann unter bestimmten Umständen und auf bestimmte Weise auch angenehm sein, es is auch zum Beispiel so, wenn ich ((tieferes Ausatmen)), keine Ahnung, wenn ich irgendwo Schmerzen hab und dann schlag ich mir irgendwo anders drauf, dann geht das an der anderen Stelle weg, also dann is das dadurch so n bisschen kontrollierter. Ich weiß nich, ob das wirklich hilfreich is oder ((zittrig)) wichtig, aber bei mir is das auch sexuell so, dass ich manchmal Schmerzen ganz gerne mag. Ja, also, ich weiß nich, meinen jetzigen Freund hab ich, als wir miteinander geschlafen haben, total überfordert, weil ich nich wusste, dass er noch Jungfrau war, weil ((zittrig)) er mir das irgendwie verheimlicht hatte und ich ihn dann drum gebeten hab, mich zu schlagen. Ja, da war er auch etwas verwundert, aber er hat sich dran gewöhnt.«

Die Szene wird eingeleitet durch das Negieren von Angst und endet mit Mareikes Dominanz über ihren Freund. Entsprechend wird die Angst vor dem Schmerz von Mareike durch die Beherrschung des Schmerzes versucht zu kontrollieren. Der Schmerz wird also dann als angenehm oder erregend empfunden, wenn er kontrolliert und abgewehrt werden kann. Mareike benennt zwei Beispielszenen für einen angenehmen Schmerz: Einmal empfindet sie Schmerz durch das Sich-selbst-Schlagen als angenehm, da an anderer Stelle der originäre Schmerz folglich verschwindet und sie Kontrolle gewinnt. Die andere Szene zeichnet sich ebenfalls durch einen kontrollierten Schmerz aus, der nicht nur angenehm ist, sondern auch als sexuell erregend empfunden wird. Beiden Szenen sind neben dem Schmerz nicht nur die Kontrolle und (Handlungs-)Macht als verbindendes Moment gemein, sondern wiederholt zwei Selbstanteile, hier in janusköpfiger Anordnung: ein masochistischer und ein sadistischer Anteil. In der ersten Szene sind diese somatisch versinnbildlicht durch das Schlagen: Der Körper ist sowohl Adressat der Schläge als auch Werkzeug zur Ausführung. In der zweiten Szene ist das Ensemble der beiden Selbstanteile durch »zwei Körper« interaktional repräsentiert. Der sadistische Anteil wird von Mareike an den Freund delegiert und über diesen ausagiert. Lustbereitend ist demnach nicht nur der manifest benannte Masochismus, sondern das kontrollierte Agieren beider Teile des Ensembles.

Der kontrollierte Schmerz, den Mareike als sexuell erregend erlebt, kann als eine versuchte Beherrschung und Vereinigung der gegensätzlichen, möglicherweise sonst konfligierenden Selbstanteile gedeutet werden. Über die »bestimmten Umstände« und die »bestimmte Weise« für einen angenehmen, respektive erregenden Schmerz erlangen sowohl der masochistische Teil Befriedigung als auch der sadistische. Die Aggression als ein weiteres, szenenübergreifendes Merkmal richtet Mareike ebenfalls in der ersten Szene durch das Schlagen direkt gegen sich und in der zweiten Szene indirekt durch die Schläge des Freundes. Mittels der Verbindung von Schmerz, Lust und Aggression erscheint die zugrundeliegende Bedrohung abgewehrt – »es ist auf jeden Fall nichts, wovor ich Angst habe«.

In der sexuellen Praxis werden Aspekte aus der Dynamik mit dem väterlichen Objekt wiederholt, jedoch mit dem Unterschied, dass Ohnmacht und Angst in sexualisierter Weise in Macht und Beherrschung zu verkehren versucht werden. In der Ermächtigung erscheint Mareike als Regisseurin der Dramaturgie, welche einem inneren Skript folgt, basierend auf den quälend-aggressiven Erfahrungen mit einem dominanten väterlichen Objekt. Wie auch in der Interaktion mit dem Vater bleibt die Aggression, hier in sexualisierter Weise, das Bindeglied. Darüber hinaus sind auch das Agieren der Schuldthematik sowie die Entwertung durch das mütterliche Objekt in der Wendung der Aggression gegen sich – direkt oder über den Partner – denkbar.

Interviewdynamik

In der Interaktion zwischen Mareike und mir erhielt das Thema der Sexualität ebenfalls eine besondere Bedeutung: Zunächst bekundete Mareike, dass sie nicht darüber sprechen möchte, dann erzählte sie jedoch in aller Ausführlichkeit und am Ende entband sie mich sogar von der Schweigepflicht mit den Worten: »Künstler dürfen alles.«

Mareikes Erzählungen lösten bei mir das Bedürfnis aus sie zu schützen. Ich hatte den Eindruck im Vergleich zu anderen Interviews durch die häufigen Interjektionen (*mhm*) gleichsam einer guten Mutter mitzuschwingen. Mareike dagegen erzählte eher in einer monotonen Stimme.

Während des Interviews war ich immer wieder beeindruckt: Mareike präsentierte sich als intelligente, mehrsprachlich gebildete, künstlerisch begabte und sehr belesene junge Frau. Vor diesem Hintergrund hatte ich einen abwechslungsreichen und ausgefüllten Alltag erwartet. Dagegen erschien ihr Alltag monoton und langweilig, was bei mir ein Gefühl von Leere auslöste. Deutlich wird, wie notwendig es für Mareike erscheint, sich als schillernd und faszinierend zu inszenieren, um Anerkennung zu erhalten und das Gefühl der Leere abzuwehren.

In der Interviewdynamik bringt Mareike ihren Wunsch, für mich als Forscherin bedeutsam zu werden, und den Wunsch nach einer »guten Mutter« zum Ausdruck.

Svenja – »Ich mach des ja trotzdem noch«

Svenja ist 22 Jahre alt und wuchs in einer Kleinstadt als ältestes Kind auf. Ihr Bruder ist vier Jahre jünger. Die elterliche Rollenverteilung in der Familie erscheint traditionell: Das Familienleben richtet sich an den väterlichen Berufsanforderungen aus, während die Mutter bis zum Ende von Svenjas Grundschulzeit hauptsächlich die Fürsorge und Erziehung der Kinder übernimmt, bevor sie wieder ins Berufsleben zurückkehrt.

Im Alter zwischen 14 und 17 Jahren verletzte sich Svenja ca. alle zwei Monate selbst. Die Selbstverletzungen führte sie sich mit einer Nagelschere an Armen und Beinen zu. Auf die Idee sich zu verletzen sei sie durch eine Klassenkameradin gekommen, deren Narben sie gesehen habe. Svenja gelang es, ihre Selbstverletzungen zu beenden, ohne Beratungs- oder Therapieangebote in Anspruch genommen zu haben. Ausschlaggebend sei das Unverständnis ihres Freundes gewesen, mit dem sie seit fünf Jahren liiert ist.

Ringen um Separation und Individuation

Als ein zentrales Ergebnis der Interviewanalyse konnte eine Vereinnahmung durch die Mutter rekonstruiert werden. Im Interview erscheint daher Svenjas Ringen um Separation von großer Bedeutung und damit verbunden auch die grundlegende Identitätsfrage: Wer bin ich?

Im Fall Svenja soll dieses Ringen zunächst anhand der Interviewdynamik veranschaulicht werden. Die mangelnde Abgrenzung von der Mutter spiegelt sich auch in der Schwierigkeit wider, ein Bild von sich selbst in der Erzählung zu konturieren. Statt bei der Frage nach ihrer Lebensgeschichte von ihrem Gewordensein zu erzählen, versucht Svenja, sich an den Erwartungen und Interessen der Forscherin auszurichten:

> Svenja: »Ja, es is relativ schwierig jetzt ähm, also man überlegt sich oder ich überleg mir jetzt was, was jetzt noch interessant halt sein könnte zu erzählen, aber des is erstmal völlig egal ne.«
> Forscherin: »Alles was dir einfällt.«
> Svenja: »Ja (...)« (40 Sekunden Pause).

In einer reflexiven Perspektive erscheint Svenja wie eine Kompassnadel an den Interessen der Forscherin ausgerichtet, in denen sie nach einer Relevanzsetzung durch die Forscherin für ihre Lebensgeschichte und narrative Selbstpräsentation sucht. Freigelegt werden kann Svenjas Wunsch, für die Forscherin interessant herauszuragen und bedeutsam zu sein. Svenjas Verunsicherung in der Szene entsteht auch dadurch, dass sich die Forscherin als leitendes Gegenüber entzieht. Dies führt zu einem Bruch in der narrativen Selbstinszenierung, in welchem die Leerstellen in ihrem Selbstbild offenbar werden. Das Bedürfnis, besonders zu sein, drückt sich auch in ihrer Begründung für ihre Teilnahme an dem Interview aus: Sie sei kein typischer Fall von Selbstverletzungen, da sie sich eher wenig und oberflächlich verletzt habe und daher interessant sein könnte.

Beziehung zur Mutter

In den adoleszenztypischen Bewegungen zwischen Nähe und Distanz in der Beziehung zu ihrer Mutter drückt sich Svenjas Ablösungskonflikt aus.

> »Ähm seit ich in der Pubertät bin, was ich so ab vierzehn ungefähr einschätzen würde, oder in der Zeit, wo ich in dieser Phase war, ähm war die Beziehung zu meiner Mutter n- nicht gut, ich denk mal, dass des auch normal is. Es hat dann da so n, so ne Distanz irgendwie stattgefunden. Also vorher war w- war das eine, also sie war meine Mutter, aber wir waren aber auch Freundinnen. Also und dann wars irgendwie so ne Distanz, ähm von mir aus ((lauter)) und ähm des wurde dann so durch diesen Spanienurlaub wieder unterbrochen. Also da hat des dann irgendwie wieder geklappt sich anzunähern, und jetzt haben wir wieder ne gute Beziehung, is ja jetzt auch schon lange her ((lacht)).«

Auffallend ist der Versprecher in der Einleitung der Szene »seit ich in der Pubertät bin«. Der Versprecher verweist darauf, dass in der Mutter-Tochter-Beziehung die von Svenja betont in der Vergangenheit liegende Distanzierung latent noch virulent ist. In der als freundschaftlich markierten Beziehung drückt sich nicht nur die mangelnde Abgrenzung, sondern auch die Verschleierung der Generationenverhältnisse aus. Bemerkenswert ist überdies das Fehlen eines väterlichen Objektes in der gesamten Szene. Angesichts dieser Kulisse deutet sich bereits hier ein zu enger Raum für den adoleszenten Individuationsprozess an, jedoch bleibt der Wunsch nach Abgrenzung von der Mutter latent. Angenommen werden kann, dass dieser mit Angst und Schuldgefühlen verbunden ist.

Svenjas Konflikt und die Angst vor Differenzerfahrungen mit der Mutter kommen auch in der Antwort zum Ausdruck, dass ihr kein Streit mit ihrer Mutter einfalle. Aggressionen erscheinen daher gefährlich und unerwünscht. Der Vater wird von ihr eher als autoritär dargestellt, mit dem adoleszente Auseinandersetzungen kaum möglich waren.

Die Pendelbewegungen in dem Ablösungskonflikt manifestieren sich überdies bei Svenja in den Fragen nach ihren Zukunftsvorstellungen: Sie hat zwar als erste in der Familie einen akademischen Abschluss erworben und ist zum Studium in eine größere Stadt aufgebrochen, plant jedoch perspektivisch, mit ihrem Partner zurück in das elterliche Dorf zu ziehen und diesen in ihre Ursprungsfamilie zu integrieren.

Puberale Veränderungen

Es stellt sich die Frage, wie Svenja in der adoleszenten Spannung von mangelnder Abgrenzung versus Ablösungswünschen ihre körperlichen Veränderungen erlebt. Svenja schildert den Eintritt der Menstruation wie folgt:

> »Ja, ich war erschrocken ((lachend)) und ähm des war dann morgens, mein Bruder war noch klein und hat dann im Badezimmer rumgeturnt und sie hat sich auch f- äh fertig gemacht. Ich weiß gar nich m-, wie alt ich dann war, zwölf oder dreizehn wahrscheinlich, und ich hab ähm, also de- mein Bruder hat des bestimmt auch mitgekriegt. Ich hab ihr des gezeigt ((höher gesprochen)), einfach irgendwie so, und, und wusste gar nich so richtig, was ich dazu sagen soll ((zittrig-lachend)), aber ich dachte, irgendwie is das jetzt normal so. Und sie hat sich dann gefreut und ja mir des dann auch gesagt, ja, oh ja, schön und ähm heute Abend machen wir was zusammen. Ja, und hat mir dann erst mal □ ah, sie wollte mir das dann auch zeigen, wie man dann ((leicht zittrig)) die Tampons benutzt und so. Das fand ich dann aber nich so gut, also ni- das war mir zu intim, glaub ich, aber sie hat mir das dann so erklärt, mit Worten ((leicht lachend)).«

In der Szene erscheint die Mutter einerseits berührt und bemüht, andererseits droht sie in Svenjas Intimsphäre einzugreifen. Anhand der denkbaren Möglichkeiten, die Nutzung eines Tampons zu zeigen, wird eine tendenziell eindringende mütterliche Figur deutlich.

Der Schrecken als Auftakt der Szene verweist auf die Verletzbarkeit, welche sich durch eine plötzliche und zwangsläufige Konfrontation mit dem unkontrollierbaren und noch als fremd erlebten Blut auszeichnet. Interessanterweise bleibt das Blut als das Neue in der gesamten Szene unaussprechlich. Das Blut als Symbol der Verwundbarkeit, welche mit dem weiblichen Körper assoziiert ist, erscheint zunächst bedrohlich. Mit dem Verweis auf ihren Bruder in dieser heiklen Situation wird zum einen die Geschlechterdifferenz und damit Erfahrungsdifferenz bei den puberalen Veränderungen vermittelt und zum anderen eine schambehaftete Entblößung ihrer Verletzlichkeit diesem gegenüber angedeutet.

Selbstverletzungen – die Eroberung von Freiräumen über den Körper

Da Ablösung mit Angst und Schuld einherzugehen scheint und entsprechend adoleszente Auseinandersetzungen mit den Eltern eher schwer möglich sind, trägt Svenja ihr Ringen um Selbstabgrenzung über den Körper aus. Ihre adoleszenten Bemühungen um Freiräume verlaufen auch über ihre Selbstverletzungen, wie die folgende Szene veranschaulicht.

> »Ich erinnere mich aber noch ähm daran, also wie ich des gemacht hab, so konkret. Also ich hatte dann so n, so traurige Musik an und ähm s musste natürlich alles so heimlich passieren ne? Also in unserem Haus war des irgendwie immer so, dass die Türen nie abgeschlossen waren, also außer jetzt man war im Bad, im Badezimmer, aber jetzt meine Zimmertür habe ich nie abgeschlossen und des habe ich auch währenddessen nich gemacht? Des war natürlich auch n Risiko, des dann so zu machen.«

Das Haus mit den nicht abgeschlossenen Türen, außer im Badezimmer, kann als Symbol für die nicht abgegrenzten individuellen Räume der tendenziell amalgierenden familialen Beziehungen gedeutet werden. Über die selbstverletzende Handlung wird in autodestruktiver Weise ein Stück eigener Raum zu erkämpfen versucht. Zugleich werden Grenzüberschreitungen durch das Durchtrennen der Haut kontrolliert reinszeniert. Die Abgrenzung von Anderen ist auch ein Versuch, das eigene Selbst zu definieren, diesem Konturen zu geben.

Die Angst, aufgrund der verbotenen Handlung entdeckt zu werden, verweist auf die familial unerwünschte Abgrenzung und Aggression. Die für die Trennung notwendigen Aggressionen werden nicht gegen die Mutter oder den Vater gerichtet, sondern gegen den eigenen Körper. Denkbare Schuldgefühle können durch die selbstschädigende Handlung reguliert werden. Svenja spielt jedoch auch mit dem Risiko, von Familienmitgliedern entdeckt zu werden – ein latenter Wunsch, in ihrem schmerzlichen Ringen gesehen zu werden und die Aggressionen in die Objektbeziehungen hineinzutragen. Nach einer Konfrontation durch die Eltern sicherte Svenja zu, sich nicht mehr zu verletzen, und erzählte weiter im Interview, dass sie »ja trotzdem noch« weitergemacht habe.

Die Selbstverletzungen im Fall Svenja fungieren als eine Art Differenzmarker zwischen einem Ich und Du. Dies ist als Versuch zu sehen, ein Selbst von der mütterlich eindringenden Position abzugrenzen, auch in Ermangelung eines triangulierenden Vaters.

Fallvergleich

Die Fälle Svenja und Mareike stehen jeweils exemplarisch für zwei unterschiedliche Varianten der Bedeutung und Verwendung des Körpers bei selbstverletzenden Handlungen in der weiblichen Adoleszenz.

Im Fall Mareike *steht der Körper für Kontrolle angesichts von Ohnmachtserfahrungen*. Vor dem Hintergrund von aggressiv entwertenden Erfahrungen und fehlender Anerkennung in den Primärbeziehungen besteht das vorherrschende Bewältigungsmuster bei diesem Fall in einer Wiederholungsneigung der verletzenden Beziehungserfahrungen auf dem Körper und der versuchten Verkehrung derselben durch den Körper: Es wird versucht, die Handlungsohnmacht mittels des Körpers in Handlungsmacht zu wenden.

Das Erleben der körperlichen Veränderungen ist geprägt von einem Gefühl des Kontrollverlustes. Formen exponierter Weiblichkeit (Brustentwicklung sowie Menarche) werden als bedrohliche und beschämende Entblößung von Schwäche, Verwundbarkeit und Angst erlebt. Alarmierend verweisen die sekundären Geschlechtsmerkmale sowohl auf bereits erlittene Verletzungen als auch auf eine potenzielle Verwundbarkeit für zukünftige Verletzungen. Körpermanipulationen sowie Abspaltungstendenzen dienen als Bewältigungsversuche, um zumindest graduell Kontrolle wiederzuerlangen.

Die Sexualität im Fall Mareike ist ebenfalls durch eine Wiederholung von Ohnmachtsmomenten aus den primären Beziehungserfahrungen und der Verkehrung derselben durch Kontrolle bestimmt.

Die vorherrschende Funktion der Selbstverletzung besteht in der Wendung der »ohnmächtig Verletzten« in eine »aktiv Verletzende«. Abgewehrt werden dabei Angst und Aggressionen. In Form der selbstverletzenden Handlungen werden auch Verletzungen mit einer widersprüchlichen Botschaft an bedeutsame Andere reinszeniert: Einerseits stehen die Selbstverletzungen konkret für eine verzweifelte Ausrufung eines bedrohlichen emotionalen Notstandes. Andererseits wird in der Interaktion um die Wundversorgung mit signifikanten Anderen die eigene Autarkie kommuniziert, vermeintlich auf niemanden angewiesen zu sein.

Im Kontrast zu dem Fall Svenja ist im Zuge der Wiederholungstendenzen von verletzenden Objektbeziehungserfahrungen, die Aneignung des weiblichen puberalen Geschlechtskörpers erschwert. Der Wiederholungspfad verschließt tendenziell neue Beziehungserfahrungen, stattdessen werden eher jene Beziehungsgefüge aufgesucht, in denen Strukturmomente früherer Erfahrungen reinszeniert und zu verkehren versucht werden.

Mareike konnte zwar ihre Selbstverletzungen beenden, jedoch scheint die zugrunde liegende Psychodynamik in einem anderen Gewand in der sexuellen Praxis aufzugehen. Insofern bleibt im Fall Mareike der adoleszente Körper weiterhin aufdringlich, indem er als Austragungs- und Bewältigungsort für Konflikte fungiert.

Im Fall Svenja steht der *Körper für eine Differenzierung angesichts mangelnder Separation.* Der Umgang mit dem Körper steht bei diesem Fall für das vorherrschende biografische Muster des Ringens um Individuation im Spannungsverhältnis zu den Lebensentwürfen der primären Bezugspersonen. Angesichts einer mangelnden Abgrenzung von der Mutter und eines fehlenden triangulierenden Vaters werden durch das Aufgreifen von Selbstverletzungen im Peerkontext Differenzerfahrungen evoziert. Das eigene Selbst wird über den Körper zu konturieren versucht. Der verletzte Körper manifestiert die Einschnitte eines begrenzten Möglichkeitsraumes in der weiblichen Adoleszenz.

Bei diesem Fall werden die körperlichen Veränderungen als eingebettet in eine Beziehung mit einem eindringenden mütterlichen Objekt erlebt, wodurch die konstitutive Unsicherheit im Zuge der Pubertät tendenziell verstärkt wird.

Im Fall Svenja wird die notwendige adoleszente Aggression über die Selbstverletzung als Grenzziehung gegen das eigene Selbst gerichtet, anstatt als Motor für die Beziehungsumgestaltung zu den Primärobjekten. In der Folge bleiben die Abgrenzungsbestrebungen (auch aus Schuldgefühlen) widersprüchlich. Im Kontrast zu dem Fall Mareike bleibt zwar der Ablösungskonflikt virulent, jedoch wird er nicht mehr über den Körper ausgetragen.

Fazit

Die kontrastierten Falldarstellungen machen deutlich, dass nicht nur die Funktion der selbstverletzenden Handlung, sondern auch die Körperszenen aufschlussreich für die Beziehungs- und Konfliktdynamik sind. Mittels einer szenenübergreifenden Analyse der Objektbeziehungen, der Bewältigung der puberalen Veränderungen sowie den Selbstverletzungen konnte unter Einbezug einer biographischen Perspektive übergreifend eine jeweils fallspezifische Bedeutung und Verwendung des Körpers bei jungen Frauen mit selbstverletzenden Handlungen rekonstruiert werden. Insofern stehen junge Frauen, die sich selbst verletzen, in der Adoleszenz tendenziell vor einer *zweifachen Integrationsanforderung.* Die *erste* Anforderung besteht in der psychischen und sozialen Aneignung und Integration des weiblichen geschlechtsreifen Körpers in seiner jeweils spezifischen Bedeutung. *Die zweite* in der reflexiven Auseinandersetzung mit leiblich-affektiv vermittelten Verletzungen durch biografisch unbewältigte oder nicht ausreichend bewältigte Themen. Damit hängen unweigerlich die adoleszente Ablösung von der kindlichen Vorstellungswelt und die Reformulierung der kindlichen Beziehung zu den primären Bezugspersonen zusammen. Erst so kann ein verändertes, adultes Selbst- und Körperverhältnis entstehen, in welchem dem Körper eine andere Bedeutung zukommen kann. Insoweit bedarf es den Körper schließlich nicht mehr als Austragungsort für die leiblich vermittelten leiderzeugenden Potenziale und deren Bewältigungsversuche durch selbstdestruktive Handlungen.

Literatur

Anzieu, D. (1998). *Das Haut-Ich* (2. Aufl.): Frankfurt a. M.: Suhrkamp.

Benzel, S. (2019). *Die Bedeutung des Körpers bei Selbstverletzungen junger Frauen. Eine adoleszenztheoretisch-biografische Perspektive.* Wiesbaden: Springer.

Flaake, K. (2004). Körper, Sexualität und Identität. Zur Adoleszenz junger Frauen. In E. Rohr (Hrsg.). *Körper und Identität. Gesellschaft auf den Leib geschrieben* (S. 4–68). Königstein: Helmer.

Flaake, K. (2019). *Die Jugendlichen und ihr Verhältnis zum Körper.* Stuttgart: Kohlhammer.

Fonagy, P., Gergely, G., Jurist, E. L., Target, M. & Vorspohl, E. (2004). *Affektregulierung, Mentalisierung und die Entwicklung des Selbst.* Stuttgart: Klett-Cotta.

Gerisch, B. (2006). Keramos Anthropos. Psychoanalytische Betrachtungen zur Genese des Körperselbstbildes und dessen Störungen. In J. Ach & A. Pollmann (Hrsg.). *No body is perfect: Baumaßnahmen am menschlichen Körper – Bioethische und ästhetische Aufrisse* (S. 131–162). Bielefeld: Transcript.

Gerisch, B. (2009). Körper-Zeiten: Zur Hochkonjunktur des Körpers als Folge der Beschleunigung. In V. King & B. Gerisch (Hrsg.). *Zeitgewinn und Selbstverlust. Folgen und Grenzen der Beschleunigung* (S. 123–143). Frankfurt a. M.: Campus.

King, V. (2002). Körper und Geschlecht in der Adoleszenz. *Psychotherapie in Psychiatrie, Psychotherapeutischer Medizin und Klinischer Psychologie, 7*(1), 92–100.

King, V. (2003). Der Köper als Austragungsort adoleszenter Konflikte. *Analytische Kinder- und Jugendlichen-Psychotherapie, 119*(3), 321–342.

King, V. (2004). Das Denkbare und das Ausgeschlossene. Potenziale und Grenzen von Bourdieus Konzeptionen der »Reflexivität« und des »Verstehens« aus der Perspektive hermeneutischer Sozialforschung. *sozialersinn, 5*(1).

King, V. & Richter-Appelt, H. (2009). Körper, Geschlecht, Sexualität – Aspekte körperbezogener Störungen. In J. M. Fegert, H. J. Freyberger & A. Streeck-Fischer (Hrsg.). *Adoleszenzpsychiatrie. Psychiatrie und Psychotherapie der Adoleszenz und des jungen Erwachsenenalters* (S. 112–124). Stuttgart [u. a.]: Schattauer.

King, V. & Benzel, S. (2019). Adoleszenz: Lebensphase zwischen Kindheit und Erwachsensein. In B. Kortendiek, B. Riegraf & K. Sabisch (Hrsg.): *Handbuch interdisziplinäre Geschlechterforschung* (Bd. 2, S. 1075–1082). Wiesbaden: Springer VS.

Küchenhoff, J. (2007). ... dort, wo ich berühre, werde ich auch berührt. *Forum der Psychoanalyse. Zeitschrift für psychodynamische Theorie und Praxis, 23*(2), 120–132.

Küchenhoff, J. (2008). Den Körper verstehen – psychoanalytische Annäherungen. In J. Küchenhoff & K. Wiegerling (Hrsg.). *Leib und Körper* (S. 72–131). Göttingen: Vandenhoeck & Ruprecht.

Küchenhoff, J. & Agarwalla, P. (2012): *Körperbild und Persönlichkeit. Die klinische Evaluation des Körpererlebens mit der Körperbild-Liste*. Berlin/Heidelberg: Springer.

Lorenzer, A. (1970): *Sprachzerstörung und Rekonstruktion: Vorarbeiten zu einer Metatheorie der Psychoanalyse.* Frankfurt a. M.: Suhrkamp.

Oevermann, U., Allert, T., Konau, E. & Krambeck, J. (1979). Die Methodologie einer »objektiven Hermeneutik« und ihre allgemeine forschungslogische Bedeutung in den Sozialwissenschaften. In H.-G. Soeffner (Hrsg.). *Interpretative Verfahren in den Sozial- und Textwissenschaften* (352–433). Stuttgart: Metzler.

Winnicott, D. W. (1954). *The Child and the Outside World. Studies in Developing Relationships.* Edited by J. Hardenberg. London: Tavistock Publications, LTD.

Rose Ahlheim

Sehnsucht und Destruktion

Zeitgefühl und Selbstkohärenz in der Behandlung eines mehrfach traumatisierten Jungen

Einleitung

Nahezu zwei Jahre lang endeten Jacques Therapiestunden alle mit der gleichen Szene, mit dem unvermeidlichen Treppensturz seines Freundes Teddy Ahlheim. Jede Stunde beschloss Jacques damit, dass er den dicken Teddy meinem Griff entwand, gegen meinen Protest und mein Flehen (»ach bitte lassen Sie mein Kind am Leben«) mit immer neuen kleinen Variationen hohnlachend zwei Stockwerke tief abstürzen ließ und dann für unwiderruflich tot und verloren erklärte. »104-mal im Jahr muss er sterben«, erklärte Jacques, »und 104-mal überlebt er doch!«

Als er dann aber unsere letzte Stunde anders beenden konnte, als er mit einem strahlenden Lächeln erklärte »diesmal bleibt der Teddy am Leben!« und winkend um die Hausecke verschwand, blieb ich gerührt, etwas wehmütig, aber zuversichtlich zurück.

Ein Bild für Jacques Lebenswillen und für die Sorge um seine Liebesobjekte, die schließlich stärker waren als die Selbstdestruktivität und Zerstörungswut eines früh traumatisierten Kindes. Denn er ist ein Pflegekind, dem schon etliche plötzliche Trennungen zugemutet worden sind. In seinem Spiel mit dem Teddy zeigt sich der Widerstreit zwischen Sehnsucht und Destruktion. Sehnsucht danach, eine Mutter und ein Haus zu haben, wie Jacques es dem Teddy andichtete, Kind zu sein bei einer Mutter, die alle Angriffe unbeschadet übersteht, in einer Beziehung zu leben, die all seine verzweifelte Wut aushalten kann. Und die unbändige, zerstörerische, nicht auszuhaltende Wut eines Kindes, das diese Lebenserfahrung nicht hat machen können und dessen Sehnsucht unerfüllt bleibt, unerfüllbar, immer aufs Neue enttäuscht. Um diese Enttäuschung nicht aushalten zu müssen, schlägt Jacques immer wieder zu, zerschlägt Angebote und Versprechungen, denen er nicht vertraut. Denn so ist *er* der Zerstörer, ist nicht das fortgeworfene Kind, sondern ein eiskalter Kaputtmacher, der sich von Angst und Schmerz nicht berühren lässt.

Diese omnipotente Abwehr erschien bei unserem Abschied gelockert zu sein: »Diesmal bleibt der Teddy am Leben.«

Freilich hat es in der Folgezeit wieder ein Auf und Ab in Jacques Entwicklung gegeben, ein Balancieren zwischen Erfolg und Versagen, beruflicher Sicherheit und sozialem Abstieg, geglückter Anpassung und Devianz, Zuversicht und Verzweiflung, lebendigen Beziehungen und einsamer Isolation. Noch ist nicht ganz entschieden, welchen Weg er gehen wird. Diese Offenheit des Ausgangs gehört vielleicht unumgänglich zu der Arbeit mit früh traumatisierten Kindern. Ebenso wie unsere Patienten müssen auch wir die Erkenntnis immer wieder aushalten, dass schwere frühe Belastungen unwiderruflich sind, dass auch die bemühtesten Pflegeeltern und Therapeuten, die begabtesten Patienten solche fundamentalen Verletzungen nicht zum Verschwinden bringen können. Nichts können wir ungeschehen machen.

Sigmund Freud hat gesagt, die Psychoanalyse könne das Leid nicht aus der Welt schaffen. Aber viel sei schon gewonnen, wenn es gelinge, neurotisches Elend in gemeines Leid zu verwandeln. Bei schweren und frühen seelischen Verletzungen müssen wir wohl sagen: Viel ist gewonnen, wenn es gelingt, unerträglichen Schmerz in erträgliches Leid, destruktiven Hass in aushaltbare Wut zu verwandeln.

Der Aspekt aus der Therapie, über den ich hier berichten will, ist die Entdeckung des Zeitgefühls, des Erlebens von Kohärenz und Kontinuität im Ablauf der Zeit. Dass das, was war, im Heute fortwirkt, und dass das, was sein wird, seine Wurzeln im Heute und Gestern hat, ist durchaus keine selbstverständliche Einsicht. Dass ich gestern jünger war und später älter sein werde, dass ich mich entwickle und verändere und dennoch ein für alle Mal die eine, die selbe und unverwechselbare Person war, bin und bleibe, ist ebenso wenig selbstverständlich. Jacques hat in seiner Therapie, wie ich glaube, diese Erfahrung festigen und integrieren können, und davon möchte ich berichten.

Aus der Vorgeschichte

Jacques war 10 Jahre alt, als ich ihn kennen lernte, und er hatte schon eine Kette von Trennungen hinter sich. In seinem dritten Lebensjahr hatte ihn die Mutter in eine kinderpsychiatrische Klinik gebracht, weil er so hibbelig sei, und er war zur Diagnose aufgenommen worden. Daraus wurde dann ein ganzes Jahr stationärer Behandlung, weil die Mutter nach einer Weile einfach nicht mehr auftauchte. In dieser Zeit habe Jacques sprechen gelernt, heißt es im Bericht der Klinik, nachdem er anfangs in seinen kognitiven und verbalen Fähigkeiten deutlich retardiert gewesen sei. Der Kleine konnte – wie zwischen den Zeilen dieses Berichtes zu lesen ist – einige Betreuer so für sich gewinnen, dass es zu liebevollen Beziehungen kam und er in vieler Hinsicht große Entwicklungsschritte machen konnte.

Jacques ist das Kind einer allein stehenden Mutter, die sich eher mühsam durch das Leben schlug, und eines nicht bekannten Asylsuchenden vermutlich aus Vietnam, mit dem sie für kurze Zeit zusammen war. Er muss mit seinem brünetten Teint, dem glattschwarzen Haar und den dunklen schmalen Augen etwas sehr Herziges gehabt haben, so dass etwas von dem liebevollen Ton seiner Betreuer sich im Klinikbericht wiederfindet.

Eine Betreuerin beschreibt eigenartige Kontaktgewohnheiten des kleinen Patienten, so sei er den Frauen fast zwanghaft immer wieder unter die Röcke gekrochen, habe nach ihren Beinen gegriffen und habe sich nicht daran hindern lassen, ihre Schuhe abzulecken. In irgendeiner Weise, so folgert der Bericht, müsse der kleine Junge in sexuelle Praktiken der Erwachsenen in seiner primären Umgebung einbezogen worden sein, anders sei die dranghafte Qualität dieser Gewohnheiten nicht zu erklären. Man fand schließlich eine Pflegefamilie für ihn, aber aufgrund einer Verkettung von unglücklichen Zufällen musste er diese wie auch die nächste Pflegestelle bald wieder verlassen. Das Jugendamt versicherte der dritten Pflegemutter, Jacques selber habe niemals Anlass für einen dieser Wechsel gegeben. »Ich bin seine fünfte Mama«, sagte diese im Erstgespräch, als sie mir Jacques vorstellte, und sie war entschlossen, die Serie von Abbrüchen zu beenden. Immerhin war Jacques auch viele Jahre lang in dieser letzten Familie.

Zu mir kam er nach einer rätselhaften destruktiven Attacke, die nicht die erste und nicht die letzte war. Im Haus der Pflegeeltern waren Scheiben zu Bruch gegangen, Steckdosen aus der Wand gerissen, Heizkörper demoliert, Mobiliar zertrümmert und Bücher und CDs zerstört. Jacques war in einem unbewohnbaren Zimmer tief erschrocken und ratlos, wie ihm das hatte passieren können, zurückgeblieben.

Im Erstgespräch sagte er mir, er könne überhaupt nicht verstehen, was er da gemacht habe, und wusste auch nicht mehr den Auslöser. Die Pflegeeltern meinten, ein unwesentliches Missverständnis über den Tagesablauf habe Jacques in so unkontrollierbare Wut versetzt. Er sei in seiner Raserei eiskalt, nicht mehr zu erreichen gewesen, und diese unnahbare Kälte sei es, die sie so erschreckt habe.

Der erste Kontakt

Im Erstinterview zeigte Jacques ein wenig von seiner narzisstischen Grandiosität. Er spielte geniale Erfinder, unglaublich durchtriebene Verbrecher, die man einfach nicht überführen konnte, und ebenso raffinierte Detektive, die ihnen doch noch auf die Spur kamen. Andererseits zeigte er sich in seinen Versuchen, genial zu sein – als Erfinder schwungvolle Formeln an die Tafel zu schreiben, als Betrüger rasante falsche Unterschriften aufs Papier zu werfen, als Polizist scharfsinnige Verhöre zu führen –, unbeholfen und ungeschickt. Auch changierte er im Spiel zwischen den widersprüchlichen Rollen, war mal der eine, mal der andere, so dass die Spielhandlung konfus und seltsam sinnlos wurde und mich deswegen ausschloss, denn ich kam einfach mit den vielen Rollenwechseln nicht mit. Zudem war sein Spielen eine zusammenhangslose Aneinanderreihung von Episoden und steuerte nicht auf einen Abschluss hin – »der Verbrecher wird gefangen« oder »der Räuber kann in seine Höhle fliehen« oder »die Polizei steht dumm da« oder »der Detektiv kriegt einen Orden«. Es gab kein Spielende in diesem Sinne.

Zu Anfang sah ich wohl die Inkohärenz in den Rollen, in die Jacques sich hinein fantasierte, die Brüchigkeit seiner Größenfantasien, die immer wieder an den Rand der Lächerlichkeit geriet, seine Unschlüssigkeit, ob »das Gute« siegen werde oder ausgetrickst werden würde. Meine Aufmerksamkeit galt also den Anzeichen einer narzisstischen Störung, wie sie sich in der Eiseskälte seines destruktiven Ausrasters manifestiert hatte.

Aber die Hauptbedeutung von Jacques Spiel lag eher in der fehlenden Kohärenz. Ein wenig bezog er mich mit ein in die Ratlosigkeit angesichts unverständlicher und scheinbar zusammenhangloser Ereignisse, die sein Lebensgefühl offenbar bestimmt hat. Ein bisschen konnte ich mir vorstellen, wie verwirrt er all die Wechsel in seinem Leben erlebt haben muss.

Von Beginn an zeigte er eine eigentümliche Orientierungslosigkeit in der Zeit. In der ersten Stunde wusste er nicht, wann er von wem abgeholt werden würde, und konnte mit dem Hinweis »noch fünf Minuten«, mit dem ich intensiv spielende Kinder auf das Stundenende vorbereiten will, nichts anfangen. Bei der Terminabsprache einer zweiten Stunde – an welchem Wochentag er nachmittags etwas vorhabe – konnte er nicht mitreden, sondern blickte von einem zum anderen, als verstünde er kein Wort.

Die dritte vereinbarte Stunde musste wegen einer Klassenfahrt wieder abgesagt werden, diesmal konnte Jacques bei unserem Wiedersehen anscheinend nicht verstehen, wieso er nicht hatte kommen können, und wusste nicht zu sagen, wann und wie lange er mit der Klasse fortgewesen war. (Übrigens war viel später zu erfahren, dass Klassenfahrten ihn in große Angst versetzten.)

Mir scheint also, dass dieser Junge kein sicheres Gefühl für den Ablauf der Zeit, für die Kontinuität des Gestern/Heute/Morgen hatte. Übrigens klagten die Pflegeeltern gereizt über seine Unzuverlässigkeit, was Zeitabsprachen betraf: Nie hielt er sich – sonst sehr um ein gutes Einvernehmen bemüht – an vereinbarte Uhrzeiten und Termine, und sie meinten, er stelle sich dumm, wenn er deswegen zurechtgewiesen werde. Bevor ich mich mit der Frage beschäftige, was es mit dieser unsicheren Orientierung auf sich hat, möchte ich eine weitere Szene aus der diagnostischen Phase schildern, aus der letzten von den vereinbarten fünf Probestunden.

Jacques wollte diesmal nicht hereinkommen. Vor der Gartentür versuchte er voller Wut, sich dem festen Griff seines Pflegevaters zu entwinden, er sah mich nicht an und reagierte auf keine Ansprache. Ich bat den Pflegevater, den Jungen loszulassen und einfach zu gehen. Nun drückte sich Jacques am Gartentor herum, vermied weiterhin den Blickkontakt und blieb stumm, als ich versuchte, den Grund für sein Widerstreben zu erraten. Ich setzte mich notgedrungen ins Gras und wartete, nach einer Weile setzte er sich in sicherer Distanz ebenfalls. So saßen wir fast 20 Minuten still nebeneinander, bis Jacques mit einer Kopfbewegung zu verstehen gab, nun könnten wir hineingehen. Statt etwas zu sagen, stellte er ein Holzfigürchen auf den Tisch, schnickte es mit den Fingern fort, stellte es wieder auf und begann das Spiel von Neuem. Als er bemerkte, wie interessiert ich sein Tun verfolgte, sprach er dazu. »Du bist unwichtig!«, fuhr er das Figürchen an, »du hast hier nichts zu suchen! Unwichtig! Unwichtig!« Und er nahm das Blasrohr, um es vom Tisch zu pusten. Als ich nun in das Spiel einstieg und das Männchen sagen ließ, es müsse doch irgendwo bleiben und es verstehe nicht, was man mit ihm mache, steigerte er sich in kalten Hohn. »Unwichtig bist du! Weg damit!« Nun konnte ich also sagen, anscheinend habe er vorhin prüfen müssen, ob auch er unwichtig für mich sei, so dass ich ihn einfach von meiner Tür wegschnicken würde. Oft genug sei er ja schon fortgeschickt worden. Er fuhr in seinem Spiel mit dem Holzmännchen fort, wurde aber ganz vergnügt dabei, ließ mich weiter für das Männlein jammern und sagte zum Abschied: »Das spielen wir jetzt immer!«

Da hatte nun Jacques eine Kontinuität hergestellt, er hatte vorweggenommen, dass wir uns weiterhin sehen würden, und damit die Frage einer langfristigen Therapie für sich entschieden. Im Nachhinein scheint mir, dass diese Antizipation für ihn eine beachtliche Leistung war.

Zur Bedeutung primärer »Bemutterung« für das Kontinuitäts- und Selbstgefühl

Wie kommt ein Kind dazu, Zukünftiges vorwegzunehmen?

Wir stellen uns vor, dass ein Säugling ganz im Hier und Jetzt lebt. Seine Bedürfnisse sind elementar und drängen auf rasche Befriedigung. Hunger und Durst, Hitze oder Kälte oder ein Drücken im Bauch verlangen nach sofortiger Linderung durch ein Eingreifen der Mutter. Bleibt dies aus, so steigert sich das Unbehagen des Kindes bis zur Wut oder zur Verzweiflung, und es gibt sein Schreien erst auf, wenn es erschöpft ist oder resigniert. Aber wenn es regelmäßig die Erfahrung macht, dass jemand kommt und für Sättigung, Entspannung und Wohlbehagen sorgt, wird es bald auf das bloße Erscheinen der Mutter mit Beruhigung reagieren, denn es hat bereits die Verknüpfung von ihrem Kommen und dem Stillen seiner Bedürfnisse verinnerlicht. Die Zeitspanne, für die das Kind seine Bedürfnisspannung aushalten kann, wird langsam größer in dem Maße, in dem es an Vertrauen in das Kommende gewinnt. Der Rhythmus von Anspannung und Beruhigung, Sehnsucht und Erfüllung wird zum ersten Muster für das Erleben eines Davor und Danach, die Sicherheit, mit der das kommende Gute erwartet werden kann, ist das Vorbild für das Gefühl von Kontinuität im Ablauf der Zeit.

Wenn Jacques sagen kann: – »Das spielen wir jetzt immer« –, so hat er in diesem Moment die Sicherheit, dass es eine gemeinsame Zukunft geben wird und dass er sich darauf freuen kann. Er hat sie gerade in dem Moment, wo die gewaltsame Unterbrechung der Kontinuität, wie er sie immer wieder erlebt hat, zwischen uns ein Thema gewesen ist. Nicht das Männchen-Wegschnicken als solches hat seine Zeitwahrnehmung geschärft. Seine Orientierungslosigkeit hat für einen Moment wohl deswegen ein Ende, weil er mir von der Verlorenheit und Verzweiflung des »unwichtigen« Kindes etwas hat mitteilen können, so dass ich sein Gefühl mit ihm teilen konnte. In dem Augenblick, in dem seine Verweigerung und seine Resignation, dass ihm sowieso niemand helfen wird, einen Sinn haben, eine Bedeutung, die er mir mitteilen kann, öffnet sich die Zeitperspektive – für einen kurzen Augenblick!

Und bei genauerem Nachdenken ist auch zu erkennen, dass der Umgang mit der Zeit nicht nur von einem Defizit, einem Lernrückstand sozusagen, geprägt ist, sondern Jacques unterbricht die Kontinuität auch aktiv: Er verweigert sich ja mit Vehemenz. *Er* ist es, der die aufkeimende Beziehung angreift und für unwichtig erklären möchte, der nicht hereinkommen will und den Pflegevater deshalb vors Schienbein tritt. Wenn *er* die Hoffnung auf eine hilfreiche Beziehung zerstört, wenn *er* aktiv fortschnickt, wonach er doch auch Sehnsucht hat, dann ist nicht *er* der Hilflose, dem dergleichen zugefügt werden kann. Seine eigene Destruktivität ist es auch, die Zusammenhänge unterbricht.

Jacques kann sich schließlich doch auf die Erwartung einer längerfristigen Beziehung einlassen, er kann mich als »Behälter« für seine schlimmen Gefühle annehmen und nutzen. Das lässt darauf schließen, dass er nicht nur katastrophale Erfahrungen aus seinen frühen Jahren verinnerlicht hat.

Gleichwohl zeigt er ein brüchiges Selbstbild, versucht das basale Gefühl, unwichtig zu sein und keinen festen Platz zu haben, durch grandiose Selbstentwürfe zu kompensieren. Grandiosität ist das schwerste Hindernis beim Lernen. Jacques war ein begabter Turner und glänzender Sänger, aber aus beiden Begabungen konnte er nicht viel machen, weil unter dem Olympiasieger am Reck oder dem gefeierten Rockstar nichts interessant war. Das Vertrauen in eine gute Zukunft fehlte ihm auch hier: Jacques konnte sich nicht mit hinreichender Sicherheit vorstellen, dass kleine Fortschritte in der Gegenwart, dass Anstrengung und Beharrlichkeit zu erst noch *zukünftigen* Erfolgen führen werden. So begegnete er seiner kindlichen Unzulänglichkeit mit Verachtung, weil er sie nicht als etwas Vorläufiges sehen konnte, und litt ständig unter einem entwerteten Selbstbild.

Ganz unintegriert aber war die destruktive Wut, von der Jacques gar nicht glauben konnte, dass sie aus ihm selbst gekommen war. Kontinuität und Kohärenz fehlten ihm nicht nur in der Zeitdimension, sondern im Bild seiner selbst, als passten Teile nicht zusammen. Die verzweifelte Wut und Destruktivität fielen aus seinem Selbsterleben heraus, blieben abgespalten. Aber wenn die psychischen Abwehrkräfte, die sie von der Selbstwahrnehmung abgetrennt hielten, versagten, dann überrollten sie seine Affektkontrolle und brachen sich rücksichtslos Bahn.

Der Mangel an Kohärenzgefühl könnte auf einen schwer wiegenden Mangel in Jacques Lebensgeschichte hinweisen. Das Gefühl »das bin ich selbst«, »das war ich damals« und »damals wie jetzt bin ich ein und dieselbe Person« wächst ja, während die innere Welt des Kindes sich entfaltet und ausdifferenziert. Die inneren Bilder seiner selbst wie seiner Objekte – Mutter, Vater, Geschwister – setzen sich zusammen aus unzählig vielen Erinnerungsspuren von Handlungssequenzen, von Szenen des alltäglichen Miteinander, von denen viele in ähnlicher Weise immer wiederkehren. Mama, die mich liebt, Mama, die sich verweigert, Papa, der mich liebt, Papa, der Mama liebt usw., all diese Szenenbilder mitsamt den Affekten, die sie begleitet haben, werden im System der Erinnerungsspuren gespeichert, vernetzt, verknüpft, übereinander gelegt, so dass die wiederkehrenden Züge sich verdichten zu kohärenten Repräsentanzen der Objekte. Ebenso entstehen aus Erinnerungsspuren der ungezählten einzelnen Szenen – ich, wie Mama mich liebt / ich, wie Mama ungeduldig ist / ich, wie Papa sich über mich freut / ich, wie Mama böse mit mir ist usw. – allmählich die Mosaiksteinchen, die sich zu einem Selbstbild zusammensetzen.

Die Kontinuität dieser Bilder herzustellen erfordert eine besondere Leistung, und erst recht, wenn es um das Selbstbild geht. »Das war ich«, »das bin ich«, »das könnte ich später einmal sein« – die Selbstrepräsentanzen finden ihren Zusammenhang erst durch das Echo in den Personen, die dem Kind wichtig sind. Geteilte Erinnerungen, geteilte gemeinsame *Bedeutungen* der Erinnerungen schaffen allmählich ein sicheres Gefühl für den Zusammenhang im Dahinfließen der Zeit. Erst die zuverlässige Spiegelung durch das mütterliche Objekt, die dem Kind die emotionale, in die Liebesbeziehungen eingebaute Bedeutung seiner erinnerten Szenen zurückspiegelt, sorgt für das Zustandekommen eines Erlebens von Kontinuität.

Jacques nun hatte kein sicheres Gefühl dafür, dass es in seinem Leben einen Zusammenhang gab, dass er selbst immer derselbe gewesen war in allen Veränderungen – ja, er besaß kaum erinnerbare Bilder aus seiner Lebensgeschichte. Und auch seinem Selbstbild fehlte es an Kohärenz. Denn die destruktive Seite seiner Person, das hochaggressive Potenzial in ihm selbst, schien ihm fremd: Er verstand sich nicht, wenn es mit ihm durchging, und seine Gewaltausbrüche schienen ihm aus einem unbekannten Niemandsland in ihm zu kommen.

Das nun ist ein deutlicher Hinweis auf eine traumatische Störung. Ein Erleben, das in seiner Bedrohlichkeit und Intensität überwältigend ist, überfordert die adaptiven Fähigkeiten der Person. Es kann nicht in der beschriebenen Weise integriert und mit anderen Erinnerungsinhalten verknüpft werden, es muss getrennt gehalten bleiben, um nicht das Bewusstsein ständig mit Angst und Schrecken zu überfluten, es bleibt ein erratischer Block, ein Fremdkörper im Netzwerk der inneren Repräsentanzen mitsamt den unerträglichen Gefühlen. Der Betroffene versucht, sich zu schützen, indem er diesen Bereich der psychischen Realität abschottet, vom Erleben aussperrt – was aber nie ganz gelingen kann. Ein traumatisches Erlebnis kann nicht in der Weise erinnert werden, dass man es mit dem sicheren Gefühl des Abstands betrachtet: »Ich weiß noch, was ich damals gefühlt habe.« Die Erinnerung bricht vielmehr über das Subjekt wieder herein mit der ganzen Wucht des ursprünglichen Ereignisses, so als wäre es jetzt geschehen, ganz aktuell und von neuem wirksam.

So etwas muss Jacques widerfahren sein, als er aus einem nichtigen Anlass so in Wut geriet, dass er seine Zimmereinrichtung zerschlug. Was konnte es gewesen sein, was nun abgekapselt in seinem Gedächtnis eingefroren war, immer wieder durchbrach und sein Gleichgewicht ins Wanken brachte?

Eine Folge von so unvorbereiteten, unverständlichen, unerwarteten Trennungen, jedes Mal mit einem radikalen Milieuwechsel verbunden, würde wohl ausreichen, ein Kind zu traumatisieren. Aber da war noch eine besondere Note in Jacques Beziehungsaufnahme, die sich bald einstellte, und da war auch der ominöse Verdacht der kinderpsychiatrischen Klinik.

Therapieverlauf

Sexualisierung

Schon bald begann Jacques mich auf zunächst flegelhaft-alterstypische, dann aber immer gröbere Manier sexuell anzumachen. Viel später in der Behandlung würden wir verstehen, wie vielfältig er die Sexualisierung zur Abwehr von schmerzhaften Gefühlen benutzte. Besonders Wut und Trennungsangst pflegte er zu überspielen, indem er sich selbst in eine sexuelle Erregung hineinsteigerte – so musste er sonst nichts in sich wahrnehmen. Aber diese Abwehr verstanden wir, wie gesagt, erst später. Zunächst einmal war einfach die Schamlosigkeit und Zudringlichkeit seiner sexuellen Anspielungen auffällig, begleitet von einem echten kindlichen Wunsch, die Bedeutung vieler Reizwörter erklärt zu bekommen. Er stellte aber auch mir persönlich die zudringlichsten, taktlosesten und absonderlichsten Fragen über meinen Körper und meine Sexualität. Diese provokative Forschungslust war recht unangenehm – Jacques versuchte sozusagen, immer wieder und unverdrossen unter meinen Rock zu kriechen, um bei dem Bild aus der Kinderpsychiatrie zu bleiben. Zugleich konnte ich seine Zudringlichkeiten nicht nur als alterstypische Flegelei abtun, weil sie so offensichtlich begleitet waren von dem dringenden Wunsch, etwas in Erfahrung zu bringen und zu verstehen, wofür er die treffende Frage nicht kannte. Auch von der lustvollen, von Gekicher und dem Spaß an Unanständigkeiten begleiteten Wissbegier, die Kinder seines Alters am liebsten untereinander ausleben, unterschied sich Jacques Fragerei durch ihre dranghafte, fast quälende Intensität. Ich fühlte mich in der Tat ein wenig »sexuell missbraucht« von diesem Elfjährigen.

Eines Tages stand nach dem Klingeln kein Jacques vor der Tür, als ich öffnete. Stattdessen fand ich einen Pappkarton auf der Türschwelle, in dem eine Puppe mit dunklen Mandelaugen sorgsam zugedeckt lag. Ein Findelkind, asiatisch anmutend wie Jacques selbst. (Sehr aufmerksame Pflegeeltern hatten dieses Geschenk für ihn aufgetrieben.) Kein Jacques weit und breit – er hatte sein Alter Ego zur Adoption dort ausgesetzt. Natürlich hockte er hinter einer Hecke und lauschte, was ich der Puppe, dem Findelkind, sagen würde. Das war nicht leicht, denn ich musste ja die Sehnsucht der Puppe verstehen und akzeptieren, dass sie so gern Kind in meiner Familie sein wollte, und ihr gleichzeitig vermitteln, dass ihre Sehnsucht keine Erfüllung finden könne – ihr Platz / Jacques Platz würde in meinem Haus nicht sein können.

Es stellte sich dann heraus, dass die Puppe ein Mädchen namens Jacqueline war. Als wir mit Jacqueline schließlich im Therapiezimmer waren, ließ er an ihr den Teddy als Verführer und Vergewaltiger tätig werden. Neben der Erregung, Neugier und Zeigelust des Elfjährigen waren in der Szene auch die Verwirrung, Ängstlichkeit und Erschrockenheit eines kleinen Kindes zu spüren. Während er die beiden Darsteller erregt hantieren und zappeln ließ, wollte Jacques von mir wissen, wie die sich fühlen könnten. Ich sprach nun zu dem triebhaften Teddy, dass er in seiner Erregung nicht mehr wisse, was erlaubt sei und was nicht, und was man einem so kleinen Kind wie Jacqueline antun dürfe.

Zu Jacqueline sagte ich: »Das macht ein so starkes Gefühl, dass es sich nicht mehr gut anfühlt. Man weiß gar nicht wohin mit so einem starken Gefühl, wenn man noch zu klein dafür ist. Es macht ganz durcheinander. Schlimm wäre für dich, wenn du nachher denken musst, du wärst Schuld und musst daher von der Mama weg.«

Überrascht blickte Jacques mich an und sagte: »Das hat sich plötzlich so ganz traurig angefühlt!«

Aber als ich dann sagte, vielleicht sei es ihm schon ähnlich ergangen, tauchte er wieder ab ins sexualisierte Spiel.

Später versuchte er, Klarheit für sich zu schaffen mit einem Text, den er an die Tafel schrieb: »Was sind Gefühle? Für Teddy: Er denkt nur an das da. Für Jacqueline: Ich bin noch klein. Ich werde durcheinander.«

An dieser Formulierung zeigt sich, dass Jacques in erster Linie nicht mit dem Triebtäter Teddy identifiziert ist, sondern mit Jacqueline, die er in Ich-Form sprechen lässt.

In der Folgezeit flirtete Jacques weniger krude mit mir und erzählte von Mädchen, in die er verliebt sei, er hatte aber zugleich oft »Magenschmerzen« und »so ein Kribbeln«. Er dachte viel an Krankheiten der schlimmsten Art, mit denen er infiziert sein könnte, erinnerte sich dann an eine Szene aus der Klinik, als er im Stationszimmer heimlich ein Röhrchen mit einer Blutprobe genommen und dann vor Schreck habe fallen lassen. Das war die erste Erinnerung aus seinen frühen Jahren, die auftauchte. Anscheinend hatte man ihm damals erklärt, dass man sich an Blutproben infizieren kann und dass er deshalb die Finger davon lassen sollte. Unvermittelt und gerade heraus fragte er nun, warum er dort in der Klinik habe sein müssen. Während ich mit der Antwort noch zögerte, seine eigene Fantasie dazu erfahren wollte, untersuchte er sich selbst mit dem Stethoskop, floh unruhig auf die Toilette, kam erregt wieder und versuchte, sich als Turner zu zeigen, verglich dann meine Zähne mit seinen kerngesunden. Deutungsversuche, er frage sich, ob er ganz und unversehrt sei, ob er ein richtiger Junge sei, ob er die richtige Hautfarbe habe usw. verstärkten seine Magenschmerzen. »Das soll weggehen!«, rief er verzweifelt. Da entschloss ich mich, ihm von der Jugendamts-Akte und dem dort geäußerten Verdacht zu erzählen: dass er nämlich in der Klinik so eigenartige Kontaktgewohnheiten gezeigt hätte und dass man sich dies so erklärt habe, dass er von Erwachsenen über Gebühr erregt worden sei – so wie er es damals mit Jacqueline gespielt hätte –, dass man aber Genaueres nicht wisse. Er reagierte mit großer Ruhe, er erinnere sich an große Angst vor den Männern auf der Station. Auch wisse er noch, wie er zu Hause – vor der Klinik – einmal mit dem Kopf an die Heizung geknallt sei. Sonst könne er sich an nichts erinnern, und doch komme ihm das alles bekannt vor. »Ich fühle mich ganz leicht«, sagte er beim Gehen.

Die Frage, was da wohl einmal gewesen sein mochte, blieb offen und für die nächste Zeit eher im Hintergrund. Der Triebtäter Teddy blieb weiter aktiv, doch war es nun eher eine Sache zwischen Jacques und mir. Der Bär benahm sich unflätig und zudringlich gegen mich, dafür fantasierte Jacques sich auch die sadistischsten Strafen aus, mit denen ich den Teddy verfolgen würde. Aber ehe ich die Teddy-Linie weiter verfolge, die mit der Lebenslinie von Jacques verknüpft ist, möchte ich zu den Stichwörtern Sehnsucht und Destruktivität noch von einigen anderen Therapieszenen berichten.

Neid, Hass und Vergeltungsangst

Inbegriff des guten Lebens, das Jacques in mein Haus und meine Familie hineinfantasierte, war der Kirschbaum vor dem Fenster. Unerreichbar die Fülle dicker dunkelroter Kirschen in den Ästen, auf die Jacques sehnsüchtig herabblickte. Er würde daran keinen Anteil haben, er ging leer aus, weil er nicht dazugehörte und »unwichtig war«.

Im zweiten Sommer seiner Therapie wiederholte sich sein Leid und seine Sehnsucht, diesmal versuchte er, mit einer grandiosen Fantasie sich darüber hinwegzutrösten. Er brachte eine der wenigen erreichbaren Kirschen mit in die Stunde und baute ein Schauspiel darum herum: Er war der Kirschenprinz, dem eine unübersehbare Volksmenge huldigte (die Volksmenge hatte ich darzustellen), während er die einzigartige, herrliche Goldene Kirsche unter allgemeinem Jubel verzehrte.

Im dritten Sommer nahm er kaum Notiz von den Kirschen, wandte sich aber dafür den Äpfeln zu. Davon konnte er auf dem Wege zur Haustür genug aufsammeln, aber weil sie so sauer waren, brachte er eine ganze Ausrüstung von Küchengeräten samt einer Dose Zucker mit, um gemeinsam mit mir Apfelmus herzustellen. Was für ein netter Kompromiss, dachte ich, aber alsbald wurde eine wütende Schnippelei und Stecherei aus dem Apfelschälen, unmissverständlich brachte Jacques durch passende Anekdoten zum Ausdruck, dass er mehr oder minder bewusst die Äpfel mit weiblichen Brüsten assoziierte, während er auf sie einstach. Zum Beispiel habe sein Freund zwei Luftballons unter den Pullover gesteckt und er, Jacques, habe den »Busen« mit einem spitzen Bleistift zum Platzen gebracht. Er war in seinem enttäuschten Begehren und seinem Neid zum Angriff auf meine Brust übergegangen. Kaum mochte ich, wie er da so mit seinem mitgebrachten Küchenmesser hantierte, von den Brüsten allgemein auf seine enttäuschte Sehnsucht mir gegenüber und seinen Neid auf meine mutmaßlichen Kinder überleiten – während ich noch zögerte, wandte sich Jacques dem Teddy zu und vollzog an ihm eine fantasierte Hodenamputation. Das also war der Sinn all der schlechten Behandlung, die ich in Jacques Spielfantasien dem Teddy angedeihen ließ – ich nahm Rache, so war seine Angst und seine masochistische Fantasie, für Teddys, d. h. Jacques Angriffe auf meine Weiblichkeit.

Nun ist die Landschaft, in der Jacques und ich uns bewegen, recht unübersichtlich geworden. Die Traurigkeit und Verlorenheit des Findelkindes, das keiner will, haben sich unversehens vermischt mit der Verwirrung sexueller Grenzüberschreitung. Die gemeinsame Suche nach dem Ursprung der Verwirrung wird durchkreuzt von sadistischen, destruktiven Impulsen gegen meine Mütterlichkeit, die mit der Sehnsucht zugleich unendliche Enttäuschung in ihm wachruft.

Immerhin, so konkret und stofflich Jacques mit seinem Küchenmesser hantiert – er richtet seinen Angriff doch auf ein harmloses Ersatzziel –, seine Aktion weckt ein wenig Besorgnis, ist aber doch eine eindrucksvolle symbolische Inszenierung. Er kann sie in dieser Deutlichkeit gestalten, weil er sich sicher genug ist, dass *er* mir so wenig wirklich tun wird wie *ich* ihm, dass ich also – wie der Teddy nach jeder Stunde – seinen Angriff überleben werde, so wie er meine Rache überleben wird.

Wir konnten seinen Neid, seine Sehnsucht, seine Wut und seine Vergeltungsangst besprechen und darüber hinaus feststellen, dass vor einem Jahr – bei der vorjährigen Kirschenreife – seine Angst noch viel größer war, damals nämlich musste Jacques noch über all die schwierigen und schrecklichen Gefühle mit der großartigen Kirschenprinzrolle hinweggehen. Das heißt: In all der Unübersichtlichkeit gab es doch eine Entwicklung, eine gemeinsame Geschichte, über die wir uns verständigen konnten. Und die konnte es vermutlich auch deshalb geben, weil Jacques nun eher glauben konnte, dass ich – stellvertretend für seine Liebesobjekte – seine Angriffe überleben würde.

Auch das ist ein Aspekt, ohne den die Zukunft nicht in den persönlichen Lebensentwurf integriert werden kann. Wer ständig mit der Angst vor einem Verlust all seiner Beziehungen leben muss – und sei es auch nur aus Angst vor der eigenen Destruktivität –, der kann keine liebevollen Erwartungen in die Zukunft projizieren.

Konstruktion einer Kindheit im Spiel

Inzwischen war dem Teddy eine ganz neue Rolle zugewachsen. Lange Zeit spielte ich Jacques Spielentwürfe mit, ohne genauer zu verstehen, was wir da taten. Der Teddy hieß nämlich nun mit Nachnamen Ahlheim, er war mein Sohn und noch recht klein. Keine Spur mehr vom Triebtäter – Teddy Ahlheim musste aufstehen, die Zähne putzen, die Ohren waschen usw. Unermüdlich dachte sich Jacques die Alltagsszenen aus, die in einem geregelten Ablauf von Teddy zu durchleben waren. Und mir fiel die Aufgabe zu, im Mutter-und-Kind-Spiel beide Parteien darzustellen, mit Teddys Ohren zu wackeln und mit seinen Pfoten zu winken und ihn gleichzeitig als »Mutter Ahlheim« zu bemuttern und zu erziehen. Jacques saß derweil wie ein Vierjähriger entzückt auf dem Sofa, hüpfte auf und ab und jauchzte: »Noch mal! Noch mehr!« Noch als bald Vierzehnjähriger verlangte er nach Teddyszenen. Es durften beileibe keine Trotz- oder Impertinenzszenen sein, wie ich sie manchmal versuchte – um den Alltag ging es, um das Einvernehmen, um den Dialog zwischen Mutter und Kind.

Unversehens wuchs Teddy Ahlheim zum Schuljungen heran, er musste Hausaufgaben machen und spielte mit seinem Freund Jacques Fußball, er wurde älter und entwickelte sich schließlich zu einem pubertierenden Flegel, der rülpsen und die Füße auf den Tisch legen sollte und nicht wusste, wie man am besten ein Mädchen anbaggert. Da verweigerte ich schließlich meine Mitarbeit und erklärte, die Liebesabenteuer meines Sohnes gingen mich als Mutter wenig an, da müsse Jacques schon allein weiterspielen.

Wir hatten mittlerweile symbolisch eine gemeinsame Geschichte erschaffen. Mein Sohn Teddy – ein Alter Ego für Jacques – war gewachsen und gediehen, und der Patient teilte mit mir Fantasien und Erinnerungen. Er hatte die Geschichte einer Kindheit neu erfunden und mit mir inszeniert und war unversehens selber in die Kontinuität eines Zeitablaufs eingetaucht. Wir hatten einen gemeinsamen Erfahrungsschatz, ein: »Weißt du noch?«

Aber die Frage ist, ob er genau das in der relativ kurzen Zeit seiner Therapie stabil genug verankern konnte.

Destruktives Agieren in der Übertragungsbeziehung

Interessanterweise wurden erst nach dieser langen Vorarbeit die Therapieferien zu einem schwierigen Problem für Jacques. In den ersten 1½ bis 2 Jahren war er eher mit einem Schulterzucken über Unterbrechungen hinweggegangen, als bemerke er sie gar nicht. Ich muss hier auch einfügen, dass es auch in der Pflegefamilie während dieser ganzen ersten Zeit keine größeren Durchbrüche von Aggression oder Zerstörungswut gegeben hatte. Jetzt, da er offenbar ein gewisses Maß an Kohärenz und Zuverlässigkeit in der Therapie erleben konnte, zeigte er heftige Reaktionen auf Enttäuschungen. Vor einer Weihnachtspause z.B., auf der Fahrt zu unserer letzten Stunde vor den Ferien, zog er bei voller Fahrt auf der Autobahn plötzlich – vom Beifahrersitz aus – die Handbremse, öffnete die Tür und wollte sich hinausstürzen. Nur die schnelle Reaktion der Fahrerin verhinderte ein Unglück. Ein andermal, als ich überraschend krank war, in sichtbar schlechter Verfassung aber die Stunde mit ihm »durchgezogen« hatte, geriet er in Panik und stürzte sich auf den Pflegevater, um ihn zu verprügeln – dabei zog er zum Glück den Kürzeren. Bei dieser Gelegenheit waren die Pflegeeltern bereits kurz davor, ihn rauszuschmeißen, Jacques aber konnte im Nachhinein seine Angst ergründen: Ich hätte sterben können und er hätte hilflos nicht gewusst, was zu tun wäre. Der Laternenpfahl vor dem Haus der Familie wackelte in seiner Verankerung, seit Jacques ihn während einer Ferienwoche mit Tritten attackiert hatte. Einmal – wiederum vor einer Ferienunterbrechung – war er so überzeugend entschlossen, das Haus der Pflegeeltern in Brand zu setzen, dass ich voller Sorge Extratermine in den Ferien anbot. Die Wucht und Gefährlichkeit solcher Attacken hatten allein die Pflegeeltern auszuhalten, das war keine leichte Aufgabe. Meistens aber konnten wir bei solchen Ausrastern einen Zusammenhang mit Ereignissen in der Therapie finden. Auch Jacques selber konnte im Nachhinein darüber nachdenken, was da mit ihm durchgegangen war und wie unerträglich für ihn das Gefühl war, der Willkür der Erwachsenen ausgeliefert zu sein. Wenn sie über seinen Kopf hinweg nach ihren eigenen Gründen Entscheidungen fällten, in die er sich fügen musste, dann konnte er hemmungslos ausrasten. Denn nur als willkürlich und gefühllos konnte er es empfinden, wenn mitten in einem lebendigen Austausch, einem Geben und Nehmen, in der Therapie eine Unterbrechung stattfand.

Längst nämlich war Jacques eine illusorische Identifikation mit meinem Sohn Teddy eingegangen. Wenn er da auf dem Sofa saß und glücklich zuschaute, wie ich dem Teddy die Füße wusch oder den Ranzen packte, war in seiner Fantasie er selber das Kind mit seiner Mutter. Es kostete mich deshalb auch einige Überwindung, mich als Mitspielerin zu verweigern, wenn es angebracht schien, denn insgeheim hatte auch ich Angst vor Jacques Enttäuschungswut. So ganz idyllisch war nämlich das Teddyspiel nicht, weil auf einer tieferen Ebene das Thema der frühen Überstimulierung immer mitlief.

Denn ich musste auch ständig auf der Hut sein vor der Verführung, Grenzen zu überschreiten, mich mit in ein sexualisiertes, erregtes Agieren verwickeln zu lassen.

Jacques beließ es nicht dabei, mich zum Aggressor zu machen, der den Teddy oder auch ihn selber verletzen und kastrieren wollte. Er stellte sich ans offene Fenster und brüllte hinaus: »Hilfe, Frau Ahlheim will mich missbrauchen, sie will mich verführen, Hilfe, Frau Ahlheim ist eine Kinderverderberin!« Da war nun er der Täter, gegen den ich wehrlos war. Die unstillbare Sehnsucht nach der Sicherheit und Aufgehobenheit, die Jacques dem Teddy zuschrieb und an der er illusionär teilhaben wollte, wurde jäh unterbrochen von offener, wirklich gefährlicher Destruktivität. Dieses Zerstörungspotenzial durchbrach die Grenzen des Spieles, ich musste mich real angegriffen und gefährdet fühlen. Jacques beschäftigte sich lange mit dem Plan, mich beim Jugendamt anzuzeigen, mir Übergriffe anzudichten und meine Existenz zu vernichten. Dann hätte er die Macht und ich die Ohnmacht. Er ließ sich oft bestätigen, dass er ganz real diese Macht haben könnte, und verstand auch, dass er damit seine Lebenserfahrung von Hilflosigkeit und Ohnmacht umkehrte.

Das war wieder die zuverlässige Fähigkeit von Jacques: Er wollte wissen und verstehen, die zerstörten Zusammenhänge wiederherstellen. Zwischen seinen riskanten Aktionen am Fenster fragte er mich: »Warum machen Kinder das, dass sie Erwachsene falsch beschuldigen?« Ich fühlte mich weniger beunruhigt angesichts seiner Neigung zu destruktivem Agieren, als er schließlich verstanden hatte: Er wollte nicht machtloses Opfer sein, auch nicht Objekt eines sexuellen Übergriffs, und machte lieber sich selbst zum Täter und Angreifer.

Annäherung an eine frühe Überstimulierung

Auch kam ihm die Idee, er könnte mich mit meinem Mann belauern und belauschen, und er brauchte auch hier die Bestätigung, dass es allein in seiner Entscheidung lag, einen solchen Versuch zu unternehmen oder auch nicht.

Eine merkwürdige Szene war die, als er nach einem flegelhaften Herumräkeln in die Lücke hinter dem Sofa rutschte und sich aus dieser Falle nicht befreien konnte. Ich hörte ihn gedämpft dort zwischen Wand und Sofa jammern und konnte mir zunächst nicht vorstellen, dass er sich nicht zu helfen wusste, nahm seine zappelnden Beine zugleich wie die eines Kleinkindes wahr und musste der Versuchung widerstehen, ihn bei den Beinen zu packen und herauszuziehen.

Und immer wieder tauchte die Frage auf: Was war mit ihm geschehen? Gab es da etwas, was ihn umtrieb und unverstanden blieb?

Jacques begann nach längerer Zeit, seine leibliche Mutter ausdrücklich vor falscher Anschuldigung zu schützen. Er stellte klar, wie schwer sie es bestimmt hatte, wie arm sie gewesen war, und sie hatte ja nur ein kleines Zimmer gehabt – auf einmal glaubte er sich zu erinnern, wie es ausgesehen hatte, das Zimmer seiner Mutter. Hier der Schrank, da das Bett, ein Tisch … und alles so seltsam groß! Nun war er ja auch selbst ganz klein gewesen, überlegten wir.

Er begann, Geschichten zu erzählen von kleinen Jungen, die hinterm Schrank oder unterm Bett versteckt waren und schreckliche Mordtaten mit ansehen mussten, das Opfer röchelte, der Täter tobte und der kleine Junge konnte sich nicht rühren.

Bei solcher Gelegenheit erinnerte ich ihn an die Stunde, in der er eingeklemmt gewesen war hinter der Couch. Darauf kauerte er (inzwischen 14 Jahre alt) sich seitlich hinter der Sofalehne zusammen, so dass ich von ihm nichts sehen konnte, und gab die erschreckendsten Stöhn-, Jammer- und Grunzlaute von sich.

Ich sagte ihm, vielleicht sei es das, was ihm geschehen war. Er war klein, konnte im Winkel hinter Schrank oder Bett verschwinden, es gab nur ein Zimmer, er musste vieles miterleben und mithören und konnte dazu die schrecklichsten Fantasien haben. Ich dachte im Stillen daran, wie kleine Kinder öfter die Urszene auffassen: Die fremden Laute der Eltern, so seltsam fremdartig und erregt, kommen ihnen wie die Begleitgeräusche einer Gewalttat vor, sie können nicht anders, als sich eine unheimlich sadistische Untat vorstellen.

Anstelle einer Antwort war Jacques mit einem Satz am Fenster, riss es auf und brüllte mit einer tiefen Stimme: »Stell dich nicht so an, du alte Schlampe, du zierst dich doch sonst nicht so – du dumme Sau, dich krieg ich, dir zeig ichs, du altes Miststück…« Und dazwischen mit heller Stimme: »Lass mich gehen, du Saukerl, lass mich los, verdammt, hör auf damit…«

Schon oft hatte ich Jacques für seine schauspielerische Begabung bewundert und mich über seine Darstellungskunst gefreut. Jetzt aber war ich beklemmt und erschrocken, wie gelähmt von einer Vergewaltigungsszene, als sei ich deren Zeugin. Und das am offenen Fenster, so dass zufällige Ohrenzeugen auf der Straße sich fragen würden, was hier passierte. Ein Element von Bloßstellung war dabei, deren Opfer ich war, und eine Übererregung des schreienden Jungen, aber ich fühlte mich nicht von ihm bedroht. Er wurde denn auch ruhig, als ich sagte: »Nun hör mir mal zu…« – als sei er dankbar für die Unterbrechung seiner Fantasie.

Jacques und ich hatten keine abgesicherten Informationen. Die Mutter stand für keine Auskunft zur Verfügung, und dass es sich um sie gehandelt hatte, glaubte

Jacques mit Gewissheit zu erinnern. Aber die Rekonstruktion, die ich nun für ihn in Worte fasste, hatte für uns beide hohe Evidenz: Er war als ein sehr kleiner Junge Zeuge gewesen, wie seine Mutter sexuell grob angegangen, möglicherweise auch überwältigt wurde, hatte als Ohrenzeuge schreckliche Dinge dazu fantasiert und hatte nichts tun können. Seinen unbekannten Vater, mit dem die Mutter vielleicht noch gelegentlich zusammen war, wollte er als Täter ausschließen, also nahmen wir einen anonymen Lebensgefährten der Mutter an. Ein solches Erlebnis – besonders, wenn es sich wiederholt ereignet hätte – hätte wohl ausgereicht, um einen kleinen sensiblen Jungen zu verwirren und zu überwältigen.

Diese Geschichte, von uns in einer aufgewühlten Szene gemeinsam rekonstruiert (oder auch konstruiert), beruhigte Jacques ungemein. Sie war zu ertragen und auszuhalten, gab all seinem auffälligen Agieren einen Sinn und setzte Jacques fürs Erste instand, auf sein bedrohliches Agieren wie auch auf wirkliche Ausbrüche von Destruktivität zu verzichten. Es gab weiterhin viel Aufregung in der Pflegefamilie, aber die Grenze zwischen Fantasie und Handeln schien mir von diesem Punkt an gesichert. Das Unheimliche an seiner Aggressionsbereitschaft schien verschwunden, weil wir uns nun vorstellen und verstehen konnten, was in ihm vorging.

Abschließende Bemerkungen

Ein therapeutischer Prozess, der eine solche Intensität erreicht, der beide Seiten bewegt und im Kind mühsam Verdrängtes aufwühlt, ist nicht leicht mit 14 Jahren zu beenden. Die krisenhaften Jahre der Adoleszenz lagen damals noch vor dem Jungen. Der Zeitpunkt des Therapieendes war jedoch eine Frage der Kassenleistung, die schon weit über das übliche Maß hinaus ausgeschöpft war. Unsere Arbeit setzt zwar immer nur einen Entwicklungsschub in Gang, manchmal aber ist das Kostenersparnisdenken der Krankenkassen einer guten Entwicklung hinderlich.

»Teddy Ahlheim« oder die Erfahrung einer gemeinsamen Geschichte, die er symbolisierte, das Bemühen, dem Unverständlichen einen Sinn zu geben, nach der Bedeutung scheinbar unsinniger Attacken zu suchen: all diese neuen Erfahrungen waren ja zarte Pflänzchen unter all dem, was da zuvor schon gewachsen war. Der wieder entdeckte kleine und hilflose Teddy in Jacques selber war immer noch schwer erträglich, hatte Jacques sich doch mit dem starken und unverwundbaren Aggressor identifiziert, um leben zu können. Nach dem Therapieende und gerade in den noch bevorstehenden Stürmen der Adoleszenz würde er den

»Teddy-Aspekt« seines Selbst ausreichend schützen müssen gegen den gewalttätigen Aggressor, der auch in ihm lebendig war. Immerhin war ja die Selbstdestruktion für Jacques ein bewährtes Hilfsmittel gewesen, um die Angst vor dem Unwichtigsein, die schmerzhafte Verletzung z. B. unerwiderter Liebe nicht spüren zu müssen.

Aber dass er die Sehnsucht nach dem Verlorenen nicht aufgegeben hatte, machte ein Großteil seiner Lebendigkeit und Liebenswürdigkeit aus – ich wünschte ihm zuversichtlich, dass er die Hoffnung auf eine gute Zukunft nicht aufgeben würde. Dass er enttäuschte Sehnsucht und Schmerz würde aushalten können, statt sich und die, die er liebt, zu zerstören.

Gisela Zeller-Steinbrich

»Weh', meine Mutter reißt mich ein«
Die psychoanalytische Behandlung schwerer Störungen der Persönlichkeitsentwicklung[1,2]

Ach wehe, meine Mutter reißt mich ein.
Da hab ich Stein auf Stein zu mir gelegt,
und stand schon wie ein kleines Haus,
um das sich groß der Tag bewegt,
sogar allein.
Da kommt die Mutter, kommt und reißt mich ein.
Rainer Maria Rilke

Einleitung

Kinder mit sogenannten externalisierenden Störungen erfüllen oft die Kriterien einer Persönlichkeitsstörung im Kindesalter. Sie weisen gehäuft frühe Traumatisierungen auf. Das Ausmaß der negativen Affekte als Folge der Verletzungen übersteigt bei weitem die Verarbeitungsmöglichkeiten und die Impulskontrolle der betroffenen Kinder. Der Kampf gegen die Desintegration im Alltag macht sie untragbar für ihre Umgebung und führt zu neuen Beziehungsabbrüchen mit retraumatisierender Wirkung. Auch in der Psychotherapie dieser Kinder besteht in der Wiederholung die Gefahr eines Abbruchs. Das Vertrauen in die Welt und in menschliche Beziehungen ist tief gestört, ebenso die Entwicklung von Trennungstoleranz (Objektkonstanz). Aber auch Wahrnehmung und kognitive Entwicklung werden durch die dauerhafte Beeinträchtigung in der narzisstischen Besetzung des Selbst schwer beeinträchtigt. Da die frühen Beziehungserfahrungen

1 Namen und Lebensumstände wurden so verändert, dass die Anonymität gewahrt bleibt.
2 Der Beitrag basiert auf einem Vortrag an der Konferenz für Wissenschaftlichen Austausch der VAKJP 2006 sowie auf einer früheren Arbeit über die Rolle des abwesenden Vaters (Zeller-Steinbrich, 2006).

nicht symbolisch repräsentiert sind und nicht bewusst erinnert werden können, da ferner die Fähigkeit zu spielen erst erworben werden muss, steht für lange Zeit im Mittelpunkt der psychoanalytischen Arbeit die Wiederholung und Inszenierung des traumatischen Erlebens. Der Beitrag soll zeigen, wie die Entstehung eines intermediären Raums gefördert werden kann und illustriert an zwei Beispielen den Umgang mit Übergangsphänomenen bei der Entwicklung von Symbolisierungsfähigkeit. Ein wichtiges, wenn auch oft schwer erreichbares Ziel der Behandlung ist die Herstellung einer lebendigen inneren Beziehung zum Vater, die es erst ermöglicht, sichere Beziehungsgrenzen auch zur Mutter zu errichten. Hinter dem ohnmächtigen Hass auf den Vater und dem Selbsthass dieser Kinder können, wenn es gut geht, eingefrorene liebevolle Gefühle zugänglich werden.

Der Fall Carlo

Als der sechsjährige Carlo[3] mit seiner Mutter zum ersten Mal in meine Praxis kam, setzte er sich eng neben sie auf die Couch, zog ständig an ihr herum und bog ihre Finger, bis es ihr wehtat und sie böse wurde. Ein Gespräch mit der Mutter, geschweige denn mit ihm, war kaum möglich. Ich fühlte mich elend und gequält, so wie sich Carlo wohl gefühlt hätte, wenn er das hätte fühlen können.

Sein Mangel an Struktur und Frustrationstoleranz hatte seine Mutter endlich dazu bewogen, mich aufzusuchen. Die Mitarbeiter der Tagesstätte, in der er seit dem Babyalter betreut wurde, hatten dies seit vielen Jahren immer wieder vorgeschlagen. Bei Anforderungen und der kleinsten Kritik begann er zu schreien, ständig war er in Kämpfe mit anderen Kindern verwickelt. Er war untragbar.

Als Carlo dann zu seiner ersten Therapiesitzung gebracht wurde, weigerte er sich, zu mir ins Zimmer zu kommen. Er setzte sich in der entlegensten Ecke der Diele auf den Fußboden. Obwohl ich ruhig und freundlich mit ihm sprach und seine Patentante noch dabeistand, zog er sich immer weiter zurück. Ich hatte den Eindruck, ihm durch meine bloße Präsenz etwas anzutun. Schließlich zog er noch seinen blauen Pullover über Kopf und Knie wie eine schützende zweite Haut und rührte sich nicht. Ich hatte mein Repertoire erschöpft, dass die Tante ihn abholen oder im Wartezimmer bleiben werde, dass sie mit ins Zimmer kommen könne etc., und hatte traurige und trostlose Gedanken wie: »Der kommt nie.« Erst als nach einer guten Viertelstunde der Patient meines Kollegen die Diele durchquerte und

3 Alle Personen sowie deren persönliche Daten und Kontexte sind nach nationalen und internationalen Standards und Vereinbarungen für wissenschaftliche Fachpublikationen anonymisiert worden.

andere Personen kamen, schämte er sich wohl so, dass er endlich hereinkroch wie eine unförmige blaue Masse. Eine ganze Zeit sah und hörte ich nichts von ihm. Er saß auf dem Boden an der Tür mit dem Rücken zu mir. Ich fühlte mich hilflos und traurig. Er begann zu brabbeln wie ein Säugling. Ich hörte nur sinnlose Laute, bis es mir plötzlich schien, als stammele er: »Papi mort (Papi tot).«[4] Das war der Anfang.

Am Ende seiner psychoanalytischen Kindertherapie war Carlo einen weiten Weg gegangen: In einer der letzten Sitzungen wollte er auch wieder nicht hereinkommen, so wie ganz am Anfang. Aber nun war er in der Lage, mir zu erklären, dass es etwas gab, was er seiner Mutter in meiner Gegenwart sagen wollte, etwas, das *ich* wissen sollte und das *sie* wissen sollte. Wie beim ersten Mal saß er neben ihr auf der Couch, aber nun konnte er für sich bleiben und hing nicht mehr an ihr wie eine Klette. Wir waren zu Dritt im Gespräch. Er erklärte, dass es wichtig für ihn sei, dass seine Mutter nachts nicht den Hausschlüssel draußen ließ, damit er sich sicher fühlen könnte. Es hatte in jüngster Zeit Vorfälle mit einem Freund der Mutter gegeben, bei denen dieser Carlo bedroht und die Mutter angegriffen hatte. Im Laufe des Gesprächs nahm er seinen Kaugummi aus dem Mund und warf ihn in den Papierkorb neben der Couch. Die Mutter ermahnte ihn unwirsch, er solle ihn nicht einfach irgendwohin kleben. Er antwortete ruhig, dass er das sicherlich nicht tun würde. Und dann erklärte er mit Ernst und Würde: »Ich bin doch nicht das schlechteste Kind der Welt!« Carlo hatte gelernt, über seine Gefühle und Wünsche zu sprechen. Sein abgespaltenes Selbstbild, das er unbewusst ausagiert hatte, das schlechteste Kind der Welt zu sein, hatte sich verändern können. Wie war das zustande gekommen?

Von Strukturveränderungen im psychoanalytischen Prozess sprechen wir, wenn symbolische Repräsentierung und Kommunikation möglich werden, wenn unbewusste Beziehungserinnerungen und Phantasien bewusst werden können und in die eigene Lebensgeschichte integriert werden, wenn sich neue Beziehungsrepräsentanzen bilden. »Personality change«, schreibt Horowitz (1993, S. 26), »can be described as a change in repertoire of states of mind.« Dabei sind es innere Beziehungsmodelle, die das Fühlen, die Wahrnehmung, das Denken, die Bindung bzw. Beziehung und das Handeln organisieren. Bei der Bildung von Selbst- und Objektrepräsentanzen und im Aufbau dieser Beziehungsmodelle spielen Interaktionssequenzen aus der frühen Lebensgeschichte eine zentrale Rolle (vgl. auch Zeller-Steinbrich, 2004).

4 Carlos Muttersprache war Deutsch und »Papi« das übliche Wort für »Papa«. In Französisch, der Sprache des Vaters, konnte »papi« auch den vor einigen Jahren verstorbenen Großvater bezeichnen. Obwohl mir das geläufig war, dachte ich in diesem Moment nur an den Vater. Vielleicht waren beide gemeint.

Carlos frühe Beziehungserfahrungen waren traumatisierend. Er hat darüber nicht gesprochen, er hat sie mit anderen wiederholt, denn es gab natürlich keine symbolische Repräsentanz der frühesten Beziehungsszenen. Diese bestanden z.B. aus permanenten Streitereien beider Eltern, wenn erst sein Vater im Streit ging und dann auch seine Mutter entnervt und wütend aus der Wohnung lief und das Baby allein ließ, weil sie sein Geschrei unerträglich fand. Carlo hätte sich nicht daran erinnern können. Wenn er sich aber angespannt fühlte, was unweigerlich der Fall war, sobald jemand eine Erwartung an ihn herantrug, die nicht seinem eigenen Wunsch entsprach, benahm er sich nervenaufreibend. Er versetzte seine Umgebung in angespannte und wütende Hilflosigkeit, in eine Verfassung entfernt vergleichbar seiner eigenen als Baby, wenn er mit Hunger, Krämpfen oder Wut alleine blieb. Manchmal wurde er als Kleinkind vom Vater geschlagen, wenn er zuviel schrie. Und auch Carlo selber schlug manchmal zu, wenn er nicht mehr weiter wusste.

Als Carlo zweieinhalb Jahre war, kam es zu einer abrupten Trennung der Eltern. Carlo sah seinen Vater nie mehr wieder. Der Vater war telefonisch niemals erreichbar, rief nie zurück, beantwortete keinen von Carlos »Briefen« mit Zeichnungen, die Carlo mit Hilfe der Erwachsenen immer wieder schickte. Der Vater hat auch von sich aus nie ein Zeichen gegeben. Über Dritte hörte Carlo, dass er noch lebte und noch zwei Töchter bekommen hatte. Carlo litt unter der väterlichen Abwesenheit, besonders aber darunter, immer wieder ohne Antwort zu bleiben. Er fühlte sich verächtlich und böse wie ein Vatermörder.

Pater incertus

Wir sind daran gewöhnt, Einflüsse aus der Mutterbeziehung zur Erklärung für psychopathologische Entwicklungen der Persönlichkeit heranzuziehen. Insbesondere auf die Gefahren einer überwältigenden, dyadischen Beziehung zur Mutter wird immer wieder mit eindrucksvoller Metaphorik verwiesen. So beschwört z. B. Brickmann »the enveloping watery depths of the mother« (1993, S. 906), und das Gedicht von Rilke, an das sich der Titel dieses Beitrags anlehnt, ist ein literarisches Denkmal solchen Beziehungserlebens. Der Vater taucht dann in diesem Kontext häufig als Retter aus der Beziehung zu einer »verschlingenden« Mutter auf oder sonst in der Nachfolge Freuds *(Totem und Tabu,* 1912–13) als Vertreter des Gesetzes (Borens, 1993).[5]

5 Die primäre Beziehung zum Vater kommt im psychoanalytischen Diskurs überwiegend unter entwicklungspsychologischen Gesichtspunkten in die Diskussion (v. Klitzing, 1998; Metzger, 2005; Dammasch & Metzger, 2006; s. a. Grieser, 2021).

Unbestritten ist seit den 1970er-Jahren die Bedeutung früher triangulärer Beziehungen (Abelin, 1971, 1986; Bürgin, 1998) für die Entwicklung eines abgegrenzten Selbst, für die Entwicklung der Objektbeziehungen und für die Symbolbildung, wobei der Dritte, sei er nun in der Familie präsent oder nicht, symbolisch repräsentiert werden muss. In Abwesenheit des realen Vaters geschieht dies in der Regel durch Vermittlung der Mutter. Allgemein wird angenommen, dass die Mutter, indem sie auf ein Drittes bezogen bleibt (Grieser, 1998, S. 21), die triadische Struktur vorbereitet. Hierbei ist nun aber von besonderem Interesse, dass die triadischen Fähigkeiten des Säuglings – also seine Kapazität zur Aufnahme eines Trialogs im Rahmen einer Beziehung zu dritt mit den Eltern – am *meisten* korreliert mit der vorgeburtlich *bei den Vätern* gefundenen triadischen Kompetenz. Die Wahrscheinlichkeit für triadische Kompetenz beim Säugling steigt also mit der triadischen Kompetenz des Vaters. Diese wiederum hängt deutlich mit der Selbsteinschätzung der Väter zusammen, selbst von Anfang an wichtig zu sein für das Baby. Offenbar ist die Identifikation mit dem inneren Bild eines Vaters notwendig, der – in Anlehnung an Winnicotts »good enough mother« – gut genug oder wichtig genug ist (v. Klitzing et al., 1999, S. 83). Dieser Befund ist auch in Hinblick auf die transgenerationelle Weitergabe von Persönlichkeitsstörungen bedeutend.

Die Mütter meiner Patienten mit schweren Beeinträchtigungen der Persönlichkeitsentwicklung im Kindesalter haben die Väter dieser Kinder alle mehr oder weniger offen entwertet. Eine eigene, sichere Identifikation mit einem guten und wichtigen Vater bestand bei den Vätern nicht oder nur unzureichend, und sie wurde auch von den Müttern nicht gestützt. Die frühe Triade war durch heftige Paarkonflikte, Unfälle und Erkrankungen der Väter sowie äußerst konflikthafte Trennungen der Eltern beeinträchtigt. Die Väter hielten sich selbst für schwach, schlecht oder überflüssig, schlossen sich selbst aus der Triade aus oder wurden ausgeschlossen. Das Wort zur stets unsicheren biologischen Vaterschaft (pater incertus) lässt sich bei diesen Patienten in einem psychischen Sinn verstehen.[6]

6 Befunde zur Rolle des Vaters bei der Entstehung psychischer Erkrankungen (Seiffge-Krenke, 2004, S. 201) zeigen denn auch, dass unter kinderpsychiatrischen Patienten im Vergleich zur Normalpopulation deutlich weniger Kinder sind, die mit beiden Eltern aufwachsen (55% zu 87% in der Schweiz). Soloff und Millward (vgl. P. Kernberg, 1988, S. 615) fanden bereits 1983 in der Vorgeschichte von Borderline-Patienten gehäuft den Verlust des Vaters durch Tod oder Scheidung. Bestand die Beziehung der Eltern weiter, war sie hochgradig konflikthaft. Den Patienten gegenüber verhielt sich der Vater dann entweder offen feindselig oder aber distanziert-unbeteiligt. Vater wird verstanden als sicher verfügbare dritte Person neben der Mutter.

Das Selbstbild meiner jungen Patienten war wie bei Carlo nicht zuletzt durch die beeinträchtigte Vaterbeziehung in Mitleidenschaft gezogen. Spaltungsmechanismen sollten idealisierte Anteile der Repräsentanz aus der frühen Beziehung zum Vater bewahren. Es gab enge Verbindungen zwischen der väterlichen Repräsentanz und der Selbstrepräsentanz, die ähnlich gespalten war.

Der bewusst entwertete und unbewusst idealisierte Vater[6] spielt psychodynamisch eine wesentliche Rolle, ist jedoch in den Behandlungen sehr schwer zugänglich. Gerade deshalb bleibt es für den Behandlungserfolg essenziell, nicht zu übersehen, dass die Repräsentanz der zerstörerischen, eindringenden Mutter in Verbindung steht mit schweren Beeinträchtigungen der Repräsentanzenbildung aus der Vaterbeziehung. Das bedeutet, metaphorisch ausgedrückt, dass der einstürzende Neubau des kindlichen Selbst, wie er im ersten Rilke-Gedichtvers angesprochen ist, sich nicht zuletzt auch dem lückenhaften Fundament einer unsicheren Vaterbeziehung verdankt, auf deren Hintergrund die Mutter zerstörerisch erlebt wird.

Ich möchte nun auf einige Aspekte bei der Behandlung näher eingehen, die in den meist langen Behandlungsverläufen Veränderungspotenzial (und natürlich auch das Potenzial des Scheiterns) in sich tragen. Es sind drei Funktionen im therapeutischen Prozess, die ich hervorheben möchte, weil sie mir für die strukturellen Defizite und ihre Aufhebung bedeutsam erscheinen: zunächst der Umgang mit den hypertrophierten negativen Affekten, dann der Umgang mit seelischen Verletzungen und Traumatisierungen in der Übertragungsbeziehung und schließlich die Frage, in welcher Weise Übergangsphänomene für die Entwicklung von Trennungstoleranz hilfreich werden.

Destruktive Wut und Kohäsion des Selbst

Carlos Behandlung war eine lange und dramatische Geschichte, die auch meinen Praxiskollegen involvierte, weil sein Lärm und Schreien oftmals durch Wände und Türen drang. Ich fühlte die Zumutung und schämte mich, so wie Carlo sich unbewusst geschämt haben dürfte. Lange Zeit musste ich für ihn wie eine Erweiterung seiner selbst, wie ein Selbstobjekt funktionieren, seine wechselnden emotionalen Zustände aushalten und damit seine psychische Existenz bestätigen.

Carlos destruktive Wutreaktionen ließen mich meist hilflos zurück. Seine Aktionen wirkten auf mich wie die Wutschreie eines sehr kleinen Kindes, das in einem unerträglichen Zustand des Schmerzes verzweifelt auf Abhilfe hofft, die aber durch nichts und niemanden herbeigeführt werden kann.

Später begann er auch, sein seelisches Gleichgewicht dadurch zu restaurieren, dass er versuchte, mir seinen Willen aufzuzwingen. So wollte er vermutlich ein Minimum an Autonomiegefühlen mir gegenüber retten in Situationen, in denen er mich als versagend, verfolgend und ganz und gar böse erlebte. Kernberg (1997, S. 267) nimmt an, dass die unbewusste Identifikation mit einem idealisierten Objekt, das durch die Gewalttätigkeit repräsentiert wird, das narzisstische Gleichgewicht wiederherstellen hilft: »In den unbewussten Phantasien, die sich um Wutreaktionen herum entwickeln, wird Wut sowohl zu einer Bezeichnung einer ›total bösen‹ Objektbeziehung und dem Wunsch, diese zu eliminieren, als auch der Wiederherstellung der ›total guten‹.« (S. 267) Man könnte auch sagen, dass Carlo die Erfahrung vermisste, den altersentsprechenden Gebrauch von einem Objekt machen zu können, das zur Affektregulation zur Verfügung steht, und dass er nun versuchte, diese Erfahrung in der therapeutischen Beziehung nachzuholen, verbunden mit der Angst, der Aggression und dem Hass aus den frühen Beziehungsszenen, in denen die Eltern nicht zum Spannungsausgleich zur Verfügung standen.

Carlos »Zeichnungen« waren ungeformte Kritzeleien mit verschiedenen Farben ohne jede Gestalt, ein formloses Gewirre, mit dem nichts anzufangen war, auch wenn ich bei diesen seltenen Gelegenheiten jeweils froh war, dass Carlo eine etwas ruhigere Tätigkeit wählte. Ich suchte in dem, was er mir zeigte, irgendeinen Sinn. Die wilden Knäuel von bunten Linien, wie sie knapp Zweijährige malen, versuchte ich verbal zu entwirren. Ich dachte mir, dass es so chaotisch auch in ihm selbst aussehen musste, und deutete die verschiedenen Farben als Gefühle, die durcheinandergingen. »Das ist rot wie Liebe und Wut, das ist schwarz wie Trauer, gelb wie Neid oder Freude.« Wollfäden, die er einfach irgendwie zerschnipselte, versuchte ich, zusammenzuhalten und für ihn aufzubewahren.

Carlo reagierte darauf meist nicht, konnte es aber später aufgreifen: Nach etlichen Monaten schnitt er am Ende der Stunde fein säuberlich je einen gleich langen gelben, roten, grünen, blauen und schwarzen Wollfaden ab, bündelte alle sie zu einer hübschen Quaste nebeneinander und heftete sie mit Klebestreifen an die Pinnwand. Nun waren die einzelnen Farben klar unterschieden, deutlich zu erkennen. Sie bildeten eine einfache Form, die Bestand hatte.

Gegen Ende der Behandlung konnte er über sein Erleben auch sprechen, und er erinnerte sich daran, wie er in der Sonderschule durch den Klassenrowdy angerempelt wurde, wie er daraufhin wild um sich schlug und am Ende selber bestraft wurde, weil er auf ein unbeteiligtes Kind losgegangen war und es verletzte. Er hatte in einem überwältigenden unentwirrbaren Gefühlsknäuel gesteckt und dabei nicht wahrgenommen, wen er schlug. Er wollte nur noch die Erfahrung auslöschen, ein weiteres Mal gedemütigt worden zu sein. Er konnte letztlich wohl gar nichts mehr wahrnehmen (vgl. Kernberg, 2001, S. 609). Generell führt ja der Mangel an Kohäsion und Kontinuität im Selbsterleben dieser Patienten zu einer vermehrten Verwundbarkeit und zu Brüchen in der Selbstorganisation. Emotionaler Druck greift dann das sichere Gefühl für Ursache-Wirkungszusammenhänge, für die Kontinuität, die Intentionalität, die Folgen und die Grenzen des Handelns an. Erwachsene Borderline-Patienten beschreiben manchmal, dass sie sich in guten Sitzungen, wenn nicht die negative Übertragung agiert werden muss, »wie geordnet« fühlen. Auch Carlo hat mit meiner Hilfe immer wieder versucht, seine Gefühlsknäuel zu ordnen und Disparates zusammenzuhalten.

Carlo war sowohl in der Schule als auch in der Behandlung mehrfach drauf und dran gewesen, aus dem Fenster zu springen. Einige Versuche, auch in den Sitzungen, zum Fenster zu rennen, erforderten anfangs mein schnelles und energisches Eingreifen. Eine der wiederkehrenden Szenen bestand darin, dass er erst zum Fenster, dann zur gegenüberliegenden Tür und hinauslaufen wollte, wobei ich immer schneller sein und den therapeutischen Raum geschlossen und intakt halten musste. Diese Szene, anfangs bitter ernst, nahm später einen spielerischen Charakter an, wie mit einem Kleinkind. Dabei ging es dann nur noch darum, lustvoll zu testen, ob ich noch »auf dem Posten« war, also wach, lebendig und einsatzbereit für ihn. Er entwickelte allmählich ein Gefühl dafür, was er brauchte und was ihm gut tat. Als es ihm schon besser ging, überreichte er mir zur Begrüßung stolz ein Werbegeschenk, das er im Supermarkt nebenan erhalten hatte, eine kleine Probedose Haarspray. »Für extra starken Halt«, las ich laut. Ich lächelte und nickte: »Ja, das braucht es.« Darauf erklärte er selbstbewusst, es habe verschiedene Stärken gegeben. Das hier sei eben nicht für normalen Halt, sondern extra stark.

Vom Körperagieren zu symbolischen Wunden: Die Entstehung eines intermediären Raums

Psychische Trennung

Das Containing der dramatisch ausagierten negativen Affekte war ein wichtiger Faktor, der Carlo durch den psychoanalytischen Prozess half. Ein weiterer kurativer Effekt lag in der Wahrnehmung und »Behandlung« der Wunden aus Trennung und emotionalem Kontakt.

Carlo hat über eine längere Zeit die Analytikerin wie eine reale Aggressorin erlebt, die ihm einerseits half, sich zu spüren und zu leben, andererseits ihm unvermeidlich Schmerzen zufügte. Da Carlo nicht über eine adäquate Abwehrorganisation verfügte, vielmehr sich selbst und andere gefährdete, brauchte er (väterlichen) Schutz. Aber wie ist ein Kind in der analytischen Situation zu schützen, für das die Beendigung der Sitzung eine erneute Verletzung und unerbittliche Wiederholung des Traumas bedeutet?

Carlo war anfangs nicht fähig, hereinzukommen und eine Beziehung zu mir aufzunehmen. Vielleicht spürte er unbewusst, dass er nicht im Stande sein würde zu gehen, sobald das Therapiezimmer ein sicherer und bedeutsamer Ort für ihn geworden war – ein Ort, an dem er ein neues Selbstgefühl aufbauen und eine haltgebende Beziehung erleben könnte.

Das Stundenende inszenierte Carlo meist als gewaltsamen Vorgang, als ein Losreißen, ein Vernichten oder als einen Absturz. Statt sich zu verabschieden, kletterte er dann blitzschnell aufs Spielhaus und sprang herunter. Er wartete nie, bis ich die Matte holte. Falls ich doch schnell genug damit war, sprang er daneben. Dann schmerzte sein Fuß, und er schrie herzzerreißend. Er konnte nicht gehen (wie Ödipus, der durch seinen Vater verletzt wurde). Andere Male schnitt er sich trotz seiner sonstigen Geschicklichkeit in letzter Minute mit der Schere, er fügte sich Kratzer zu oder tat sich sonst in vielerlei Weise weh.

Obwohl es sich um Bagatellverletzungen handelte, geriet er jeweils außer sich und reagierte panisch auf Körperschmerz und geringste Anzeichen von Blut. Deutungen und verbale Interpretationen zeigten keinerlei Effekt und verschlimmerten nur Carlos emotionalen Zustand. Ich bot ihm schließlich Wunddesinfektion und ein Pflaster an. Dieses aktive Teilnehmen an seinem Leiden, wenn ich von einem Halt gebenden zu einem erneut traumatisierenden Objekt wurde, beruhigte ihn jeweils etwas, so dass er gehen konnte. Diese Handlungsantwort hatte eine weiterführende Wirkung. Ich möchte sie daher als mutative Intervention bezeichnen. Nach einiger Zeit nahm nämlich der körperlich empfundene Schmerz einen bedeutungsvollen Zug an. Carlo zeigte seinen Körperschmerz wie zuvor, er war nur weniger überwältigt davon. Die Schmerzäußerung deutete auf etwas hin, »zeigte« etwas. Nun konnte ich auch mit ihm darüber sprechen: »Scheiden tut weh.« Ich erzählte ihm, was er wusste: dass seine Eltern sich geschieden hatten, dass sein Vater sich von ihm als kleines Kind getrennt hatte. Einmal habe ich ihm sogar wie ein Wiegenlied zum Abschied leise die ganze Liedzeile intoniert: »Winter ade, scheiden tut weh, aber dein Scheiden macht, dass mir das Herze lacht.« Ich wollte ihm helfen, den unvermeidlichen Charakter von Trennungen zu akzeptieren und sich dadurch nicht immer aufs Neue verlassen und vernichtet zu fühlen.

Da ich mich im Verlauf der Behandlung bald unbehaglich gefühlt hatte, wenn er mich zu dominieren versuchte, ich aber auch sah, wie sehr er jemanden brauchte, der ihm ganz und gar zur Verfügung stand, sagte ich ihm bald nach jedem Befehl: »Wenn *du* das willst, und *ich* will das auch, dann mach' ich das.« Anfangs war das lediglich für mich selbst ein Zeichen dafür, dass wir verschiedene Personen sind, dass ich mich nicht mit dem projizierten Anteil identifizieren und mich nicht unterwerfen wollte. Carlo konnte das in seiner Erregungsspannung kaum zu Ende anhören. Aus diesem Versuch, mir ein unabhängiges Selbstgefühl zu bewahren, entwickelte sich im Laufe der Zeit ein Ritual und später ein Sprachspiel: Dann unterbrach er mich jeweils nach meinem »Wenn du das willst« und ergänzte den Rest selber mit wissendem Lächeln. Aus dem Zwang war eine Übereinkunft geworden, aus meinem Versuch, zwischen ihm und mir zu trennen, eine spielerische Grenze. Nun tat ich oft ganz gerne, was er vorschlug. Und umgekehrt war ihm mein »Nein« erträglich geworden; er empfand es nicht mehr als zerstörend und hatte es internalisieren können.

Als Carlo imstande war, am Ende der Sitzungen bzw. bei Ferientrennungen auch *seelischen* Schmerz zu empfinden und mir zu zeigen, wie er psychisch litt, bot ich ihm einige Male eine leuchtend rote elastische Binde aus meinem Verbandskasten an. Ich sprach mit ihm über die seelischen Verletzungen, die jedes Mal beim Beenden der Sitzung drohten, und dass diese Wunden gut abgepolstert werden müssten, es sei immer wieder dieselbe alte Stelle, die da auf der Seele weh tue. Die Binde war nun eine *symbolische* Geste zum Schutz gegen den Schmerz aus den alten Trennungsverletzungen und narzisstischen Verwundungen. »Das ist die empfindliche Stelle, der wunde Punkt, da wurdest du früher verletzt und damit müssen wir ganz vorsichtig umgehen«, sagte ich ihm oft. Den Verband brauchte er nur zwei oder drei Mal, und er brachte ihn jeweils in die folgende Sitzung wieder mit. Danach reichte ihm meine Teilnahme: Indem ich ihn wegschickte, musste ich ihn unweigerlich verletzen, aber ich wollte ihn nicht verletzen – es war einfach unvermeidlich.

Später kam Carlo einmal nach einem Streit in der Schule und meinte: »Ich brauch' noch Fectionsmittel (sic!).« Es ging eben auch darum, ansteckende negative Affekte zu neutralisieren, die den Keim zu Zerstörerischem in sich trugen. Die Angst, ein weiteres Mal ungefragt weggeschickt zu werden, untragbar zu sein und wieder die Schule wechseln zu müssen, war ein jahrelanger Begleiter.

Nachdem er die Fähigkeit zu spielen erworben hatte, inszenierte Carlo mit mir am Stundenende wilde Kämpfe mittels zweier erwachsener Tigerpuppen. Ich verstand es als Darstellung seiner Phantasie von sexuellem Liebeskampf, aber auch von Realattacken, denen die Mutter von ihren Partnern ausgesetzt gewesen war. Der diesem Paar zugehörige Babytiger fiel dabei lange Zeit jeweils herunter, ging verloren, fiel durch die Ritzen oder starb.

Schließlich wurde es ihm möglich, die großen Tiger bis zur nächsten Sitzung sicher in einem verschlossenen Korb zu verstauen und das Tigerkind jeweils in Sicherheit zu bringen. (In seiner letzten Therapiesitzung hat er den Wunsch nach eigener Sicherheit der Mutter gegenüber direkt äußern können.) Der Zuwachs an innerer Sicherheit, der sich in diesen veränderten Spielhandlungen zeigte, ermöglichte ihm bald, auch in direkter Interaktion mit mir zu kämpfen. Dabei war es ihm wichtig, dass er jeweils der Stärkere sein konnte, ich aber seine Attacken jeweils gut überstand.

Die Schwellensituation des Stundenendes erforderte einen Zwischenraum zwischen innen und außen, zwischen symbolischem und konkretem Bereich. Das Bandagieren setzte als konkrete Antwort die seelischen Schmerzen ins Recht, die ich Carlo mit dem analytischen Rahmen zufügen musste, und symbolisierte zugleich auf der unmittelbaren Beziehungsebene ein Hilfs-, wenn schon nicht Heilmittel gegen die Vernichtungsangst. Der Verband half zur Aufrechterhaltung der positiven Beziehungserfahrung, so dass Carlo unter der Trennung innere Verbindungen nicht mehr zerstören musste, die wilden Tiger (metaphorisch gesehen) sicher eingegrenzt blieben und er in seinen Phantasien weitergehen konnte.

Das Auffinden hilfreicher Handlungsantworten, die als mutative Interventionen wirksam werden können, ist m. E. entscheidend für den Fortgang der Behandlung und die Entwicklung der Symbolisierungsfähigkeit. Mutative Interventionen führen zur Entwicklung der strukturellen Voraussetzungen dafür, dass verbale Deutungen wirksam werden können. Wie erwähnt, hat Carlo seine emotionale Situation lange Zeit externalisiert, indem er ein totales Chaos in meinem Spielzimmer anrichtete. Nun faltete er eines Tages eine kleine Papierschachtel. Das sei für mein Verbandmaterial, erklärte er, und sortierte auch alles sorgfältig ein. So zeigte er seine wachsenden Ich-Fähigkeiten, seine Beziehungskompetenz wie auch die Fähigkeit zur Besorgnis und Selbstfürsorge. Er erklärte mir stolz, dass die Patentante – zu ihr bestand die verlässlichste und stabilste Beziehung im Alltag – ihm gezeigt habe, wie man diese Schachteln herstellt.

Carlo raste oft, anstatt den Aufzug zu benutzen, die vier Stockwerke hinunter, so dass es fast aussah, als würde er fallen. Den Absturz hatte er in der Phase zuvor oft schmerzhaft, z. B. im Sprung vom Spielhaus, inszeniert, wenn er das Zimmer nicht verlassen wollte und die Trennung als vernichtend erlebte. Nun erprobte er sich im aktiven »Wegstürzen«: Er stürzte aus dem Zimmer.

Wenn er nun manchmal kurz vor Stundenende wegrannte, deutete ich ihm das als Versuch, die schmerzhafte Trennung weniger zu spüren und seinen schlimmen Impulsen, mich oder sich zu zerstören, zu widerstehen: »Du willst das Gute bewahren, deshalb läufst Du weg.« Als Carlo dann endlich aussprechen konnte:

»Ich muss gleich gehen, das ist überhaupt nicht schön«, oder sogar: »Schade, dass es Zeit ist«, wusste ich, dass sein Wunsch, die Behandlung bald zu beenden, durchaus gerechtfertigt war. Bis dahin war es jedoch ein weiter Weg.

Vom Konkreten zum Symbolischen: Die Nutzung von Übergangsphänomenen

Dass das reale Verbinden von Carlos symbolischen Wunden die Funktion eines Übergangsphänomens haben könnte, war von Anfang an zwar meine Hoffnung. Carlo hatte aber an mein Mitgefühl appelliert und provozierte mich damit zu dieser Handlung. Wie sehr die Binde, der Verband auch rein begrifflich die Bindung repräsentierte, fiel mir bezeichnenderweise erst später auf, als ich selber nicht mehr in Carlos konkretes Denken einbezogen war.

Das Auftauchen von Übergangsobjekten und Übergangsphänomenen spielt in der Behandlung von Kindern mit mangelnder Objektkonstanz eine strukturierende Rolle. (Borderline-Kinder haben in ihrer Entwicklung meist kein Übergangsobjekt gehabt, vgl. P. Kernberg, 1988, S. 608.) Wenn das Kind in der Therapie die internalisierte gute Beziehung zur Therapeutin anhand einer intermediären Erlebenswelt innerlich aufrechterhalten kann, bedeutet dies einen wichtigen Schritt in der Strukturentwicklung (vgl. Winnicott, 1963). Das Kind muss dann nicht mehr klammern oder vor der ganz und gar bösen Mutter-Therapeutin weglaufen.

Wenn ich z. B. merke, ein Kind möchte gerne etwas mitnehmen, um sich die Trennung zu erleichtern, spreche ich darüber und versuche dabei, den Sicherheit gebenden Rahmen zu erhalten: »Du möchtest selbst auch alles wiederfinden, wenn Du weggehst und wiederkommst.« Das vorzeitige Mitgeben eines Gegenstands geschieht oft zur Vermeidung der Gegenübertragungsgefühle, die mit der Rolle des versagenden und grenzsetzenden Objekts verbunden sind, und verzögert die Bearbeitung der regressiven Grandiosität. Manchmal biete ich an, ein Bild des begehrten Objekts zu malen, manchmal entsteht etwas innerhalb der Behandlung, das die Übergangsfunktion übernehmen kann – bei Carlo war es später sein gemaltes Schild.

Ein anderer Junge mit einer Borderline-Störung, den ich hier Jens nennen möchte (Fallvignette in: Zeller-Steinbrich, 2004), bedrängte mich in einer fortgeschrittenen Phase der Behandlung sehr, etwas mitnehmen zu dürfen. Schließlich akzeptierte er die Möglichkeit, etwas von zu Hause zu bringen, worüber er jederzeit verfügen konnte, das hierbleiben, er aber auch überallhin mitnehmen könnte: Er kam mit drei kleinen Autos. Er deponierte sie in seiner Schublade und überwachte sie eifersüchtig. Wenn ich ihm schon nicht allein gehörte, gehörten ihm doch diese Fahrzeuge allein. Er spielte kaum damit, versicherte sich aber immer wieder, dass sie noch da waren und kein anderes Kind sie anrührte. Manchmal nahm er eines oder zwei mit nach Hause und brachte sie gelegentlich wieder. (Die verschiedenen Spielzeugautos repräsentierten neben verschiedenen Selbstaspekten sicher auch eine frühe intakte Triade.) Als ich ihm einen bevorstehenden Praxisumzug mitteilte, in dessen Folge er einen weiteren Weg haben würde, steckte er in der Wut alle drei Fahrzeuge ein, um sie mitzunehmen. Mir sollte etwas genommen werden, so wie ich ihm den vertrauten Raum nahm.

Lange vor meinem Umzug schon hatte ich ihm ein Kärtchen mit der neuen Praxisadresse gegeben. Ich organisierte gerade die Renovation am neuen Ort, als schon ein Päckchen mit ungelenker, schräger Aufschrift und Schreibfehlern eintraf: »Zeler Steinbrich Psychtherapie.«[7] Innen fand ich die drei Autos. Sie waren einzeln in Papiertaschentücher verpackt und jedes ganz, ganz fest mit Klebestreifen umwickelt. Ich bewahrte sie sorgfältig auf und berichtete in der nächsten Therapiestunde meinem Patienten, dass sie gut angekommen waren. Ich habe den »Schutzverband« aus Respekt nicht selbst entfernt und die Verpackung belassen. So wie die Abwehr bei diesen Patienten oft respektiert werden muss, schien es mir auch hier – ohne darüber nachzudenken – wichtig, dass er sich selbst von der Unversehrtheit der Autos überzeugen konnte. Ich spürte, dass es dabei auch um die Erhaltung seines integren Selbstgefühls bei diesem aufgezwungenen Wechsel ging. Auch Jens selbst hat dann wenig später den Praxisumzug gut überstanden. Die Autos hat er in der ersten Stunde am neuen Ort mit Befriedigung entdeckt, ausgewickelt und in seiner Schublade verstaut.

Weh', meine Mutter reißt mich ein

Die im Titel verwendeten Gedichtzeilen von Rilke können als poetische Beschreibung eines Selbstzustandes aufgefasst werden, in dem das präsente Objekt als quälend, verfolgend und zerstörerisch, als durch und durch schlecht und bedrohlich erlebt wird. Christa Rohde-Dachser zitiert in einem Artikel über Borderlinestörungen (Rohde-Dachser, 2004) die ersten beiden Strophen dieses Rilke-Gedichts und fügt hinzu: »Eindrücklicher lässt sich der Einbruch des anwesenden Objekts in eine gerade im Aufbau begriffene kindliche Struktur kaum darstellen« (S. 46).

7 An den lächelnden Blickwechsel zwischen dem fremden Briefträger und mir über das Päckchen hinweg bei der Übergabe kann ich mich noch gut erinnern, eine trianguläre Situation mit einem Ersatzvater, der mir, wie Jens' Vater ja auch, unbekannt war.

Die nachfolgenden, von Rohde-Dachser nicht erwähnten Verse veranschaulichen weitere wesentliche Aspekte meiner Thematik. Deshalb folgt hier das Gedicht in vollständigem Wortlaut:

Ach wehe, meine Mutter reißt mich ein.
Da hab ich Stein auf Stein zu mir gelegt,
und stand schon wie ein kleines Haus, um das sich groß der Tag bewegt,
sogar allein.
Da kommt die Mutter, kommt und reißt mich ein.

Sie reißt mich ein, indem sie kommt und schaut.
Sie sieht es nicht, dass einer baut.
Sie geht mir mitten durch die Wand von Stein.
Ach wehe, meine Mutter reißt mich ein.

Die Vögel fliegen leichter um mich her.
Die fremden Hunde wissen: das ist *der*.
Nur einzig meine Mutter kennt es nicht,
mein langsam mehr gewordenes Gesicht.

Von ihr zu mir war nie ein warmer Wind.
Sie lebt nicht dorten, wo die Lüfte sind.
Sie liegt in einem hohen Herz-Verschlag
und Christus kommt und wäscht sie jeden Tag.

Rainer Maria Rilke (1915)

Am Beispiel von Carlo wird deutlich, wie schwierig die Stundenenden sein können. Abstürze, Losreißen und gewaltsame Kämpfe prägten diese Trennungsszenarien.

So wurde ich eines Tages zur Zeugin einer überaus gewaltsamen und dramatischen Szene: Als er sich am Ende der Stunde nicht trennen wollte von mir, versuchte die Mutter, die ihn abholte, Carlo aus der Praxis zu ziehen. Er sträubte sich mit Händen und Füßen, schrie entsetzlich und verbiss sich in das große Sitzkissen, auf dem ich oft während der Stunden saß. Ungeduldig und ärgerlich versuchte die Mutter, es ihm zu entreißen. Es gelang ihr schließlich, aber sie riss dabei einen von Carlos wackeligen Milchzähnen aus. Carlo tastete nach dem Zahn, bemerkte seinen blutverschmierten Mund und schrie nun noch durchdringender, wie immer, wenn seine Körperhülle irgendwie beschädigt wurde und er sein Blut sah.

Carlo biss ins Kissen und schrie, als ob er selbst gebissen würde. Damit brachte er die Mutter dazu, ihn zu verletzen. Und er sah aus dabei, als habe *er sie* gebissen. Selbst- und Objektrepräsentanzen sind in dieser Situation nicht getrennt.

Die Szene könnte verstanden werden als Versuch einer Grenzsetzung durch die Mutter, die dem Kind helfen will, die Grenze zwischen dem Idealselbst und seinen realen Möglichkeiten anzuerkennen, als Konfrontation mit der Abhängigkeit vom Objekt gegenüber narzisstischen Omnipotenzbestrebungen. Damit würde eine trennende, symbolisch »väterliche« Funktion ausgeübt und Autonomie gefördert, denn »Allmacht ist nur ein anderer Name für Ohnmacht« (Benjamin, 1995, S. 64)

In dieser Szene fungiere ich u. a. als der Dritte, der scheinbar unbeteiligt ist, jedenfalls keine unmittelbar aktive Rolle spielt und keinen Schutz bietet vor der übermächtigen Mutter. Ich bin selbst eine, die schaut und dadurch die Scham vergrößert. In dieser Rolle hatte Carlo aber auch die Mutter erlebt, wenn sie ihm keinen Schutz bot vor dem bedrohlichen Stiefvater, als er zusehen musste, wie dieser die Mutter misshandelte. (Es ist ja nicht stets nur die uneinfühlsame Mutter, die »einreißt«.)

Ich selber »schaue« auch nicht nur, bin nicht völlig erstarrt und unlebendig »in einem hohen Herz-Verschlag«, sondern leide innerlich mit ihm. Carlo kann mit mir dann auch im Nachhinein erfahren, dass ich »gesehen« habe und dass das Geschehene mit seinem früherem Erleben in Verbindung steht.

Vom Primärobjekt nicht gesehen, nicht gekannt zu werden, dieser Mangel kann durch notdürftige Ersatzobjekte – »fremde Hunde« in Rilkes Gedicht – nicht ausgeglichen werden.

Die letzte Strophe des Rilke-Gedichts beschreibt die Unlebendigkeit des Objekts, das nicht vom warmen Wind, sondern vom kalten Hauch des Todes umweht ist. Die Mutter wird gewaschen wie der Leichnam Christi, ist wie tot und doch lebt sie wie jener. Der Ich-Erzähler rückt selbst assoziativ in die Nähe von Christus, der ja im Tod mit der Mutter vereint war: Pietà. Dem anwesenden Objekt als Eindringling und Zerstörer des eigenen psychischen Raums vom Beginn des Gedichts wird am Ende das unerreichbare, abwesende Objekt gegenübergestellt. Auf Verzweiflung folgt Depression.

André Green beschreibt in seiner berühmten Arbeit über die »Tote Mutter« (1983, dt. 1993) die Auswirkungen, die ein plötzlicher Besetzungsabzug der Mutter in der Psyche seiner erwachsenen Patienten verursacht hat. Die Mutter, die zwar weiterhin lebt und das Kind versorgt, wirkt in den Augen des Kindes und für seine psychische Organisation wie tot. Auf diese Weise hinterlässt sie in der Psyche des Kindes ein Loch, da sich das Kind mit der abwesenden Mutter identifiziert. Die Lücke, die entsteht, wird mit Hass gefüllt, die zuvor bestehenden liebevollen Gefühle werden eingefroren. Die Mutter kann nicht betrauert werden. Weder können die Patienten das mütterliche Objekt sterben lassen, noch bildet die Mutter eine lebendige Repräsentanz, die auch das Subjekt am Leben erhält. Auf diese Weise führt die primäre, nicht bewusstseinsfähige Identifikation mit der unbezogenen, emotional toten Mutter zur von Green beschriebenen schweren Störung der Persönlichkeitsentwicklung, zum Syndrom der »Toten Mutter«.

In einem Gespräch berichtet André Green (Kohon, 2001, S. 13f.), dass seine eigene Mutter an einer schweren Depression litt, als er zwei Jahre alt war. Wir können annehmen, dass er selbst als kleines Kind die Erfahrung einer psychisch oft abwesenden und unerreichbaren Mutter machen musste, bevor er völlig von ihr getrennt wurde, als sie zur Behandlung in ein entferntes Thermalbad zog. Seine zwölf Jahre ältere Schwester hat ihn danach hauptsächlich großgezogen. Wie sein Vater auf die Erkrankung und die Abwesenheit seiner Frau sowie auf weitere schwere Erkrankungen in der Familie emotional reagierte, hat Green in diesem Gespräch nicht erwähnt. Der Vater geriet unverschuldet in finanzielle Schwierigkeiten und wurde schließlich selbst schwer krank, als André Green etwa elfjährig war. Er verstarb bereits, als Green noch nicht 14 Jahre alt war (ebd., S. 12).

Wenn es um frühe Repräsentanzenbildung und ihre Beeinträchtigung geht, wird das Hauptaugenmerk auf die Mutterbeziehung gerichtet. Auch Bollas (2001) geht bei der Darstellung eines Falles, bei dem der männliche Patient gleichzeitig die emotionale Zuwendung beider Eltern verlor, mit keiner weiteren Bemerkung auf den psychisch abwesenden Vater und die Auswirkungen dieser Abwesenheit ein, sondern beschränkt sich völlig auf die Mutterbeziehung.

Ich bin der Auffassung, dass Beeinträchtigungen der väterlichen Beziehungsrepräsentanz ähnlich schwerwiegende Folgen für die Persönlichkeitsentwicklung haben können wie die von Green beschriebenen. Bei einer ganzen Reihe meiner Patienten mit schweren Störungen der Persönlichkeitsentwicklung verblieb der Vater zwar nicht in der Familie, wie es Green in seinem Syndrom der »Toten Mutter« konzeptualisiert, sondern es war später zu einer Trennung gekommen. Aber die Väter hatten bereits vorher, meist zu Beginn des zweiten Lebensjahres, das Interesse am Kind verloren. So hatte in mehreren Fällen die mangelnde triadische Fähigkeit der Eltern dazu geführt, dass die Väter mit dem liebevollen Kontakt zur Mutter zugleich denjenigen zum Kind aufgaben. Sie »verhassten« sich (Bollas,

1997, S. 132) in beide. Die Art ihrer Abwesenheit führte bei den Kindern dazu, dass massive Beeinträchtigungen der väterlichen Objektrepräsentanzen ersichtlich waren. (Mein Verständnis der Repräsentanzenbildung habe ich anderenorts ausführlicher dargestellt, vgl. Zeller-Steinbrich, 2005) Vor allem die Jungen zeigten eine offene und sehr hartnäckige Entwertung der Väter mit der Weigerung, psychisch oder real mit dem Vater in Kontakt zu kommen. Es waren unerreichbare Väter und solche, die im bewussten Seelenleben keine Rolle spielen durften, die nicht existieren sollten und deren bloße Erwähnung jeweils mit massiver Entwertung bekämpft werden musste. Solange diese Abwehr notwendig war, konnte aber auch die frühere emotionale oder reale Abwesenheit des Vaters nicht betrauert werden.

Da die Väter meiner Patienten mehr oder weniger offen von den Müttern verachtet oder negiert wurden, war die von Paulina Kernberg beschriebene doppelte Spaltung ein probates Mittel, um unbewusst idealisierte Anteile der Beziehung zum Vater aufrechtzuerhalten. Der bewusst entwertete und unbewusst idealisierte Vater spielte psychodynamisch eine sehr wichtige Rolle. Dabei gab es eine enge Verbindung zwischen der Repräsentanz des Vaters und der Selbstrepäsentanz der Patienten, die ähnlich gespalten war. Die massive Selbstentwertung neben grandiosen Anteilen in der Selbstrepräsentanz entsprach der unbewussten Idealisierung eines offen entwerteten Vaters.[8]

Zwar war jeweils auch die Beziehung zur Mutter bei meinen Patienten schwierig. Meist war jedoch die Mutter oder ein Muttersatz (im beschriebenen Fall die Patentante) der konstanteste Faktor in der Entwicklung. Regelmäßig war es den Müttern jedoch nicht gelungen, das Bild eines schätzenswerten Vaters für das Kind wachzuhalten und selbst auch hinlänglich väterlich-schützende Funktionen auszuüben. Bleibt jedoch die Beziehung zum Vater aufgrund von Ausfällen in der Triade in der einen oder anderen Weise unsicher und gibt es keinen geeigneten Ersatz, ist die Beziehung zur Mutter notgedrungen prekär und gefährdend.[9]

8 Vor allem die männlichen Patienten mit Störungen in der frühen Beziehung zum Vater oder mit Vaterverlust, die ich behandelt habe, waren von diesen tiefgreifenden Störungen betroffen – für mich ein Hinweis auf die hohe Bedeutung der frühen Vaterbeziehung bei Jungen. Abelin (1986) geht in Anlehnung an die entwicklungspsychologischen Beobachtungen von Stoller und Lambs sogar davon aus, dass die Bindung des Jungen an den Vater bereits vor dem Alter von 18 Monaten stärker entwickelt ist als die an die Mutter.

9 Paulina Kernberg konstatiert: »The relationship to the mother is characterized by either primitive idealization or extreme devaluation, while there is an inability to relate to the parents as a couple.« (P. Kernberg, 1988, S. 608) Anzumerken ist freilich: Die Fähigkeit, sich auf die Eltern als Paar zu beziehen, setzt wie erwähnt, sichere gute Erfahrungen mit Dreisamkeit (Bürgin, 1998) voraus. Unter den Bedingungen einer schwierigen Trennung oder emotionaler Fehlregulation in Familien, die einem starken inneren und äußeren Druck ausgesetzt sind, ist es oft nicht möglich, in Erzählungen das Bild eines guten und wichtigen Vaters (und umgekehrt der Mutter) zu vermitteln und aufrechtzuerhalten. Der Ausschluss

Diese Jungen haben ihre Depression und ihre Vernichtungsangst jeweils hyperaktiv bzw. aggressiv abgewehrt. Sie haben unweigerlich in einem immer wiederkehrenden Muster selber aktiv dafür gesorgt, dass ihre Beziehungen, die Dinge die einmal wichtig waren, dass die Beziehung zur Therapeutin und die Stundenverläufe »schlecht« wurden, wie es dem abgespaltenen Selbstbild entsprach.

Idealisierung und Entwertung beziehen sich nämlich nicht nur auf die Mutter, wie Paulina Kernberg (1988) bemerkt, sondern auch auf den Vater und das eigene Selbst. Der Mangel an Kohäsion und Kontinuität im Selbsterleben dieser Patienten führt dann zu einer vermehrten Verwundbarkeit und zu Brüchen in der Selbstorganisation. Die psychische und reale Trennung vom Vater reißt hier ein Loch in die psychophysische Organisation. Wenn diese Patienten emotionalem Druck ausgesetzt sind, wird das sichere Gefühl für Ursache-Wirkungszusammenhänge, für die Kontinuität, die Intentionalität, die Folgen und die Grenzen des eigenen Handelns angegriffen. So schlug Carlo in der Schule um sich und traf dabei oft den Falschen, wenn er sich selber angegriffen fühlte. Die Aggression prägte seine Beziehungen, sie diente zur Abwehr von seelischem Schmerz, von extremer Einsamkeit und Hilflosigkeit. In Identifikation mit dem Aggressor entkam Carlo den Gefühlen von narzisstischer Leere und Wertlosigkeit.

In den Behandlungen dieser Kinder geht es stets auch darum, nach Möglichkeit den Vater psychisch präsent zu machen und realistische Identifizierungen zu ermöglichen. Beides stößt in der Regel auf heftige und hartnäckige Abwehr. Nur selten und bei Kindern mit besser integrierter Struktur wird kompensatorisch eine glückliche Triade inszeniert.

Zusammenbruch und narzisstische Restitution

Carlo brachte nach etwa zwei Jahren, als er erstmals Kontakte zu anderen Kindern aufrechterhalten konnte, das Geschenk eines gleichaltrigen Jungen mit. Es war ein kleiner regenbogenfarbiger Karton. Diese Karte sollte ganz geschwärzt werden. Danach konnte man die schwarze Oberfläche abtragen und überraschende bunte Muster erschienen. Carlo produzierte zuerst sorgfältig einen farbigen Rand, einen Rahmen. (Wie früher die ungestalten Linien und die farbigen losen Fäden, aber nun gehalten.) Das Kratzbild zeigte farbige Linien in diesem Rahmen. Carlo wollte dieses Schild in seiner Schublade aufbewahren.

---

oder Selbstausschluss des Dritten und die Regression auf dyadische Beziehungsmuster ist oft die Folge. Bereits bei Säuglingen ist offenbar unter Bedingungen emotionaler Fehlregulation ein regressiver Sog von der triadischen Fähigkeit zu Zwei-plus-Eins-Beziehungen festzustellen (v. Klitzing et al., 1999).

Einmal kam er zu früh und musste länger warten als gedacht. Er hatte noch kein Zeitgefühl und war trotz guter Intelligenz mit sieben Jahren noch absolut unfähig, die Uhr zu lernen. Trotz des »Besetzt«-Zeichens an meiner Tür dachte er, ich sei nicht da und lief nach fünf Minuten wieder davon. Was konnte da helfen? Ich kam mit ihm überein, vor seinen Sitzungen das bunte Schild an die Tür zu hängen, als Zeichen, dass ich ihn erwarte und er warten solle. (Mir kam es vor wie die Standarte eines Ritters mit den Farben seiner Herzensdame, die er im Zweikampf, wenn er zur Tjoste reitet, Lanze gegen Lanze, trägt, um zu siegen und zu überleben.)

Carlo nahm das Schild, wenn er kam, unaufgefordert mit herein und legte es in seine Schublade, und ich hängte es vor der Sitzung hinaus. Mehrere Male zerriss Carlo in größter Erregung und Wut dieses schützende Schild in Fetzen und warf es in den Papierkorb. Und ich setzte es wieder zusammen.

Carlo hatte sowohl in der Schule als auch in der Behandlung in Krisensituationen die Drohung geäußert, aus dem Fenster zu springen. Eines Tages, zehn Minuten vor Stundenende unmittelbar vor den großen Ferien, brachte er es fertig, das Schild blitzschnell in tausend Stücke zu zerreißen und die Schnipsel wie Konfetti durchs Fenster auf die Straße zu werfen. Mir war sofort klar, dass ich das Schild retten wollte. Der Raum war in chaotischem Zustand, und ich erwartete einen anderen Patienten. Wie meistens, weigerte sich Carlo aufzuräumen. Ich stellte ihn vor die Wahl, aufzuräumen oder unten auf der Straße die Schnitzel aufzusammeln. Beides hätte ich in der verbleibenden Zeit zwischen den Stunden alleine nicht mehr schaffen können. Ich war erstaunt und sehr erleichtert: Er kam tatsächlich mit mir nach unten. Meine Entschlossenheit beruhigte ihn, so dass er ohne Selbstgefährdung dabeiblieb und zusah, wie ich die Schnipselchen von Gehweg und Straße sammelte. Er half mir sogar umsichtig: »Hier ist noch eins.« Zuletzt hielt ich die Teilchen in der Hand wie er, bevor er sie aus dem Fenster geworfen hatte. Ich verabschiedete ihn zur gewohnten Zeit, wenn auch nicht am gewohnten Ort, mit den Worten, dass ich gut auf sie aufpassen würde. Noch einmal setzte ich dann in diesen Ferien die Teile zusammen. Bis auf das Herzstück fehlte nichts. Es blieb ein Loch zurück, aber das Schild hielt. Carlo hat es nicht mehr zerreißen müssen. Dieses viele Male wiederhergestellte Schild war das Einzige, was Carlo am Ende seiner Therapie mit nach Hause nehmen wollte.

Ein weiteres Beispiel aus einer fortgeschrittenen Behandlung: Jens, der oben erwähnte, anfangs elfjährige Patient, dessen Vater im zweiten Lebensjahr die Familie verlassen hatte, begegnete jedem Versuch, mit ihm über seinen Vater zu sprechen, lange Jahre mit massivem Widerstand. Verachtung war der Leitaffekt, wenn ich versuchte, mit ihm über seinen Vater ins Gespräch zu kommen, zuverlässig gefolgt von Kommunikationsabbruch oder sadistisch getönten Kontrollversuchen.

Im letzten Drittel der langjährigen Behandlung wollte Jens plötzlich unbedingt ein Geschenk von mir zum Geburtstag. Ich versuchte, mit ihm zu phantasieren, was er sich vorstellte. Ich sollte ihm einen Fußball schenken. Dieser Wunsch wurde aber so machtvoll, dass kaum ein Gespräch darüber möglich war, obwohl wir zu diesem Zeitpunkt schon recht gut auch verbal in Austausch treten konnten. Jede Infragestellung, alles, was kein Ja signalisierte, bedeutete unweigerlich, dass ich ihn ablehnte und er mich: eine Sackgasse. Ich überlegte ernsthaft, den üblichen Rahmen zu überschreiten, und stellte mir vor, was geschähe, wenn ich dem Wunsch nachgäbe. Ein irgendwann achtlos in die Ecke geworfener und beschädigter alter Ball, aus dem die Luft raus ist, kam mir in den Sinn, aber auch der hingebungsvolle Seufzer, mit dem Jens einmal verzückt und schwärmerisch den Namen eines Fußballspielers ausgesprochen hatte, blond wie er selbst und von meiner deutschen Nationalität: »Oliver Kahn!!«

In der Therapie hatte er immer wieder mit mir Fußball gespielt, um sich emotional ins Gleichgewicht zu bringen und um zu testen, ob ich lebendig sei, ob ich mich aktivieren ließe, ob ich ein lebendiges Objekt sei, das ihm zur Verfügung steht. Oft fühlte ich mich müde und lustlos dabei. Das letzte Spiel lag nun aber schon recht lange zurück.

Mein aktuelles Gefühl der quälenden absoluten Hilflosigkeit gegenüber diesem Wunsch, dass es mit der allergrößten Anstrengung am Ende doch wieder NICHTS wäre, der Ball wertlos in der Ecke liegen würde, verschaffte mir Zugang zur Angst des Patienten angesichts einer Ablehnung. Ich verstand den Wunsch nach dem Ball als Wunsch nach der Bewunderung des Vaters und nach der Wiedergewinnung der narzisstischen Integrität.

Ich sprach den Wunsch nun anders an: »Was würdest du denn tun mit dem Ball?«

»Fußballspielen natürlich«, mokierte er sich.

»Dann könntest Du Dich auch außerhalb der Therapiestunden so gut fühlen, wie Du Dich hier oft gefühlt hast, wenn Du gut Fußball gespielt hast.«

Jens schaute nur kurz auf. Seine offensichtliche Freude machte ihn etwas verlegen.

»Und vielleicht wünschst Du Dir, dass Dein Vater kommen und Dich so spielen sehen könnte«, fuhr ich mutig fort.

Zum ersten Mal folgte keine wilde Attacke, als ich seinen Vater erwähnte, er senkte nur den Kopf etwas tiefer, lächelte noch etwas und wandte sich dann ruhig einer anderen Tätigkeit zu. Das Geschenk war danach kein Thema mehr, wohl aber sein Selbstgefühl und wie er es aufrechterhalten konnte, ohne zuzuschlagen.

Der Wunsch, sich mit einem lebendigen, mächtigen und guten Vater zu identifizieren, der hält und schützt, wenn die Mutter aufgrund der Projektionen von Hass und aufgrund unvermeidlicher Uneinfühlsamkeit als übermächtig erlebt wird und wenn Desintegration droht, bleibt zunächst hartnäckig abgewehrt im Kampf gegen das Gefühl, ein Nichts zu sein (das Loch, das das abwesende Objekt hinterlassen hat). In guten Therapieverläufen wird diese Inszenierung abgelöst durch Szenen der Kompensation und Restitution, der Wieder- oder Neubesetzung des Selbst mit vitalisierender Energie, so dass der im Rilke-Gedicht vermisste »leichte Flug« wieder möglich wird. Therapeuten sollten sich jedoch darauf einstellen, dass sie vielleicht über sehr lange Zeit in der Übertragungsrolle der »fremden Hunde« aus der dritten Gedichtstrophe bleiben, derer, die es gut meinen, aber nicht zu zählen scheinen.

Die Hoffnung auf Wiedergutmachung und Versöhnung

Carlos erste Worte, während er selbst völlig leblos erschien, waren wie eingangs erwähnt: »Papi mort.« Französisch war nicht Carlos Muttersprache, es war die Sprache seines Vaters. Er hat mich mit diesen Worten berührt, und ich habe ihn damit erreichen können, dass ich seine gestammelten Worte in der fremden, dem Vater zugehörigen Sprache verstand und ihm antwortete. Ich sagte ihm damals: »Du denkst, dass dein Vater tot ist, weil du nie etwas von ihm gehört hast. Dein Vater ist nicht tot, er hat dir nur nie geantwortet.« Dieser Beginn hat ihm vielleicht Hoffnung gegeben. In André Greens Konzept der »Mère morte« ist, wie schon dargestellt, der Besetzungsabzug der depressiven Mutter maßgeblich. Dieser Besetzungsabzug findet auch bei Vätern statt, z. B. im Zuge schwieriger Trennungen und Scheidungen, wenn die Triade regressiv zusammenklappt und der Vater das Kind mit der nicht mehr geliebten oder gar verhassten Mutter gleichsetzt. In Carlos Entwicklung hat es vermutlich einen Zusammenbruch der idealisierten väterlichen Repräsentanz gegeben. Da sein Vater nie auf seine Zeichnungen und Postkarten antwortete, musste Carlo annehmen, sein Vater sei tot, um die positiven Aspekte aus der Vaterbeziehung aufrechterhalten zu können. Der Vater hatte eine Lücke hinterlassen, die Einsamkeit so gefährlich machte, als könnte er in dieses Loch fallen (Green, 1993, S. 211). Dieses Erleben und seine suizidalen Impulse hat Carlo mit dem zerschnipselten Schild, in dem zuletzt ein Loch blieb, inszeniert. Er konnte sich davon nicht lösen, weil er den überwältigenden Schmerz und die existenzielle Leere vermeiden musste.

Dieser Schmerz wurde in der Übertragungsbeziehung wiederbelebt, als Carlo eine Beziehung zu mir entwickelte. Frühe Traumatisierungen mit Vernichtungsangst störten und verhinderten die Integration von Selbst- und Objektrepräsentanzen meines Patienten. Die Wahrnehmung des Objekts war durch archaische Repräsentanzen geprägt (zerfleischende Tiger), die regressiv aktualisiert wurden. Carlo hatte aber auch die pathogene Beziehung zum gewalttätigen Vater introjiziert. Dieses Introjekt wurde zu einem zentralen Bestandteil von Carlos Selbstrepräsentanz, was allerdings wiederum starke Überich-Angst auslöste.

Mir ist es trotz vieler aktiver Bemühungen nicht gelungen, Carlos Vater in den therapeutischen Prozess mit einzubeziehen. Carlo wollte auch lange Zeit um keinen Preis, dass ich ihn anrufe. Er fürchtete eine weitere Zurückweisung. Carlo selbst hat aber dann schließlich noch einmal einen Anlauf unternommen, aktiv nach ihm gesucht und ihn umworben. Im letzten Behandlungsjahr ist es ihm dann mit Hilfe seiner Tante tatsächlich gelungen, Kontakt zum Vater aufzunehmen und grobmaschig Verabredungen mit ihm zu treffen.

Kommt er oder kommt er doch nicht zu einem Therapiegespräch? Das war zwischen Carlo und mir lange ein Thema. Carlo sagte: »Der kommt nie!« Ich habe tatsächlich mit Carlos Vater nie sprechen können und habe ihn nie gesehen. Für mich blieb quasi ein Loch im Bild. Ich akzeptierte – stellvertretend für die Mutter, die das nicht betrauern konnte –, dass es diese Familie nicht mehr gab. Für Carlo jedoch gab es nun gute triadische Situationen mit dem Vater und dessen Pferd. Von diesem Pferd brachte er mir eine Farbphotographie. Die Vater-Sohn-Beziehung enthielt nun situativ sogar eine beschützende Qualität. Carlo konnte einmal im Auto dem Vater sagen, dass er Angst habe und dass er bremsen solle. Carlo, der Angst immer geleugnet hatte, erzählte mir voller Stolz und mit liebevoller Stimme, dass der Papi tatsächlich daraufhin langsamer gefahren sei. Dies war eine Schlüsselepisode, die ihm half, schwache Persönlichkeitsanteile und die sorgenden Aspekte einer schützenden Vaterbeziehung zu integrieren. Für Carlo war der »Papi mort« ein »Papi vivant« geworden.

In Carlos Therapie konnte die Identifikation mit der väterlichen Objektrepräsentanz und ihrem Besetzungsabzug z. T. rückgängig gemacht werden. Das tiefe Schwarz der abgewehrten Depression konnte offenkundig werden. Carlos Selbstschädigungen halfen ihm ursprünglich, künstliche Körpergrenzen in Situationen von Verlust und heftigen aggressiven Impulsen aufzurichten. Der Körper hat m. E. dabei das misshandelte Kind wie auch das misshandelnde Objekt repräsentiert. Die psychoanalytische Behandlung hat Carlo in die Lage versetzt, ohne weiteres schweres Körperagieren (Schlägereien, Selbstverletzungen) zu überleben. Carlo konnte allmählich einen Schutz gegen überwältigende Emotionen erwerben, als die traumatischen Erfahrungen und Emotionen in der Behandlung reaktiviert wurden. Er konnte sie mentalisieren und darüber sprechen.

Carlo hat neue Beziehungserfahrungen internalisieren und neue Beziehungsrepräsentanzen bilden können. Diese Reparation hat außerhalb der Behandlung zu neuen tragfähigen Beziehungen geführt. Er hat erlebt und in sein Selbstbild integriert, dass er nicht vernichtet wird, metaphorisch gesprochen, dass sein Seelengebäude nicht »eingerissen« wird durch Missachtung, Angriffe oder Scham und dass er nicht so böse ist wie jemand, der seinen Vater tötet. Die neuen adaptiven Beziehungsmuster entstammten aus der Beziehung zur Analytikerin, aus übenden Erfahrungen außerhalb der Behandlung und aus der Trauer über verlorene Idealisierungen.

Carlo konnte sich selbst nun anders sehen, ausdrücklich nicht als »das schlechteste Kind der Welt«. Er hat Selbstregulationsmöglichkeiten erworben und seine Fähigkeit zu denken weiterentwickelt. Eine Vulnerabilität, vor allem in Hinblick auf Kränkungen und reale Trennungen, dürfte fortbestanden haben. Aber der kleine Tiger aus dem Spiel hatte überlebt, war hinlänglich kräftig geworden und konnte von Carlo selbst geschützt werden: ein weiterer Hinweis darauf, dass es bei Angriffen auf sein Selbstgefühl und das narzisstische System nicht mehr zu einem passiv erlebten Einreißen oder aktivem Zerfetzen kommen muss.

Literatur

Abelin, E. L. (1971). The role of the father in the separation-individuation process. In J. B. McDevitt & C. F. Settlage (Hrsg.). *Separation-Individuation* (S. 229–252). New York: Int. Univ. Press.

Abelin, E. L. (1986). Die Theorie der frühkindlichen Triangulation. Von der Psychologie zur Psychoanalyse. In J. Stork (Hrsg.). *Das Vaterbild in Kontinuität und Wandlung. Zur Rolle und Bedeutung des Vaters aus psychopathologischer Betrachtung und in psychoanalytischer Reflexion.* Stuttgart-Bad Cannstatt: frommann-holzboog.

Bauriedl, T. (1998). Die Triangularität menschlicher Beziehungen und der Fortschrittsglaube in der psychoanalytischen Entwicklungstheorie. In D. Bürgin (Hrsg.). *Triangulierung* (S. 13–140). Stuttgart: Schattauer.

Benjamin, J. (1990). *Die Fesseln der Liebe. Psychoanalyse, Feminismus und das Problem der Macht.* Basel/ Frankfurt a. M.: Stroemfeld-Roter Stern.

Benjamin, J. (1995). *Unbestimmte Grenzen. Beiträge zur Psychoanalyse der Geschlechter.* Frankfurt a. M.: Fischer TB.

Blos, P. (1990). *Sohn und Vater. Diesseits und jenseits des Ödipuskomplexes.* Stuttgart: Klett-Cotta.

Bollas, C. (1997). *Der Schatten des Objekts. Das ungedachte Bekannte: Zur Psychoanalyse der frühen Entwicklung* (2. Aufl. 2005). Stuttgart: Klett-Cotta.

Bollas, C. (2001). Dead mother, dead child. In G. Kohon (Hrsg.). *The Dead Mother. The work of André Green* (S. 87–108). London: Routledge.

Borens, R. (1993). »Vater sein dagegen sehr.« *Zeitschrift für psychoanalytische Theorie und Praxis, 8*, 19–31.

Brickman, H. R. (1993). »Between the Devil and the Deep Blue Sea«: The Dyad and the Triad in Psychoanalytic Thought. *Int J Psycho-Anal, 74*, 905–915.

Bürgin, D. (Hrsg.) (1998). *Triangulierung*. Stuttgart: Schattauer.

Dammasch, F. & Metzger, H.-G. (Hrsg.) (2006). *Die Bedeutung des Vaters. Psychoanalytische Perspektiven*. Frankfurt a. M.: Brandes & Apsel.

Diepold, B. (1994). Borderline-Störungen im Kindesalter. *Analytische Kinder- und Jugendlichen-Psychotherapie, 25*, 5–23.

Freud, S. (1912, 1913). *Totem und Tabu. Einige Übereinstimmungen im Seelenleben der Wilden und der Neurotiker*. GW IX, 1940.

Green, A. (1983). La mère morte. In A. Green. *Narcissisme de vie, narcissisme de mort* (1983). Paris: Editions de Minuit. Dt. (1993): Die tote Mutter. *Psyche – Z Psychoanal, 47*, 205–240.

Grieser, J. (2004). Triangulierung, Vaterphantasie und Kreativität. *Psyche – Z Psychoanal, 58*, 411–448.

Grieser, J. (2021). *Der phantasierte Vater. Zur Entstehung und Funktion des Vaterbildes beim Sohn* (3. überarb. u. erw. Aufl.) Frankfurt a. M.: Brandes & Apsel.

Horowitz, M. J. (1993). Personality structure and the process of change during psychoanalysis. In M. J. Horowitz, O. F. Kernberg & E. M. Weinshel. *Psychic structure and psychic change: Essays in Honor of Robert S. Wallerstein* (S. 1–28). Madison/Conn.: M. D. International Universities Press.

Kernberg, O. F. (1997). Sexuelle Erregung und Wut: Bausteine der Triebe. Teile 1 und 2, 3. *Forum Psychoanal, 13*, 97–118, 263–279.

Kernberg, O. F. (2001). Object Relations, Affects, and Drives. *Psychoanal Inquiry, 21*, 604–619.

Kernberg, P. (1988). Children with Borderline Personality Organization. In C. J. Kestenbaum & D. T. Williams (Hrsg.). *Handbook of Clinical Assessment of Children and Adolescents* (S. 604–625). New York: NY, University Press.

v. Klitzing, K. (1998). Die Bedeutung des Vaters für die frühe Entwicklung. Entwicklungspsychologische Argumente für de Einbeziehung des »Dritten« in den psychotherapeutischen Prozess. In K. v. Klitzing (Hrsg.). *Psychotherapie in der frühen Kindheit* (S. 119–131). Göttingen: Vandenhoeck & Ruprecht.

v. Klitzing, K., Simoni, H. & Bürgin, D. (1999). Child Development and Early Triadic Relationships. *Int. J. Psychoanal. 80*, 71–89.

Kohon, G. (2001). The Greening of Psychoanalysis. André Green in Dialogues with Gregorio Kohon. In G. Kohon (Hrsg.). *The Dead Mother. The work of André Green* (S. 10–58). London: Routledge.

Metzger, H.-G. (2005). Die Angst der Väter vor der frühen Kindheit – psychoanalytische Überlegungen. *Psyche – Z Psychoanal, 59*, 611–628.

Radebold, H. (2004). *Abwesende Väter und Kriegskindheit. Fortbestehende Folgen in Psychoanalysen*. Göttingen: Vandenhoeck & Ruprecht.

Rilke, R. M. (1915). (Ohne Titel). Posthum veröff. u. a. in: Ausgesetzt auf den Bergen des Herzens. Insel Taschenbuch.

Rohde-Dachser, Ch. (2004). »In den Himmel kommen, ohne zu sterben« – Inszenierungen des Unmöglichen als Selbsterhaltungsstrategie. In Ch. Rohde-Dachser & F. Wellendorf (Hrsg.). *Inszenierungen des Unmöglichen. Theorie und Therapie schwerer Persönlichkeitsstörungen* (S. 36–59). Stuttgart: Klett-Cotta.

Seiffge-Krenke, I. (2004). *Psychotherapie und Entwicklungspsychologie*. Berlin/Heidelberg: Springer.

Winnicott, D. W. (1963). Fear of Breakdown. In C. Winnicott, R. Shepherd & M. Davis (Hrsg.). *Psychoanalytic explorations* (S. 87–95). London: Karnac.

Zeller-Steinbrich, G. (2004). Intersubjective phenomena and emotional exchange: new considerations regarding transference and countertransference. In D. Anastasopoulos & E. Papanicolaou (Hrsg.). *The Therapist at Work. Personal Factors Affecting the Analytic Process* (S. 63–81). London: Karnac.

Zeller-Steinbrich, G. (2005). Beziehungsanalytische Arbeit mit den Eltern. *Kinderanalyse, 13*, 175–196.

Zeller-Steinbrich, G. (2006). Der tote Vater. Schwere Störungen der Persönlichkeitsentwicklung bei Kindern. In A. Springer, A. Gerlach & A.-M. Schlösser (Hrsg.). *Störungen der Persönlichkeit* (S. 395–413). Gießen: Psychosozial.

Gabriele Teckentrup

Flucht und Trauma

Zur politischen Situation

Die politischen und sozialen Veränderung des Weltgefüges durch Kriege und Klimaveränderungen, durch terroristische Gewalt, durch Flucht, Vertreibung und durch wirtschaftliche Not haben in den letzten 20 Jahren dazu geführt, dass zunehmend auch Kinder und Jugendliche, vor allem männliche, unbegleitet, d.h. ohne sorgeberechtigte Begleitpersonen, aus ihrem Heimatland flüchten oder von ihren Angehörigen in einem fremden Land zurückgelassen werden. Es kann davon ausgegangen werden, dass nahezu alle unbegleiteten minderjährigen Flüchtlinge (UMF) traumatisierende Fluchterfahrungen erfahren haben, bis sie schließlich in vermeintlich sicheren EU-Ländern, z.B. in Deutschland, Frankreich, Schweden, angekommen sind, wo sie dann häufig genug in eine Lebenssituation geraten, die abermals traumatisierend ist, wobei davon ausgegangen werden kann, dass die Corona-Pandemie von 2020 bis 2022 zusätzlich verschärfend gewirkt hat.

Zahlen:[1] Nach Angaben des BMFSF (Bundesfamilienministerium), hat die Sperrung der Balkanrute, 2016, dazu geführt, dass die Zahl der UM-Flüchtlinge von 69.000 bis zum Beginn des Ukrainekrieges 2022 kontinuierlich rückläufig gewesen ist (18.000 im Oktober 2021). Mit Beginn des Ukrainekriegs im Februar 2022 ist die Zahl der UMF wieder um 40 Prozent angestiegen. 91 Prozent der unbegleiteten minderjährigen Flüchtlinge sind männlich, 9 Prozent weiblich.

In 2022 kam die überwiegende Zahl von ihnen aus Afghanistan, Syrien und aus der Türkei, wobei die Zahl der Flüchtlinge aus west- und ostafrikanischen Ländern wieder zunimmt.[2]

1 Die folgenden Zahlen und Angaben sind dem Bericht der Bundesregierung, 2023, über die Situation unbegleiteter ausländischer Minderjähriger entnommen.

2 Über die Zahl der Jugendlichen, die seit März 2022 aus der Ukraine nach Deutschland gekommen sind, gibt es wegen deren besonderen Status, u.a. weil sie nicht als Flüchtlinge gelten, keine haltbaren Zahlen.

Theoretischer Überblick

Zur Begrifflichkeit von Trauma und Traumatisierung

Die weltweite Zunahme von Kriegs- und Krisengebieten und der damit einhergehende Flüchtlingsstrom haben dazu beigetragen, dass der Begriff des »Traumas« in den letzten Jahren immer mehr in Mode gekommen ist und inzwischen nahezu inflationär gebraucht und auch angewendet wird.

Nach meiner Einschätzung können inzwischen zwei grundsätzlich verschiedene Richtungen in der Fachdiskussion um das Phänomen Trauma unterschieden werden: Da sind zum einen die Konzepte, die sich vor allem symptomorientiert mit dem Trauma und seinen Folgen befassen und zum anderen die Konzepte, die das Trauma und seine Wirkungen eher psychodynamisch verstehen, wie es die Psychoanalyse tut.

In zwei Klassifikationssysteme haben die Folgen von Traumatisierungen als posttraumatische Belastungsstörungen (PTBS) Eingang gefunden. Zum einen im ICD-10 (International Classification of Diseases), das neben dem DSM-IV (Diagnostisches und statistisches Manual psychischer Störungen) zu dem am häufigsten angewandten Klassifikationssystem gehört.

Beide Systeme befassen sich ausschließlich in individualisierender Weise mit den Symptomen von Traumatisierungen. Sie fragen weder nach psychosozialen Zusammenhängen und Bedeutungen von Symptomen noch nach der individuellen psychischen Realität eines Menschen und deren Dynamik. Das PTBS blendet den gesamten Kontext, d. h. die sozialpolitischen und psychologischen Dimensionen des traumatisierenden Geschehens aus, so dass die soziale Realität und die kulturspezifisch geprägte psychische Struktur des Individuums keine Berücksichtigung erfahren (vgl. Becker, 2006, S. 155).

In meiner psychotherapeutischen Arbeit mit Flüchtlingen stütze ich mich im Wesentlichen auf die psychoanalytisch fundierten Theorien und hier insbesondere auf die Konzepte, die im Zusammenhang mit der Holocaustforschung entwickelt worden sind.

Grundsätzlich können Ereignisse zu einer traumatischen Erfahrung führen, wenn deren Reize so stark sind, dass sie die psychische Integrität des Individuums zu überwältigen drohen, weil es außerstande ist, sich davor zu schützen. Khan (1977 [1963]) führte den Begriff der »kumulativen Traumatisierung« ein. Danach wirkt nicht ein Einzelereignis traumatisch, sondern es sind eine Vielzahl von Ereignissen, die sich zu unterschiedlichen Zeitpunkten und Lebensphasen ereignen können, und dann in kumulativer Weise zu massiven seelischen, d. h. traumatischen Verletzungen führen, vor allem dann, wenn das Kind in seiner frühen Hilflosigkeit und Abhängigkeit nicht hinreichend die Erfahrung hat machen können, von seinen primären Beziehungspersonen vor der Überflutung von äußeren und inneren Reizen geschützt zu werden.

Aus der Holocaustforschung entwickelte Ilse Grubricht-Simitis (1979) den Begriff der Extremtraumatisierung als Folge von Bedingungen, die zumindest die meisten Flüchtlingskinder erfahren und erlitten haben. Diese Bedingungen meinen u.a:

- Herausgerissen werden aus vertrautem sozio-kulturellem Milieu und dem Familienverband,
- ständige Trennungsangst bezüglich Nahestehender,
- das Miterleben von Folter und Mord,
- ohnmächtige, jederzeitige Erwartung des eigenen Todes,
- Unterbindung jeglicher Eigeninitiative und damit verbunden eine Entindividualisierung.

Zur Wirkung von Traumatisierungen

Ein Trauma bewirkt immer eine dauerhafte Veränderung der psychischen Organisation. Bei einem traumatischen Geschehen wird die psychische Fähigkeit sich vor Angst zu schützen, außer Kraft gesetzt, und dabei werden tiefgreifende universelle Ängste wiederbelebt und verstärkt:die Angst, die wichtigsten Beziehungspersonen im Leben oder ihre Liebe zu verlieren, hilflos und ohnmächtig zu sein und schließlich Todesangst im eigentlichen Sinne.

Nach Bohleber (2000) wird im Trauma die Fähigkeit gestört, Erinnerungsspuren in mentale Objektrepräsentanzen zu organisieren. Die traumatischen Ereignisse werden durchlebt, aber nicht als Teil des Selbst erfahren, d. h. die Ereignisse werden registriert, aber nicht repräsentiert. Die Urverdrängung wirkt dadurch wie ein Loch im seelischen Gewebe. Die Symbolisierungsfähigkeit des Selbst bricht in diesem Bereich zusammen und um dieses Loch mit den traumatischen Stimuli entstehen eine Reihe von schützenden primitiven Vermeidungsmechanismen, wie Spaltungen, Projektionen und Verleugnung (vgl. Bohleber, 2000).

Flucht als sequenzielle Traumatisierung

Hilfreich für meine psychotherapeutische Arbeit ist das Konzept von H. Keilson (1979), in dem er ein besonderes Augenmerk auf die spezifische Belastungssituation von Kindern und Jugendlichen legt. Keilson (1979) entwickelte in seiner Studie über jüdische Kriegswaisen in den Niederlanden das Konzept der sequentiellen Traumatisierung, das in seinen wesentlichen Gedanken auch auf Flucht und die damit einhergehenden Traumatisierungen übertragen werden kann.

In seinem Konzept betrachtet Keilson nicht einzelne Ereignisse und ihre Folgen getrennt voneinander, sondern er bringt jeweils extreme Belastungssituationen mit traumatischen Sequenzen in Verbindung, die er folgendermaßen beschreibt:

1. Die Phase vor der direkten Bedrohung
(Beginnphase mit den präludierenden Momenten der Verfolgung)
2. Die Phase der direkten Bedrohung
(direkte Verfolgung. Deportation von Eltern und Kindern bzw. Trennung von der Familie. Flucht und Versteck, Aufenthalt in Konzentrationslagern)
3. Die »Zeit danach« mit den Schwierigkeiten der Wiedereingliederung, insbesondere der Vormundschaftszuweisung (Keilson, 1998, S. 48–56).

Keilson unterscheidet z.B. die Sequenz der direkten Verfolgung von der »Zeit danach«, die er als dritte traumatische Sequenz bezeichnet, in der nicht mehr die generelle Bedrohung durch die Situation als übergeordnetes traumatisches Agens anzunehmen ist wie in den beiden Sequenzen vorher. Seine Studien zeigen, dass der Verlauf der dritten traumatischen Sequenz, der Zeit danach also, für die Gesundheitsperspektive der Opfer bedeutsamer ist als der Schweregrad der Traumatisierung in der vorangegangenen Phase. Das Ende der Flucht stellt also nicht das Ende der Traumatisierung dar. Viele Opfer bezeichnen die Phase danach als die eingreifendste und schmerzlichste ihres Lebens.

Daraus folgt, dass ein Trauma nicht als psychische Folge eines bestimmten einzugrenzenden Ereignisses verstanden werden kann, sondern dass die Bedingungen im sog. Aufnahmeland entscheidenden Einfluss haben auf die weitere Lebenssituation, die äußere und vor allem auf die psychische der geflüchteten Menschen und in Folge auch auf die gesellschaftliche Entwicklung in den Aufnahmeländern.

Um das Maß der Belastungen von Kindern und Jugendlichen erfassen zu können, führt Keilson (1998, S. 49) den Begriff des »basic needs« ein. Damit meint er die Bedeutung von elementaren Bedürfnissen in bestimmten Entwicklungsphasen, mit dem das Ausmaß der erlittenen Entsagungen von Kindern und Jugendlichen erfasst werden kann. Er betont, dass bei der Erfassung altersspezifischer Traumatisierungen nicht nur an unterschiedliche Altersstufen verschiedene spezifische Maßstäbe angelegt werden müssen, sondern dass auch ein und dieselbe traumatische Situation der jeweiligen Altersstufe gemäß interpretiert werden müsse. So hat z. B. die Trennung von der Mutter oder gar deren Verlust in der Kindheit eine andere traumatische Bedeutung, als wenn dies in der Adoleszenz geschieht.

In der aktuellen Arbeit mit traumatisierten Menschen hat Keilson bisher mit seinem Konzept m. E. zu wenig Anerkennung und Berücksichtigung gefunden. Das mag daran liegen, dass sein Konzept z. B. im Vergleich zum PTSD unbequem, weil nicht so gut handhabbar ist: So begrenzt das Konzept von Keilson das Trauma in seiner Wirkung nicht auf einen bestimmten Zeitraum, sondern es macht die Langfristigkeit der Zerstörung deutlich. D. h., es geht von einem langen Prozess für die Arbeit mit traumatisierten Menschen aus und es zeigt die Verantwortung aller Beteiligten auf. Dazu gehören eben auch die Menschen im Aufnahmeland, in welcher Weise auch immer sie mit den jugendlichen Flüchtlingen zu tun haben. Vor allem aber trennt Keilson das Geschehen nicht in Gut und Böse. Insofern stellt es sich gegen die mächtige Tendenz der Spaltung, die jeglicher Traumatisierung so inhärent ist. M. E. ist dies, bewusst oder unbewusst, ein weiterer wichtiger Grund dafür, dass der dynamische Ansatz im Umgang mit dem Trauma bislang nicht den Stellenwert hat einnehmen können, der ihm gebührt, sondern dass traumatisierte Patientinnen vor allem mit ihren Symptomen gesehen und auf sie reduziert werden.

Trauma und Konversion

Für die Bewältigung ihres Traumas entwickeln Menschen häufig körperliche Symptome, sog. Konversionssymptome.

Gemeint ist damit der unbewusste Lösungsversuch eines Konfliktes, in dem der jeweilige Konflikt und die damit verbundenen unerträgliche Gefühle in somatische, motorische oder sensible (z. B. Schmerzen) Symptome »umgewandelt« werden (Laplanche & Pontalis, 1998 [1967]).

M. Oliner (1982) kommt in ihren Forschungen über Kinder und Jugendliche von Holocaustüberlebenden zu dem Ergebnis, dass Jugendliche zur Bewältigung eines Traumas häufig Manifestationen entwickeln, wie sie für den hysterischen Verarbeitungsmodus beschrieben werden. Dazu gehören auch die somatischen Symptome der Konversion.

Als auslösende Faktoren für eine Konversion beschreibt Bürgin (1993, S. 84) u.a. akute oder chronische Überforderungen der Verarbeitungsfähigkeiten des Ichs des Patienten z.B. durch traumatische Erlebnisse oder unerträgliche Konflikte.

Wenn die Anpassungs- und Abwehrmöglichkeiten des Menschen nicht mehr ausreichen, erfolgt unbewusst eine partielle Regression des Ich mit massiven Verdrängungen.

Das somatische Symptom entwickelt sich sozusagen als kleineres Übel.

Es entlastet zunächst als primärer Krankheitsgewinn von dem unmittelbaren seelischen Leidensdruck. Manchmal entwickelt sich daraus auch ein sekundärer Krankheitsgewinn, z.B. durch den Anspruch auf Fürsorge und Arbeitsunfähigkeit. In diese Dynamik geraten gerade jugendliche Flüchtlinge, wenn sie einen ungewissen Aufenthaltsstatus haben, keine Arbeitserlaubnis und auf staatliche Unterstützung angewiesen bleiben, so dass sich die entwicklungsbedingten Autonomiestrebungen nicht entfalten können.

Zusammenfassend kann gesagt werden, dass das Konversionssymptom immer auch einen kommunikativen Charakter hat, weil der Patient sozusagen durch seinen Körper spricht. Die unbewusste Verschiebung des seelischen Konflikts und der damit verbundenen unerträglichen Gefühle und Schmerzen auf und in den Körper dienen der Erhaltung des psychischen Gleichgewichts. Sie hat aber auch einen hohen Preis, weil die gesamte Persönlichkeitsentwicklung eingeschränkt und blockiert bleiben kann.

Ziel der Psychotherapie ist es, dass die in den Körper verschobenen Gefühle um das Trauma in den psychischen Teil des Ichs zurückgeführt werden. Dort können sie mit Hilfe von Sprache bewusst gemacht werden und eine Form finden, die erträglich wird, so dass die Erfahrungen schließlich als Teil des Ich angenommen werden können. Die Schwierigkeit in diesem Prozess liegt darin, dass dabei zugleich der primäre und der sekundäre Krankheitsgewinn angegriffen werden und dass die Konfrontation mit den als unerträglich und unlösbar gehaltenen schmerzhaften Gefühlen und Konflikten den massiven Widerstand des Patienten auslösen muss (vgl. Bürgin, 1993, S. 85).

Trauma und Adoleszenz

Was nun aber bedeutet es für einen Jugendlichen, wenn er in der Entwicklungsphase der Adoleszenz in Lebensbedingungen gerät, die zu einer extremen Traumatisierung führen?

Die Adoleszenz ist eine besonders sensible Entwicklungsphase, in der Traumatisierungen die gesamte weitere Entwicklung in grundlegender Weise beeinträchtigen können. Gerade in der Adoleszenz fließen zahlreiche Entwicklungslinien zusammen und verdichten sich konflikthaft, weil unter dem Druck der pubertären Entwicklung neue Lösungen im Bereich der Selbstentwicklung, der Ich-Entwicklung und der Entwicklung zur Geschlechtdsidentität gefunden werden müssen (vgl. Endres & Moisl, 1998, S. 25).

Keilson (1979, S. 222) betont folgende Aspekte für die spezifische Problematik von extremtraumatisierten Jugendlichen:

- Die Ich-Schwäche mit dem gestörten Gleichgewicht zwischen Belastung und Tragfähigkeit sowie mit dem Gefühl von Angst und Unsicherheit
- Die Tendenz zur Familienflüchtigkeit, die durch die erzwungene Trennung von den Eltern eine besondere Färbung erhält
- Die soziale Entwicklung, die durch die Unterbrechung der Schulausbildung und die Isolierung von bisherigen sozialen Bezügen besonders erschwert wird.

Eine Fallgeschichte

Die erste Begegnung

Der Patient war 16 Jahre alt, als er von der Beratungsstelle für jugendliche Flüchtlinge zu mir geschickt wurde. Ich erfahre, dass A., so werde ich den Patienten im folgenden nennen, so gut wie nie schlafe, dass er Alpträume habe, über ständige Kopf- und Magenschmerzen klage, über Gelenkbeschwerden mit wechselnder Lokalisation und darüber, dass er oft sehr schlecht und manchmal gar nichts sehen könne, ohne dass es für seine Symptome einen medizinischen Befund gibt.

A. war mit einer längeren Unterbrechung wegen eines Klinikaufenthaltes fast fünf Jahre bei mir in psychotherapeutischer Behandlung, zu der er einmal wöchentlich gekommen ist. Seine Muttersprache war Französisch, er sprach sehr gut Englisch und zum damaligen Zeitpunkt recht gut Deutsch.

Über seine Lebensgeschichte erfahre ich, dass A. 14 Jahre alt war, als er nach Deutschland kam. Es stammt aus einem afrikanischen Land, aus dem er mit zwölf Jahren wegen eines Bürgerkrieges zunächst in ein Nachbarland geflohen ist. A. war das zweite von vier Kindern seiner Eltern. Er hatte einen älteren Bruder und zwei jüngere Geschwister. Seine Familie gehörte einer ethnischen Bevölkerungsgruppe muslimischen Glaubens an, die vor dem Bürgerkrieg zur einflussreichen Schicht des Landes zählte und die seit einigen Jahren zunehmend verfolgt wurden. A. erinnerte, dass es gewalttätige Überfälle bereits gegeben habe, seit er sechs Jahre alt gewesen sei. Um die Kinder vor den Rebellen zu schützen, hätten die Eltern sie zu Verwandten der Mutter in das Nachbarland gebracht, wo sie wegen der politischen Unruhen ein Jahr bei der Familie der Mutter geblieben wären. Der Patient war acht Jahre alt, als die Eltern die Kinder wieder zurückgeholt hätten. A. erinnerte sich, dass alle ständig in Angst vor den kriegerischen Auseinandersetzungen gewesen seien, die immer wieder aufbrachen.

Als A. zwölf Jahre alt war, hätten Rebellen eines Nachts das Dorf überfallen und vor seinen Augen den Vater und den jüngeren Bruder erschossen. A. konnte mit der Mutter und den Geschwistern fliehen, die er jedoch auf der Flucht verloren hat. Seither habe er nichts mehr von ihnen gehört und er wisse auch nicht, ob sie noch leben. Davon träume er heute noch fast jede Nacht. Er hätte sich dann wieder in das Nachbarland durchgeschlagen, wo er sich fast ein Jahr lang als illegaler Flüchtling versteckt habe. Als sich die politische Situation auch dort verschärfte, sei er dem Rat eines älteren Mannes gefolgt und als illegaler Passagier – ohne Papiere – auf einem Schiff nach Deutschland geflohen.

In Hamburg wurde er zunächst auf einem Schiff untergebracht, nach einigen Wochen dann in eine Jugendwohnung eingewiesen. Diese Zeit sei schrecklich gewesen. Er habe sich allein und eingesperrt gefühlt und er habe keine Idee davon gehabt, wie es weitergehen könnte.

Als der Patient zu mir kam, lebte er im Status der Duldung. Sein Asylbegehren war abgelehnt worden und er musste alle sechs Monate bei der Ausländerbehörde seinen weiteren Verbleib in Deutschland beantragen. Er konnte damals einigermaßen sicher sein, dass die Duldung verlängert wurde, weil er minderjährig war und weil es zum damaligen Zeitpunkt wegen des Bürgerkriegs in seinem Heimatland keine Auslieferungen dorthin gab. Allerdings befürchtete er, dass er in ein anderes afrikanisches Land abgeschoben werden könnte, weil er ohne Papiere nicht beweisen konnte, woher er gekommen sei. Somit lebte er in ständiger Ungewissheit, was wie eine Wiederholung seiner Lebenssituation seit seinem sechsten Lebensjahr anmutete.

A. hatte einen Vormund und eine Betreuerin vom Sozialamt, denen er vertraute. A. ging seit einem Jahr zur Schule mit dem Ziel, die Mittlere Reife zu machen. In seinem Heimatland war er insgesamt drei Jahre zur Schule gegangen.

Als ich A. zum ersten Mal begegnete, sah ich im Wartezimmer einen jungen Mann, der tief über ein Buch gebeugt war, in dem er vor sich hin blätterte. Nachdem ich ihn angesprochen hatte, blickte er langsam auf und sah mich ernst und –

wie mir schien – ein wenig misstrauisch und unfreundlich an. Dann stand er auf und begrüßte mich höflich und ich sah einen sehr großen, eher dünnen, sehr schönen jungen Mann, der mich von der ersten Begegnung an für sich eingenommen hat, so dass mir spontan der Gedanke kam, dass diese Fähigkeit, jemanden für sich gewinnen zu können, eine besondere Eigenschaft von ihm sei, die auch zu seinem Überleben beigetragen haben mag. A. folgte mir zögerlich ins Behandlungszimmer. Dort setzte er sich umständlich hin, wobei spürbar wurde, wie viel Überwindung es ihn gekostet haben mag, hierher gekommen zu sein. Dann streckte er seine auffallend langen Beine aus, so dass er viel Raum einnahm und ich den Impuls bekam, ihm Platz machen zu wollen. Demonstrativ legte er das Buch auf seine Knie, so dass ich deutlich sehen konnte, dass es ein Buch über »Drogen« war.

Ich bemerkte es und fragte ihn, ob er mir damit etwas sagen möchte. A. zuckte mit den Schultern und sagte leise und mit einem spürbaren Anflug von Trotz, dass er darin lese, weil er oft darüber nachdenke, warum er es sich nicht leichter mache und Drogen nehme und auch damit Geld verdiene, wie so viele andere es täten. Dann würde es ihm besser gehen und er sei auch nicht mehr auf Sozialhilfe angewiesen. Ich spürte einen heftigen Ärger, aber auch eine tiefe Scham und bemerkte, dass es offensichtlich schwer für ihn sei, so abhängig von Menschen zu sein und nicht allein für sich sorgen zu können. Er nickte und sah mich zum ersten Mal direkt an, als habe ich sein Interesse geweckt. Dann sagte er in einer monotonen Stimmlage, dass er sich wünsche, kein Geld mehr vom Staat nehmen zu müssen, was klang, als sei das unter seiner Würde. Nach einem längeren Schweigen erwiderte ich, dass es dann offensichtlich zwei Seiten in ihm gebe, die eine Seite, die Drogen ablehne, denn sonst wäre er ja nicht hier und die andere, die überlegt, es doch zu tun, weil er denke, dass dann vieles leichter sei und er zumindest finanziell nicht so abhängig wäre. Und dann fügte ich hinzu, was ihn eigentlich abhalte Drogen zu nehmen. A. entgegnete sehr entschieden, dann sei er mit Leuten zusammen, mit denen er nichts zu tun haben wolle. Er wolle die Schule machen und einmal einen Beruf haben, mit dem er viel Geld verdienen und eine Familie gründen könne.

Ich war berührt und zugleich ein wenig erschrocken von der Heftigkeit und der Strenge, mit der A. dies sagte, so als sei er etwas Besonderes, ein Held, der eine Mission in sich trage, die er zu erfüllen habe. Nach einer kurzen Pause bemerkte ich, dass er dann den schwereren Weg von zweien wähle, wenn er sich gegen die Drogen und für eine Therapie entscheide. Es gehe ihm sehr darum unabhängig zu sein, aber auch in einer Therapie gehe es darum, etwas von jemand anderen bekommen zu wollen.

Er wisse nicht, was Therapie überhaupt sei, entgegnete er und ob das überhaupt was nutze gegen seine Schmerzen. Das könne er sich eigentlich nicht vorstellen, aber sein Vormund und seine Betreuerin von der Jugendwohnung und aber auch sein Arzt hätten ihm dazu geraten und ich hatte in diesem Moment das Gefühl, einen kleinen trotzigen Jungen vor mir zu haben.

Nach dieser Stunde erlebte ich, dass und wie sehr ich den Patienten für die Therapie gewinnen, ja, ihn dazu verführen wollte. Ich befürchtete, er könnte sich dagegen entscheiden, weil er mir hoch ambivalent und misstrauisch begegnete. Dabei fragte ich mich, ob erotisch gefärbte Verführung, die ich aus dem Übertragungsgeschehen mit jugendlichen Flüchtlingen, wenn auch nicht in dieser Intensität, kannte, wohl eine unbewusste Möglichkeit für den Patienten sei, das Objekt für seine regressiven Wünsche nach Sicherheit einerseits und für die Durchsetzung seiner grandios anmutenden Ziele andererseits zu gewinnen, wie es Oliner (1995 [1982]) beschreibt. So gesehen projizierte A. seine Ängste vor, aber auch seine Wünsche nach Abhängigkeit ebenso wie die nach Nähe in erotisierter Weise auf mich. Indem ich mich mit ihnen identifiziert habe, konnte er sich von seinen bedrohlichen regressiven Wünschen entlasten und zugleich die Verbindung zu mir sichern.

In der darauf folgenden Stunde erzählte der Patient in distanzierter Weise von seinen körperlichen Symptomen, so dass ich kaum berührt war. Während ich ihm zuhörte, bekam ich zunehmend das Gefühl, als entferne er sich beim Sprechen über sich zugleich von sich selbst, als trete er zunehmend von sich weg. Ich spürte eine Angst, er könnte seine Grenzen verlieren und ich könnte ihn nicht halten und dann würde eine Katastrophe passieren. Ich erlebte mich dabei wie eine Verfolgerin und wie eine Verführerin zugleich, die ihn gegen seinen Willen dazu bringen wollte, etwas zu tun und zu ertragen, was unerträglich zu sein schien. Ich verstand die Übertragungssituation in der Weise, dass der Patient sich von seiner bedrohlichen inneren Realität entfernte, indem er sich den erforderlichen Bedingungen der äußeren Realität weitgehend anpasste, und dabei zugleich selbst unerreichbar erschien. Schließlich sagte ich, dass es nicht leicht für ihn sei, über sich zu sprechen, woraufhin er lakonisch erwiderte, er kenne das und es mache ihm nichts aus. Ich entgegnete, dass es ihm vielleicht deswegen nichts ausmache, weil er einen Weg gefunden habe, nicht fühlen zu müssen – aber stattdessen spüre sein Körper den Schmerz und seine Augen könnten nicht sehen, woraufhin er mich erstaunt, aber interessiert ansah.

Die Behandlung

Zu den Behandlungsstunden, die wir vereinbarten, kam der Patient ausgesprochen zuverlässig. Ich bekam über eine lange Zeit kein Gefühl dafür, was ihm die Stunden bedeuteten. Ich hingegen wurde zunehmend neugierig auf ihn, freute mich auf die Stunden und befürchtete zugleich, er könnte nicht kommen oder die Behandlung abbrechen. Ich spürte eine tiefe Zuneigung zu dem Patienten und zugleich eine Vorsicht, ihm nicht zu nahe zu kommen. Dann dachte ich darüber nach, wie befremdlich es für ihn sein musste hierher zu kommen, und wie unsicher er sich dabei wohl fühlen müsse. Und ich dachte daran, dass er die Stunden bei mir wie eine Wiederholung seiner Erfahrungen sehen könnte, dass er sich wieder einmal in einer Lebenssituationen befindet, wie er sie seit seiner frühen Kindheit immer wieder erlebt hat: Eine Situation, aus der er nicht rauskommen könne, angewiesen zu sein auf einen Menschen, den er nicht kannte. Diese Gedanken brachten mich in eine vorsichtige Distanz zu ihm und ich verstand, dass und wie sehr ich wohl mit den widersprüchlichen Gefühlen des Patienten, mit seinen regressiven Wünschen nach mütterlicher Beziehung einerseits und seinen Befürchtungen davor andererseits in Berührung gekommen bin.

Besprechbar wurde zunächst die hohe Ambivalenz von A. gegenüber der Therapie, wozu er bemerkte, dass er komme, weil er hoffe, dass es ihm dann besser gehen würde. Sein Vormund würde das sagen, er aber könne sich gar nicht vorstellen, dass und wie das gehen könne. Aber zu Ärzten gehe er auch nicht mehr, weil die ihm gar nicht helfen könnten. Er würde sowieso nicht gern mit anderen über sich sprechen und dass er überhaupt am liebsten überall für sich allein sei, ob in der Jugendwohnung oder in der Schule. Mit Erwachsenen sei es für ihn einfacher als mit Jugendlichen. Er habe keinen Freund und sowieso auch keine Freundin, das könne er sich überhaupt nicht vorstellen, fügte er in einer abfälligen Weise hinzu, so als sei der Gedanke allein eine Zumutung.

Nach einem kurzen Schweigen sagte er, und es klang, als sage er es mehr zu sich als zu mir, dass er so anders sei als die anderen, und dass er sich nicht vorstellen könne, worüber er sich eigentlich mit ihnen unterhalten solle, was ein wenig klang, als fühle er sich den anderen überlegen. Mir kam der Gedanke, dass Entwertung eine Möglichkeit für ihn sein könnte, nicht mit Gleichaltrigen in Beziehung gehen zu müssen, vor denen er sich, anders als vor Erwachsenen, vor Gefühlen wie Konkurrenz, Rivalität, aber auch Neid auf diese Weise zu schützen versuchte. Ich bemerkte dies, woraufhin der Patient mir nachdenklich erschien. Nach längerem Schweigen erzählte er von einem Mitschüler, der ihn nicht in Ruhe lassen würde, so sehr er auch versuche, sich von dem fernzuhalten. Inzwischen provoziere der ihn so, dass er gar nicht mehr wisse, was er noch tun solle, und er befürchtete, es könnte mit dem Jugendlichen Ärger geben. Zum ersten Mal fühlte ich die große Not des Patienten und ich spürte zugleich einen Anflug von Ärger auf ihn. Schließlich bemerkte ich, dass der Klassenkamerad ganz offensichtlich Interesse an ihm habe. Es scheine aber so, als ärgere der sich auch über ihn, vielleicht, weil er sich von ihm nicht beachtet und wert geschätzt fühle.

»Kann sein«, erwiderte A. mürrisch. Und nach einer kurzen Pause fügte er hinzu, dass es schon immer schwierig für ihn gewesen sei, mit anderen zusammen zu sein. Er habe sich immer so anders gefühlt als andere. Er schwieg. Dabei erlebte ich die Situation zwischen uns entspannt. Ich ging meinen Gedanken nach und dabei kam mir seine Mutter in den Sinn. Schließlich fragte ich ihn, vorsichtig, um ihn nicht zu bedrängen, ob er erzählen möge, woran er denke. Leise sagte er, dass er schon immer ein Einzelgänger gewesen sei, schon in seiner Familie. Er habe immer schon das Gefühl gehabt, etwas Besonderes zu sein und auch Besonderes leisten zu müssen und es auch zu können. Es habe oft Streit mit seinem älteren Bruder gegeben, weil der vom Vater bevorzugt worden sei. Aber er habe sich nie untergeordnet, betont er trotzig. Lieber habe er die Strafen in Kauf genommen, z. B. den Hausarrest ausgesessen und sogar deswegen gehungert. Die Mutter habe ihn eher verstanden und ihn auch oft vor dem Vater in Schutz genommen. Während ich dem Patienten zuhörte, bekam ich einen Eindruck von seiner Stärke, aber auch von einer Härte in ihm, von einem Trotz, der wie ein Bollwerk gegen regressive Wünsche ebenso wie gegen Gefühle von Scham und Schuld zu fungieren schienen. Ich sagte, dass er sich vielleicht über mich geärgert und kritisiert gefühlt habe, als ich das über den Klassenkameraden gesagt habe und nicht unterstützt, wie er es mir von seiner Mutter erzählt habe.

Der Patient sah mich erstaunt an. Nach einer Weile von Schweigen erzählte er von seinem Bruder, mit dem er auf der Flucht vor den Rebellen noch einige Zeit, zusammen gewesen war, nachdem er die Mutter verloren hatte. Den Bruder habe er verloren, als sie in einen Hinterhalt geraten seien und er sich in hohem Gras versteckt habe. Er wisse nicht, ob der Bruder noch lebe, bemerkte er leise und darum gehe es immer wieder in seinen Alpträumen. Aber darüber wolle er nicht weiter sprechen, entschied er abrupt. Ich dachte daran, welche Schuldgefühle A. bedrängen müssen, weil er den älteren Bruder, den er wegen dessen Position schon immer beneidet und bekämpft hatte, möglicherweise überlebt haben könnte. Und ich verstand, dass er sich von Gleichaltrigen auch zurückziehen musste, um nicht mit diesen Fragen und Konflikten in Berührung zu kommen:

Mit der tiefen Kränkung, nicht der Erstgeborene zu sein, und der damit erfahrenen Benachteiligung durch den Vater, mit der massiven Rivalität zu dem Bruder und mit der Angst vor der Schuld, seine aggressiven Wünsche gegen ihn könnten sich erfüllt haben.

In meinen Fantasien umgab den Patienten immer etwas biblisch anmutend Heldenhaftes und ich bekam einen Eindruck davon, dass er zur Abwehr seiner Schuldgefühle und zur Aufrechterhaltung seiner narzisstischen Integrität eine Art von Grandiosität über sich und seine Aufgabe in der Welt entwickelt hatte, ein Mechanismus, der ihm bei der Bewältigung seiner traumatischen Verfolgungs- und Fluchterfahrungen geholfen, ihn von seinen Schuldgefühlen entlastet und sich dadurch zusätzlich verstärkt haben mochte. Zugleich verfestigte sich in mir das Bild, dass er in seinen frühen Beziehungen hinreichend gute und verlässliche Objekterfahrungen gemacht hat, die ihm immer wieder einen Halt zu geben schienen.

Die Situation, in der er nun lebte, musste im Sinne der dritten Sequenz traumatisch wirken, weil die Gefühle von Abhängigkeit und Ausgeliefertsein, von Versagen und Enttäuschung zunehmend virulent wurden.

Diese Gefühle bedrohten den Patienten umso mehr, je mehr er sich in seiner realen Lebenssituation ohnmächtig und ausgeliefert erlebte, was vor allem dann geschah, wenn wieder einmal Termine bei der Ausländerbehörde anstanden und er nicht wusste, ob er erneut eine Duldung bekommen würde. Diese Situationen waren für A. »unerträglicher als die Flucht, weil es da immer die Hoffnung gegeben hat, dass ich es schon schaffe«. Die habe er nun oft nicht mehr.

In dieser Phase, am Ende des zweiten Jahres der Behandlung, erlebte ich in den Stunden zunehmend mütterlich fürsorgliche Gefühle für A. Ich hatte Angst, es könnte ihm etwas passieren, er könnte die Kraft verlieren und aufgeben, er könnte fliehen und untertauchen, wie er immer wieder andeutete. Aber ich hatte nie die Befürchtung, er könnte tatsächlich suizidal sein. Ich bekam den heftigen Impuls, ihn adoptieren zu wollen, um die drohende Abschiebung und damit die unerträgliche Unsicherheit über seinen Aufenthalt abzuwenden.

In dieser Phase begannen sich die körperlichen Symptome des Patienten abzuschwächen. Seine Kopfschmerzen waren zeitweise ganz verschwunden, er konnte besser sehen, und erzählte stolz, dass er die Brille nicht mehr ständig tragen müsse. Auf meine Deutung, dass er sie vielleicht nicht mehr brauche, weil er sich traue mehr zu sehen und an sich ranzulassen, reagierte er nicht und ich war unsicher war, ob er die Verbindung nachvollziehen konnte.

Ich brachte die Symptomverbeserung damit in Verbindung, dass ich zunehmend das Gefühl hatte, dass und wie sehr unsere Stunden zu einem selbstverständlichen Teil seines Lebens geworden waren, in denen er wagte, seinen regressiven Wünschen und Sehnsüchte näherzukommen. Häufiger erlebt ich ihn weniger angespannt in den Stunden und wenn er mich gelegentlich lächelnd ansah, spürte ich heftige Nähewünsche und mütterlichen Stolz, was mir zugleich hoch bedrohlich schien, da die Befürchtung vor einem plötzlichen Abschiebebescheid immer präsent war und ich das Gefühl hatte, regressive Tendenzen kontrollieren zu müssen.

In dieser Phase begann der Patient, mehr über seine Familie und das Leben mit ihnen und über seine Gedanken und Wünsche an die Zukunft zu sprechen und dabei tauchten auch vorsichtig Fantasien und Wünsche nach einer Beziehung zu einem Mädchen auf, die ihm zugleich große Angst machten, weil er ja nicht wisse, was aus ihm werde. In seinen Träumen wurde seine positive, seine sehnsuchtsvoll gefärbte mütterliche Übertragung zu mir deutlich. Ich war berührt und zugleich war ich besorgt, was passieren würde, wenn der Patient seinen bislang noch weitgehend verschlossen gehaltenen Gefühlen um den Verlust seiner Familie näherkommen könnte. In diesem Zusammenhang verstand ich, dass in seinen beängstigenden Fantasien um eine Beziehung zu einem Mädchen auch seine Befürchtungen deutlicher wurden, er könnte seine Familie schuldhaft verlieren, wenn er sich hier an einen Menschen binden würde. Besprechbar wurde nun zunehmend, wie unfrei sich der Patient in diesen Konflikten erlebte, die ihm fast so unlösbar erschienen wie »das mit der Ausländerbehörde«.

Er berichtete wieder häufiger davon, dass er nicht schlafen könne, weil ihm so viel durch den Kopf gehe und ich erlebte ihn zunehmend depressiv. Ich war enttäuscht über mich und fühlte mich unfähig und schuldig dafür, dass ich ihn nicht besser beschützt habe, und bemerkte, dass er vielleicht enttäuscht sei und auch ärgerlich, weil es ihm nach einer so langen Therapiezeit hier wieder schlechter gehe. Aber ich dachte auch daran, dass er sich vielleicht auf diese Weise meiner Sorge und Fürsorge versichern wollte.

Kurz vor meinen Ferien, in die auch ein Termin bei der Ausländerbehörde fiel, klagte der Patient wieder über Magenschmerzen. Er berichtete, dass er oft gar nichts essen könne, worüber er selbst ausgesprochen besorgt schien. Er verlor deutlich an Gewicht. Der Gedanke an die Ausländerbehörde oder gar Termine dort wurden für ihn so unerträglich, dass er nicht mehr allein hingehen konnte. Er befürchtet, er könnte »ausrasten« und dann würde etwas Schreckliches passieren. In dieser Situation bekam ich ein Gefühl von der Wucht seiner destruktiven Impulse und von seiner Angst davor, so sein zu können wie die Rebellen, wie er es in einem anderen Zusammenhang bemerkte. Stattdessen sprach er zunehmend darüber, dass ja doch alles keinen Sinn habe, dann wieder schmiedete er Zukunfts- und Berufspläne, in denen es darum ging, dass er viel Geld verdienen werde, um nie wieder von jemandem abhängig zu sein und dass er sich dann auf die Suche nach seiner Familie machen würde. Er wirkte auf mich entschieden und zugleich unnahbar, so als wollte er deutlich machen, dass er gegen regressive Wünsche und Gefühle gewappnet sei. Ich beschrieb die Situation und bemerkte, wie schwer es sei, zwischen Zukunftsplänen und Hoffnungslosigkeit hin und her gerissen zu sein, und dass ich verstehen könne, wenn er auch von mir enttäuscht sei, weil ich nicht mehr tat und nicht mehr Macht hatte. Der Patient blickte mich an und bemerkte tonlos, so sei das eben, und hinter der Entwertung, die in seiner Stimme mitschwang, fühlte ich eine tiefe Verzweiflung.

Der Patient verlor bedrohlich an Gewicht. Ich machte mir große Sorgen und meinte, es nicht verantworten zu können, ihn therapeutisch während meiner Ferienpause allein zu lassen. Ich sagte ihm, dass er mir vorkomme, als wolle er über seinen Körper sagen, dass er nichts mehr an- und aufnehmen wolle, aber auch wie wütend er sei, dass das, was er bekommt, ihm nicht wirklich helfe. Ich schlug ihm einen Klinikaufenthalt vor. Er willigte zögernd ein, mit der Bemerkung, wenn ich es für gut halte, und ich war erleichtert, mit der Verantwortung nicht allein zu sein und dankbar, dass er das von mir annehmen konnte.

Das dritte Therapiejahr

Die Klinik hatte A. für sich als eine gute Erfahrung erlebt. Im Zusammensein mit den anderen Patienten habe er viel nachdenken und verstehen gelernt, auch darüber, dass er immer ein Außenseiter und etwas Besonderes sein müsse.

Der Patient war inzwischen 18 Jahre alt. Er hatte die Mittlere Reife bestanden. Er wollte weiter zur Schule zu gehen und unbedingt das Abitur machen und studieren.

In den Therapiestunden ging es nun immer wieder um seine Befürchtungen, was passieren könnte, wenn er sich auf jemanden einlassen würde. Er habe so Angst, wieder jemanden zu verlieren, aber auch davor, von jemanden abhängig zu sein, sich anpassen zu müssen und dass andere über ihn bestimmen könnten. Dann sei er lieber allein, fügt er energisch hinzu.

Und ich entgegnete, dass das Alleinsein leichter zu ertragen sei, als das Gefühl jemanden zu brauchen oder auf jemanden angewiesen zu sein, weil Beziehung für ihn bedeuten würde, das zu tun, was andere von ihm verlangen, aber auch, dass damit die Gefahr verbunden ist, den Menschen, den man liebt, zu verlieren. Offensichtlich habe er bisher keine Vorstellung davon, wie es gehen könnte, einen eigenen Weg zu gehen und trotzdem mit jemandem zusammen sein zu können. Und nach einer Weile des Schweigens fügte ich hinzu, dass er ja auch durch die

Verweigerung von Nahrung zu beweisen versuche, dass er unabhängig sei und auf nichts angewiesen. Aber so ganz stimme es eben auch nicht mehr, fügte ich hinzu, denn sonst würde er ja nicht regelmäßig hier zu mir zur Therapie kommen.

In den Stunden danach ging es zunehmend um seine Familie, vor allem um die Mutter, und um seine Sehnsucht nach ihr. Er denke oft darüber nach, ob er nach ihr suchen solle, aber er habe große Angst davor. Er träume davon, wie er mit einer weißen Freundin zu seiner Mutter reist und dann erkennt sie ihn nicht mehr als ihren Sohn an, weil er sich so verändert habe und weil er die Tradition der Familie und des Volkes aufgegeben habe. Am Übertagungsgeschehen wurde deutlich und auch besprechbar, wie sehr er befürchtete, die Mutter könnte ihn verstoßen, weil er sich jemandem anderen, eine Ersatzmutter gesucht habe und ich sagte schließlich:

Es höre sich an, als fühle er sich schuldig, wenn er hier in Deutschland nähere Beziehungen zu anderen Menschen eingehe. Vielleicht sage ihm sein Traum, dass die Mutter ihm deswegen böse sei und nichts mehr mit ihm zu tun haben wolle.

Aber es könnte auch in ihm eine Seite geben, die nicht zurückkehren wolle, weil er einen anderen, einen eigenen Weg gehen wolle. Diese Seite von ihm denke, dass er anders sei als seine Familie und sein Volk und er glaube, dass sie nicht mehr zusammenpassen würden. Und mit dieser Seite fühle er sich schuldig.

»Ich denke, wir sind uns sehr fremd geworden«, bemerkt der Patient, und wie zum Schutz vor den schwierigen Gefühlen und als wolle er darüber nicht mehr nachdenken, stürzte er sich in der folgenden Zeit in die Schul-Arbeit. Er verliebte sich in eine junge Frau, die für ihn jedoch nicht erreichbar war, weil sie einen Freund hatte.

In der Therapie war es nun zunehmend möglich, über seine vergeblichen, konflikthaften Beziehungswünsche und Ängste zu sprechen. Er erlebte, dass seine bislang so vertraute und erfolgreiche Abwehr nicht mehr in gewohnter Weise schützte. Er war hoch beunruhigt, weil er befürchtete, sich nicht mehr »im Griff zu haben«. Er wurde zunehmend nachdenklich, weil er an sich den Wunsch verspürte, nicht nur arbeiten, sondern auch leben zu wollen. Die Erfahrung, dass die junge Frau sein Interesse an ihm nicht erwidert und eine erneute Vorstellung bei der Ausländerbehörde, bei der es wie nun schon seit fünf Jahren um die Verlängerung seines Aufenthaltstatus ging, führten zu einem depressiven Einbruch. Ich war in großer Sorge um ihn, befürchtete, er könnte alles hinwerfen und nach Frankreich zu Freunden gehen, was er immer wieder als seinen »letzten Ausweg« bezeichnete, bevor er nach »Afrika« zurückgebracht werde. »Was soll das mit der Schule und Beziehungen, außer dass man ständig Angst hat oder enttäuscht wird«, äußerte er verzweifelt. Noch niemals in unserer inzwischen vierjährigen Arbeit hatte ich den Patienten so mutlos erlebt. Ich fühlte eine kaum erträgliche Ohnmacht und Verzweiflung und bekam erneut Adoptionsgedanken, die ich nur mühsam halten und aushalten konnte. Aber ich konnte auch denken, dass und wie sehr der Patient mich dafür brauchte und nutzte, um mit seinen unerträglichen Gefühlen und Ängsten nicht allein zu sein. Schließlich sagte ich, vielleicht auch, um mir gut zuzureden:

»Alles kann man Ihnen nehmen, und so vieles ist Ihnen schon genommen worden, nur eins kann Ihnen niemand jemals wegnehmen, und das ist das, was sie lernen und gelernt haben, es sei denn, Sie nehmen sich diese Möglichkeit selbst.«

Der Patient saß in sich versunken vor mir und ich hatte dennoch das Gefühl ihn erreicht zu haben.

In der darauf folgenden Stunde teilte er mir mit, dass er sich entschlossen habe die Schule weiterzumachen. Er habe darüber nachgedacht und ich hätte recht, fügt er trotzig hinzu. Das, was er gelernt habe, könne ihm tatsächlich niemand wegnehmen, wohin immer er auch gehen oder wo immer er auch leben müsse.

Nachtrag

Der Patient hat kurz darauf das Fachabitur gemacht und durch diverse Praktika die Hochschulreife erlangt. Inzwischen hatte er eine dauerhafte Aufenthaltsgenehmigung bekommen. Er lebte in einer eigenen Wohnung, allein, was mich immer wieder in Sorge versetzt hat, weil er mir so einsam erschien. Am Ende des ersten Semesters teilte er mir mit, dass er mit der Therapie aufhören wolle, weil er es neben dem Studium und den Jobs, die er inzwischen hatte, um nicht auf Unterstützung angewiesen zu sein, nicht mehr schaffen könne, weiter zur Therapie zu kommen.

Ich habe seither nichts mehr von ihm gehört.

Nachbetrachtung

Der Patient hat durch die kriegerischen Auseinandersetzungen in seinem Land seit seiner Kindheit immer wieder Trennungen und Verluste erfahren, die in extremtraumatisierender Weise auf und in seiner inneren Welt gewirkt haben. Seit seinem sechsten Lebensjahr lebte er auf der Flucht, d. h. mit der andauernden Angst vor Verfolgung und Gewalt, davor seine Familie, seine Eltern und Geschwister zu verlieren, und wohl auch mit dem Schuldgefühl, anders als sie, überlebt zu haben. Die Erfahrungen von existentieller Angst und ständiger Überforderung führten einerseits dazu, dass sein basales Sicherheitsgefühl erheblich gestört wurde. Für sein Überleben musste er eine progressive Abwehr entwickeln, d. h. sich Fähigkeiten aneignen, um seine Autonomie zu fördern und dadurch sein Überleben zu sichern. Die Ablehnung seines Asylbegehrens und die Erfahrung, dass er über Jahre hinweg immer nur für sechs Monate Gewissheit über seinen Aufenthalt bekam, führten im Sinne der dritten traumatischen Sequenz zu einer Retraumatisierung, in deren Verlauf er unerträgliche Ängste, aber auch depressive Gefühle entwickelte, die wie Verfolger wirkten, denen er jedoch nicht wie seinen realen Verfolgern entfliehen konnte. Die Mechanismen der Intellektualisierung, der Rationalisierung und Somatisierung boten zwar Schutz, sie entlasteten ihn aber zunehmend nicht mehr hinreichend.

Dem Patienten ist es von Anbeginn an möglich gewesen, zu erwachsenen Menschen, vor allem zu seinen Betreuern, Beziehungen herzustellen, in denen er für seine eher regressiven Wünsche Halt und Verstehen gefunden hat, Beziehungen, mit deren Hilfe er sich vor Gefühlen von Einsamkeit, aber auch vor destruktiven Impulsen zu schützen vermochte. Diese Möglichkeit, Beziehungen einzugehen, d. h. sich auf andere einzulassen, hat dazu beigetragen, dass der Patient körperlich und psychisch überleben konnte und dass er sich nicht in einen narzisstischen Fluchtort völlig zurückgezogen hat. Sie können aber auch als ein Hinweis für hinreichend verlässliche, d. h. tragfähige innere Objekte und damit für gute Beziehungserfahrungen in seinem frühen Erleben verstanden werden.

Der Patient war 16 Jahre alt, d. h. auf dem Höhepunkt der pubertären Entwicklung, als er in eine schwere Krise geriet, in der sich der Konflikt um seine Autonomie- und Abhängigkeitswünsche und -ängste zuspitzte, und sich die körperlichen Symptome in kaum erträglicher Weise verschärft haben. Seine Schwierigkeiten, vor allem zu Gleichaltrigen näher in Kontakt zu gehen, können dabei zum einen als Ausdruck seiner Befürchtung vor aggressiven Auseinandersetzungen, vor aggressiven Impulsen überhaupt verstanden werden, mit denen er sich schuldig fühlen würde, vor allem aber, weil er dadurch seine Abwehr gegen traumatische Ängste bedroht sah. Darüber hinaus waren für ihn Kontakte mit Gleichaltrigen auch deswegen schwierig, weil sie an seine zunehmend entwicklungsbedingt andrängenden libidinösen Gefühlen rühren könnten, an seine Wünschen nach Nähe und Sexualität und an seine Ängsten davor. Nach Vera King löst gerade bei Jugendlichen, die ein Übermaß an Traumatisierungen, an Konflikt- und Mangelerfahrungen erlebt haben, die Vorstellung, dass die eigene Triebhaftigkeit und ihre damit einhergehenden Wünsche und Strebungen erneut zu Trennungen und Verlust führen könnte, wie schon einmal erfahren, massive Schuld- und Versagensgefühle aus. Daneben rühren sie an Ängsten, dass der bislang hinreichend stabile Schutz vor dem Aufbrechen des Traumas zusammenbrechen könnte. Diese Befürchtungen erschweren die entwicklungsbedingten Autonomiestrebungen zusätzlich. Es entsteht ein »circulus vitiosus« von rebellischen Widerstandsformen, massiven Schuldgefühlen und völliger Anpassung an die tatsächlichen und vermeintlichen Erwartungen und Wünsche der Beziehungspersonen, in dem die somatischen Symptome wie ein Appell nach Versorgung und zugleich wie der Erhalt von Autonomie anmuten, eine Dynamik, die zugleich wieder zu erneuter Abhängigkeit des Patienten führte, wie die Verweigerung der Nahrung auch verstanden werden kann.

Zudem bedeutete für den Patienten die Beziehung insbesondere zu männlichen Gleichaltrigen immer auch, dass er mit Gefühlen von Rivalität und Konkurrenz in Berührung kommen könnte, Gefühle, wie er sie wohl gegenüber dem älteren Bruder erlebt hatte. Er könnte abermals erfahren, dass er doch nicht der Bessere und nicht etwas Besonderes ist und er würde dann seinen narzisstisch gefärbten, rigide anmutenden Ich-Ideal-Ansprüchen nicht genügen. Diese Idealvorstellungen und -ansprüche waren wohl ein wesentlicher Antrieb für seinen Überlebenswillen und die Kraft dafür, so dass er auch die dritte traumatische Phase soweit durchstehen konnte. Seine somatischen Symptome haben ihm dabei als Schutz gedient vor seinen Ängsten, diese Ansprüchen nicht erfüllen zu können, vor der »Angst vor dem Zusammenbruch«, die ich wohl befürchtet habe, wenn ich ihn adoptieren und auf diese Weise davor retten wollte.

Auf die Mitteilung des Patienten, die Therapie beenden zu wollen, habe ich zunächst rationalisierend reagiert, so wie er, als er mir seinen Entschluss mitgeteilt hat, und wie ich ihn immer dann erlebt habe, wenn er sich in Situationen befunden hat, die er glaubte, nicht beeinflussen zu können.

Ich konnte verstehen, dass er mehr Zeit »für anderes« brauchte, weil er im Studium an die Grenzen seiner Belastbarkeit gelangt war, auch deswegen, weil er es unbedingt selbst finanzieren und dafür in jeder freien Zeit jobben wollte. Ich traute ihm zu, dass er es schaffen werde, und konnte ihn loslassen – wie eine besorgte Mutter ihren adoleszenten Sohn. Zudem war er im Studium wegen seiner geringen Vorbildung (Schulbesuch insgesamt fünf Jahre) zunehmend auf die Zusammenarbeit mit anderen angewiesen, so dass ich nicht so sehr befürchtete, er würde sich sozial völlig isolieren. So glaubte ich es zumindest und das beruhigte mich.

Dann dachte ich, dass sein Entschluss, sich von der Therapie zu trennen, auch bedeutete, dass A. nicht weiter mit Gefühlen in Berührung kommen wollte, die ihm unerträglich erschienen, wie ich sie im Übertragungsgeschehen erlebt habe:

Mit Gefühlen von Unsicherheit, mit massiven Zukunftsängsten, mit aggressiven Impulsen, vor allem aber mit seiner zunehmend andrängenden regressiv gefärbten Sehnsucht nach dem verlorenen mütterlichen Objekt. In Bezug zur Mutter erlebte ich ihn in ständiger Ungewissheit, ob sie oder eines der Geschwister noch leben, begleitet von dem hoch ambivalenten Wunsch, sie suchen und finden zu müssen, was auch zur Folge haben könnte, dass er sein Leben hier, das kulturell so ganz anders war, aufgeben müsste, wie ich seinen Traum auch verstanden habe. So gesehen, erschien mir das Ende der Therapie auch wie eine Flucht von A. vor seinen hoch ambivalenten Wünschen und Ängsten, und ich fühlte mich zugleich ein wenig erleichtert.

Einige Monate später tauchte A. immer häufiger in meinen Gedanken auf. Ich ärgerte mich über ihn, fühlte mich undankbar von ihm behandelt, wie abgelegt.

Dann waren es sorgenvolle Gefühle. Ich war traurig, aber auch neugierig, wie es ihm gehen und was aus ihm geworden sein könnte. Ich dachte darüber nach, dass ich mich so mit ihm beschäftigte, wie er sich mit seiner Familie, und dabei erschien mir seine Trennung von der Therapie wie eine Wiederholung von Trennungs- und Verlusterfahrungen, wie er sie seit seiner frühen Kindheit kennt. A. hat sich nie von seinen Beziehungspersonen aus eigenem Entschluss verabschieden können. Er hat Trennungen bislang immer auf unterschiedliche Weise gewaltsam erfahren. Sie bedeuteten immer Ungewissheiten und massive Ängste davor, dass er die Menschen, mit denen er sich verbunden und auf die er sich angewiesen fühlte, verlassen müsse oder sie für immer verlieren könnte. Vor diesem Hintergrund führten Überlebens- und Separationsschuld auch dazu, dass A., wie ein Held, den Rettungsauftrag für die Familie übernommen hat. So gesehen erscheint sein Trennungsweg von der Therapie, als habe er im Sinne des Wiederholungszwanges sein Verlusterleben für die Bewältigung seines Traumas in umgekehrter Weise inszeniert: Indem A. das Ende in dieser Weise gestaltete, agierte er seine Traumatisierung. Indem er sie auf mich verschob, wurde ich zur Traumatisierten, wie ich es in meiner Gegenübertagung erlebt habe.

In der Behandlung habe ich im Übertagungsgeschehen den massiven Konflikt von A. erlebt zwischen seinen regressiv gefärbten Wünschen und Sehnsüchten und seinen Ängsten davor, die Plombe, die seine mit dem Trauma verbundenen Gefühle bis dahin hinreichend kontrolliert habe, könnte aufbrechen. Ich erlebte mich über weite Phasen der Behandlung in projektiver Weise identifiziert mit diesen unerträglich erscheinenden Gefühlen und ich hatte immer wieder das Bedürfnis, mit einem triangulierenden Dritten, z.B. mit Hilfe von Supervision, meine Impulsen, ihn adoptieren zu wollen, nicht agieren zu müssen, sondern sie halten und aushalten zu können. Dass diese Gefühle insbesondere zum Ende der Therapie zunehmend virulent wurden, und dass sich dabei auch die körperlichen

Symptome, insbesondere die Verweigerung der Nahrungsaufnahme, wieder verstärkt haben, verstehe ich im Nachhinein auch wie die unbewusste Mitteilung des Patienten, dass er sich nicht mehr so abhängig fühlen und daher die Therapie beenden wollte.

Das Nachdenken und Schreiben über diese Behandlung waren für mich eine Möglichkeit, A. loslassen und meinen therapeutischen Abstand zu ihm wieder herstellen zu können. A. ist in einer schweren Adoleszenzkrise zu mir gekommen, wie ich sie auch aus der Behandlung mit anderen Patienten kenne. In diesem Reflexionsprozess habe ich meine narzißtisch gefärbte Besetzung des Patienten zunehmend verändert, in der ich in identifikatorischer Weise über eine lange Phase der Behandlung wohl mit ihm verbunden war, eine Idealisierung, die ihm das Überleben des Krieges und der Flucht vielleicht möglich und zugleich das Leben mit anderen schwer gemacht hat, eine Dynamik, die ich auch aus Behandlungen mit anderen schwer traumatisierten Patienten kenne.

Literatur

Becker, D. (2006). Die Erfindung des Traumas – Verflochtene Geschichten: edition Freitag.

Bohleber, W. (2000). Die Entwicklung der Traumatheorie in der Psychoanalyse. *Psyche – Z Psychoanal, 54*, 797–839.

Bürgin, D. (1993). *Psychosomatik im Kindes- und Jugendalter.* Stuttgart/Jena/New York: Gustav Fischer.

Endres, M. & Biermann, G. (1998). *Traumatisierung in Kindheit und Jugend.* München/Basel: Ernst Reinhardt.

Endres, M. & Moisl, S. (1998). *Entwicklung und Trauma*, In M. Endres & G. Biermann. *Traumatisierung in Kindheit und Jugend* (S. 11–27). München/Basel: Ernst Reinhardt.

Keilson, H. (1979). *Sequentielle Traumatisierung bei Kindern.* Stuttgart: Enke.

Keilson, H. (1998). Sequentielle Traumatisierung bei Kindern durch man-made disaster. In M. Endres & G. Biermann. *Traumatisierung in Kindheit und Jugend* (S. 44–58). München/Basel: Ernst Reinhardt.

Khan, M. M. R. (1977 [1963]). *Das kumulative Trauma. In Selbsterfahrung in der Therapie* (S. 50–70). München: Kindler.

Laplanche, J. & Pontalis, J.-B. (1998 [1967]): *Das Vokabular der Psychoanalyse.*

Oliner, M. M. (1995 [1982]). Hysterische Merkmale bei Kindern Überlebender. In M. S. Bermann, M. E. Jucovy & J. Kestenberg (Hrsg.). *Kinder der Opfer – Kinder der Täter. Psychoanalyse und Holocaust* (S. 292–321). Frankfurt a. M.: Fischer

Oliner, M. M. (1997). *Das ungelöste Rätsel Trauma.* In *Psyche – Z Psychoanal,* 53, 1115–1135.

Quindeau, I. (1995). *Trauma und Geschichte.* Frankfurt a. M.: Brandes & Apsel.

Teckentrup, G. (1998). Transgeneratives Trauma und Rebellion. In A. Schlösser & K. Höhfeld (Hrsg). *Trauma und Konflikt* (S. 421–435). Gießen: Psychosozial.

Teckentrup, G. (2008). Sexualisierung und Sexualität in der weiblichen Adoleszenz. In A. Springer, K. Münch & D. Munz (Hrsg). *Sexualitäten* (S. 291–308). Gießen: Psychosozial.

Teckentrup, G. (2010): *Konversion und Trauma – Wenn der Körper die Seele entlastet.* In P. Dieckhoff (Hrsg). *Kinderflüchtlinge, Theoretische Grundlagen und berufliches Handeln* (S. 97–113). Wiesbaden: VS Verlag.

Teckentrup, G. (2023). *Frauen in der 68er Bewegung. Psychoanalytische Perspektiven auf einen Generationenkonflikt.* Bielefeld: Transcript.

Walter, J. (1998). *Psychotherapeutische Arbeit mit Flüchtlingskindern und ihren Familien.* In M. Endres & G. Biermann. *Traumatisierung in Kindheit und Jugend* (S. 59–77). München/Basel: Ernst Reinhardt.

Erwin Sturm

Behandlung in sieben Stunden?
Gedanken zu analytischen Gesprächen mit einem jungen Geflüchteten

Einführung

Dieser Beitrag entstand aus der praktisch-klinischen Beschäftigung mit Geflüchteten, die sich meist auf Anraten und mit Unterstützung professioneller und/oder ehrenamtlicher Helfender zu analytischen Erstgesprächen an die Ambulanz des Frankfurter Psychoanalytischen Instituts (FPI) wenden.

Schon in früherer Zeit gab es am FPI eine Tradition der Arbeit mit Migrant*innen, die sich in einer »International Clinic« zusammenfand und organisierte. Sie wurde zumeist von Migrant*innen getragen, die Therapien in ihrer Heimatsprache durchführten und zugleich Psychoanalytiker*innen am FPI waren.

Diese Tradition wurde im Zuge der großen Zahl von Geflüchteten, insbesondere aus Syrien und Afghanistan, aber auch afrikanischen Ländern, die im Sommer 2015 nach Deutschland kamen, wieder aufgenommen. Unser Interesse, Wunsch und Ziel war und ist, für diese Geflüchteten ein nachhaltiges und robustes Angebot für die psychotherapeutische Versorgung bereitzustellen. Insbesondere liegt uns daran, Kompetenzen bzgl. des Rahmens, etwa der Finanzierung der Behandlungen und der Dolmetscherkosten, zu entwickeln. Hinzu kommen die spezifischen Schwierigkeiten der Behandlungen selbst mit psychisch schwerst Belasteten, die z. T. noch ohne gesicherten Aufenthaltsstatus und größtenteils ohne deutsche Sprachkenntnisse sind.

Dieser Prozess des Kompetenzerwerbs ist, wie alles Lernen, ein mühsamer und verlangt, lieb gewordene und für das analytische Arbeiten in der Regel notwendige Prinzipien, ja Grundvoraussetzungen, etwa von Zurückhaltung, Abstinenz, Ausfallhonorarregelungen, Sicherheit der Finanzierung etc., z. T. zu überdenken oder zeitweise auszusetzen. In dem so sicher finanzierten System der psychotherapeutischen Versorgung in Deutschland kann man dieses Engagement auch als eine teilweise ehrenamtliche Tätigkeit sehen, mit der wir unseren spezifischen

Beitrag zur Hilfe für die bei uns Schutz suchenden Menschen leisten. Es ist gelungen, viele Mitarbeiter*innen unserer Ambulanz, sowohl erfahrene Niedergelassene als auch Kandidat*innen der Ausbildungen zu gewinnen, die diese Arbeit kontinuierlich tragen.

Alle entsprechenden Untersuchungen (vgl. etwa Schellong et al., 2016, wo auch eine Vielzahl weiterer Arbeiten zitiert werden) zeigen, dass ein erheblicher Prozentsatz der in Deutschland eintreffenden Migrant*innen aus Kriegs- oder Bürgerkriegsgebieten die seelischen Verarbeitungskapazitäten weit überfordernde Erfahrungen hinter sich haben und unter mehr oder minder ausgeprägten Traumafolgestörungen leiden (zur Entwicklung der Traumatheorie in der Psychoanalyse, vgl. Bohleber, 2012, zu Theorie und Behandlung traumatischer Störungen, Fischer & Riedesser, 2009). Dazu gehören Flashbacks, psychosomatische und konversive Symptome, Alpträume, denen häufig durch Schlafvermeidung und in der Folge Schlafstörungen zu entkommen versucht wird, süchtiges Verhalten, schwere depressive Rückzüge und Angstzustände.

Dies alles ist in den meisten Fällen noch nicht Grund für eine therapeutische Konsultation. Ein solcher ergibt sich erst, wenn sich das Verhalten der Betroffenen in für die Betreuenden wahrnehmbarer Weise so ändert, dass sie deswegen in Sorge geraten. Insbesondere da die meisten Betroffenen aus Kulturen stammen, die keine Tradition psychotherapeutischer Behandlung kennen, werden solche nur mit direkter Aufforderung und konkreter Unterstützung durch für die Betroffenen einigermaßen vertrauenswürdige Betreuer*innen aufgesucht.

Thema meines Beitrags ist die analytische Erstkonsultation bzw. die ersten Gespräche mit Geflüchteten, die sich seit kurzer Zeit in Deutschland befinden. Manche dieser Gespräche münden in längeren Therapien, viele jedoch nicht. Sie lassen sich »in diesem Kontext als eine Intervention auffassen, die Selbstbestimmtheit und inneres Wachstum unterstützen kann, mit anderen Worten, die Entwicklung von Resilienz« (Varvin, 2016, S. 834).[1]

Diese ersten Gespräche können außerordentlich intensiv sein, sie konfrontieren die Behandelnden mit einer Vielzahl eigener, aus anderen Behandlungen nicht so vertrauten Affektzuständen und Phantasien, häufig auch der Notwendigkeit, in unterschiedlichen Weisen handelnd in die realen Bezüge der Geflüchteten einzugreifen. Damit verlässt der/die (im üblichen analytischen

1 »Resilienz (von lateinisch resilire = ›zurückspringen‹, ›abprallen‹) oder psychische Widerstandsfähigkeit ist die Fähigkeit, Krisen zu bewältigen und sie durch Rückgriff auf persönliche und sozial vermittelte Ressourcen als Anlass für Entwicklungen zu nutzen […]. Das Gegenteil von Resilienz ist Verwundbarkeit (Vulnerabilität).« (Wikipedia) Resilienztheorien sind erst in jüngerer Zeit im Forschungsdiskurs präsent (vgl. z. B. Alayarian, 2015).

Setting beheimatete) Behandler*in selbst den ihr/ihm vertrauten Rahmen, bewegt sich ein Stück weit in der Fremde – auch dies führt zu Affekten, die mit denen der Geflüchteten korrespondieren können: Schuldgefühle der analytischen (Heimat-)Theorie gegenüber, das Gefühl, damit nicht mehr zur Community zu gehören, Scham und Angst, mit der eigenen Haltung angegriffen oder beschämt zu werden, immer auch der Zweifel, ob der eingeschlagene Weg der richtige ist, zu einem (rettenden) Ziel führt oder etwa zu (analytischem) Scheitern und Tod. Der vertrauensvollen Auseinandersetzung im Kolleg*innenkreis kommt in dieser, immer wieder höchst verunsichernden Situation eine für das (analytische) Überleben existenzielle Funktion zu.

Aspekte dieser Schwierigkeiten und Fallstricke werden anhand eines konkreten Falles nachgezeichnet. Es sollte deutlich werden, wie sich analytische Funktionen (etwa Empathie, Holding, Containing, Klarifikation, Konfrontation, Deutung) in diesem Setting erfolgreich anwenden lassen – und inwieweit genau sie zur Stärkung von Resilienz und Progression, mithin zu einem Wiedergewinnen innerer und äußerer Handlungsfähigkeit im real möglichen Rahmen bei Geflüchteten beitragen.

Fallbericht[2]

Vorgestellt werden die sieben Gespräche mit einem jungen syrischen Geflüchteten, Herrn D., die ich ab Mai 2016 bis zu den Sommerferien Ende Juli führte.

Herr D. war im Herbst 2015 über Griechenland, Mazedonien, Ungarn und Österreich nach Deutschland gekommen und in einem Ort nördlich von Frankfurt untergebracht. Er war den Betreuerinnen vor Ort durch seine angenehme, engagierte Art aufgefallen. Er hatte eine Musikgruppe für die Flüchtlinge organisiert, sich in der Fahrradwerkstatt engagiert, stellte sich, da er gut Englisch spricht, als Übersetzer für Landsleute zur Verfügung, half bei der Renovierung des Sozialzentrums etc.

Dann hatte er sich aber plötzlich und scheinbar ohne Grund zurückgezogen, hatte die Tätigkeiten abgebrochen und war für die Sozialarbeiterin kaum mehr erreichbar. Diese wandte sich sehr beunruhigt an die Ambulanz des FPI. Wir boten kurzfristig einen Termin an.

2 Die Person sowie deren persönliche Daten und Kontexte in diesem Fallbericht sind nach nationalen und internationalen Standards und Vereinbarungen für wissenschaftliche Fachpublikationen vom Autor anonymisiert worden. Der Autor versichert, dass kein Interessenkonflikt mit Dritten besteht.

Aufgrund der sozialen und sprachlichen Kompetenz von Herrn D. handelte es sich um eine eher »einfache« Situation: Er konnte alleine in die Ambulanz kommen, und er sprach Englisch, was mir die direkte Verständigung ermöglichte.

Erste Sitzung

Ich sah Herrn D. Anfang Mai zum ersten Mal und war völlig überrascht: Ein sehr hübscher junger Mann, lebendig, freundlich und angenehm im Umgangston; in mir entstand die Phantasie eines Jugendlichen, der im Sommer an einem Brunnen sitzt und Gitarre spielt, umschwärmt von jungen Frauen. Und so erzählte er auch, frei, scheinbar ohne Leidensdruck, wie ein Plaudern in einer lauen Sommernacht. Ich war in gewisser Weise überwältigt, hörte zwar die grausamen Inhalte seiner Erzählung, aber ohne dass ich ihnen emotional eine Bedeutung geben konnte. Mal fragte ich nach, mal erzählte er, ich war zunehmend verwirrt, konnte die Diskrepanz zwischen emotionalem Erleben und dem Inhalt nicht begreifen. Am ehesten war es, als würde ein Märchenerzähler Geschichten aus 1001 Nacht erzählen, Märchen eben, nur erzählte er von seiner eigenen Geschichte.

Nur am Rande nahm ich auf, dass sich in meinem Erleben etwas wiederholte, von dem er von mehreren Stationen seines Lebens berichtete – auch von der gerade aktuellen in Deutschland.

Herr D. ist jüngster von drei Söhnen, seine Mutter sei so glücklich über ihn und ihre Beziehung immer sehr eng gewesen. Mit den Brüdern habe es oft Streit gegeben, der Vater sei selten da gewesen. Sein Abitur sei schlecht gewesen, darum habe er nicht direkt einen Studienplatz bekommen und habe zunächst in die syrische Armee eintreten müssen. Der Bürgerkrieg hatte gerade begonnen, sei aber doch weit weg gewesen, in Damaskus habe er davon nichts gemerkt. Und alle jungen Männer mussten eine Zeit zum Militär. Er habe in Damaskus gelebt, sei halb Christ und halb Druse,[3] in dem Viertel von Damaskus hätten ausschließlich Christen und Drusen gelebt, das sei damals kein Problem gewesen. Sein Vater war Geschäftsmann, es ging ihnen gut.

Seine Einheit sei direkt an die Front gekommen, er sei von den Kämpfern der freien syrischen Armee und des IS gefangen genommen worden. Ihm sei die Flucht gelungen. Dann sei er wieder zur Armee und in den Krieg geschickt worden. Er sei wieder gefangen genommen worden. Seine Kameraden seien umgebracht

3 Die Drusen sind im 11. Jahrhundert als Abspaltung des Islam entstanden und gelten als eigenständige Religionsgemeinschaft. In den meisten Fällen verhalten sie sich loyal zum staatlichen Regime, so in Syrien zu dem von Assad. Sie sind für die jeweiligen Machthaber auch häufig im Militärdienst tätig (vgl. Wikipedia, https://de.wikipedia.org/wiki/Drusen, und: Peters, Spiegel-online vom 9.11.2017).

worden, er habe zusehen müssen, er zeigt mit der Hand das Durchschneiden der Kehle. Sein bester Freund sei dabeigewesen. Aber er sei verschont worden, weil einer der Kämpfer der Rebellen ihn gekannt habe. Er sei »ein guter Mensch, kein Assad-Treuer«, habe dieser gesagt. Er sei dann freigelassen worden, aber ihm wurde gesagt, wenn er wieder zur Armee gehe, werde er umgebracht.[4]

Die im freundlich-verbindlichen Plauderton erzählte Geschichte, er lächelt dabei, und es scheint authentisch, hinterlässt mich mit überwältigenden, überflutenden Bildern. Der Finger, den Herr D. über seine Kehle zieht, lässt in mir Bilder von Menschen aufblitzen, denen die Kehle durchgeschnitten wird; in staubiger Kriegslandschaft mit halb zerstörten Häusern, liegen sie in einer Reihe auf dem Boden, knien und erwarten das Ende. Ich weiß nicht genau, wie viele Details er erzählt hat, von der Angst in vergitterten Kellern, wie sie mit verändertem Frontverlauf in neue Quartiere gebracht wurden, von Wassermangel, fehlender Nahrung und Gewalt. Vielleicht sind es auch Bilder, die über die Fernsehbildschirme flimmerten, die sich in das kollektive Gedächtnis und in meines eingebrannt hatten. Er aber erzählt das alles scheinbar ungerührt, freundlich lächelnd. Ich werde die Bilder tagelang nicht los, auch beim Schreiben sind sie sofort wieder da – inzwischen ein wenig blasser.

Herr D. erzählt weiter, dass er mit dem Pass seines Bruders in den Libanon geflohen sei, wo er Verwandte habe. Er wollte studieren, habe aber schnell gemerkt, dass der syrische Geheimdienst dort präsent war und Kommilitonen verschwanden, offenbar nach Syrien verschleppt. In Syrien wäre er als Deserteur hingerichtet worden.

Daraufhin sei er in die Türkei geflohen. Dort schien alles in Ordnung, er habe Arbeit in einer Fabrik gefunden, alle seien freundlich gewesen, bis aufgefallen sei, dass er nicht beten würde wie die anderen. Er sei wegen seines nicht muslimischen Glaubens immer mehr angefeindet worden. Es sei so schrecklich gewesen, er habe keinen Ausweg mehr gewusst und sich umbringen wollen. Dann habe er gehört, dass es möglich sei, nach Deutschland zu gehen. Er habe sich auf den Weg gemacht und es habe geklappt.

Auch seine Freundin sei hier, diese habe er schon in Damaskus kennengelernt, jetzt wohnten sie zusammen in einer Wohnung mit einer muslimischen Familie.

Hier in Deutschland sei zunächst alles gut gewesen, er sei ein freundlicher Mensch, würde gerne helfen, aber er könne nicht mehr. Er werde von Muslimen angefeindet. Diese würden erzählen, wie viele Soldaten sie umgebracht hätten,

4 Beim nachträglichen Lesen des Textes wirkt dieser Absatz gehetzt: Da bin ich immer noch auf der Flucht, ganz im Gegensatz zu dem, wie ich den im nächsten Absatz beschriebenen Ton des Patienten erlebe.

würden sich damit brüsten und ihm sagen, dass er den falschen Glauben hätte. Und wenn er am Abend auf der Straße sei, würde er nur solche Männer sehen, würde so einen Hass auf sie entwickeln. Und direkt an mich gerichtet: Wir sollten aufpassen. Ganz Deutschland würde von ihnen überflutet. Bald würden sie auch hier einen Glaubenskrieg anfangen.

Das alles erzählt er mit strahlenden Augen, angenehmer weicher Stimme, manchmal nicht ganz korrektem Englisch, aber nicht etwa um Worte ringend oder belastet scheinend.

Damit ist die Stunde beinahe um. Wir vereinbaren einen neuen Termin, er wolle sehr gerne wiederkommen, sagt er. Ich bleibe mit dem Gefühl zurück, überhaupt nichts zu verstehen, nicht zu wissen, wie ich ihm helfen kann, mich zu fragen, ob das alles ein Traum sei oder Wirklichkeit.

Ich versuche, mich auf den sichereren Boden analytischen Verständnisses zurückzuziehen. Noch am deutlichsten merke ich die Wiederholung der Szene: Am Anfang ist alles gut – beginnend mit der Geburt, aber dann wird es immer wieder schwierig, bis es scheinbar aussichtslos ist, dann gibt es eine Flucht und es fängt von Neuem an. Ich denke, dass der Ort, wo er jetzt ist, der letzte Fluchtort war. Jetzt gibt es keinen Ort mehr, wo er hinlaufen könnte, »ganz Deutschland wird von Muslimen überflutet«, sagt er. Daraus ergibt sich die Depression. Und latent ist die Bedrohung groß: In der Türkei, bevor er von der Fluchtmöglichkeit nach Deutschland gehört hatte, habe er sich umbringen wollen. Keinen Ausweg haben, ist, zumindest in der Phantasie, mit Tod verknüpft.

Deutlich mehr an der Oberfläche sind aber Gedanken und Affekte, die ich nur am Rande wahrnehme, derer ich mich schäme und sie deswegen nicht haben will: Ich entwickle Neidgefühle auf ihn, den jungen, schönen, lebendigen und kreativen Mann, der Musik macht und insbesondere Zeit und das Leben noch vor sich hat, während ich älter werde und mit wenig Freiraum Tag für Tag viele Stunden arbeiten muss. Zwar sind mir solche Gedanken nicht fremd, die Intensität des zugehörigen Affekts aber schon: Ich denke, ich bin projektiv identifiziert mit neidischen älteren Brüdern, vielleicht auch mit dem Vater und mit seinen Schuldgefühlen, weil er das von der Mutter bevorzugte Kind, vielleicht auch Partnerersatz war. Und ich denke, wenn das mir schon in diesem kurzen Gespräch so intensiv widerfährt, dann ist es sehr wahrscheinlich, dass er in anderen Bezügen Feindseligkeit von Männern auf sich zieht. Aber das ist nur ein Exkurs am Rande, verknüpft mit zu haltenden Affekten, die in den weiteren Gesprächen (bewusst) keine Relevanz mehr gewinnen werden. Schließlich denke ich auch irgendwo darüber nach, dass der Neid und die Beschäftigung damit eine Abwehrfunktion haben: Mit dem Grauen, von dem er erzählt, muss ich mich so nicht beschäftigen.

Wichtiger ist, dass schon im ersten Gespräch mit mir das geschieht, was die sich wiederholende Szene des Berichts von Herrn D. beinhaltet: Beim Gesprächsbeginn wirkt alles gut, ein so sympathischer, junger Mann, dass ich eine Adoptionsphantasie habe, am Ende fühle ich mich unfähig, habe Angst vor dem nächsten Gespräch, möchte eigentlich nichts mehr mit ihm zu tun haben und auch nicht mit den in mir unwillkürlich auftauchenden unerträglichen Bildern. Ich bleibe von ihm innerlich besetzt, denke intensiv über ihn nach, möchte aber nicht erzählen und kann dem auch ausweichen, der Alltag ist voll genug.

Zweite Sitzung

Der Mensch, der mir in der zweiten Sitzung gegenübersitzt, ist ein völlig anderer. Er ist zusammengesunken, spricht von körperlichen Beschwerden, von Halsschmerzen, er trägt auch ein Tuch um den Hals, seine Mimik ist starr, die Stimme tonlos, sein Englisch schlecht. Seine Persönlichkeit sei verändert, er könne nicht mehr wie früher, fühle nichts mehr, sagt er. Die mörderische Brutalität der muslimischen Kämpfer wird deutlich, seine Angst, im Libanon gefasst zu werden von Assads Geheimdienst und als Deserteur hingerichtet, die Angst auf der Flucht, die Angst vor Muslimen hier. Nicht hinausgehen zu wollen; auch im Theaterprojekt und im Sportstudio seien Muslime, sagt er, er hasse sie alle, aber das könne er nicht zeigen. Seine Mutter sage: »You should crush them«, er macht eine Bewegung, als wolle er sich prügeln, dann sinkt er wieder zusammen. Seine Ohnmacht ist direkt und unerträglich spürbar.

Ich erlebe mich auch als sprach- und hilflos, nehme das Erzählte auf, werde davon eingenommen, reagiere auf die Depression und unterdrückte Aggression mit den gleichen Affekten: Ich fühle mich gelähmt, kann kaum denken, es ist wie ein Brei. Das für mich Sicht- bzw. Spürbarste in der Situation ist, dass ich kaum mehr Englisch sprechen kann. Ich stottere, habe Wortfindungsschwierigkeiten. Ich sehne das Stundenende herbei und biete einen neuen Termin an.

Dritte Sitzung

Ich habe Angst im Vorfeld. Wird er nach dem für mich katastrophalen zweiten Gespräch wiederkommen? Geht das so weiter? Ich finde es unerträglich und zugleich erscheint es mir irgendwie sinnvoll. Wo sonst kann er sich mit all diesen Affekten zeigen, also den inneren Zustand nicht nur durch depressiven Rückzug agieren?

Er kommt gut strukturiert, und es ergibt sich ein intensives, teils sachliches, teils empathisches Gespräch über seine aktuelle Situation: Er weiß noch nicht, wann er sein Interview für die Anerkennung als Asylsuchender in G. haben wird. Andere, die nach ihm angekommen sind, hatten das Gespräch schon. Es ist völlig unsicher, wann er das Gespräch haben wird. Es ist wie eine Gefangenschaft, und in mir entsteht das Bild, dass er seine Hinrichtung erwartet. Er hat insbesondere Angst vor den muslimischen Dolmetschern. Er glaubt, sie würden nur übersetzen, was ihnen passt, und wenn sie hören, dass er Christ und Druse ist, wären sie ihm feindlich gesonnen.

Seine Stimmung kippt. Es ist offensichtlich, dass er sich in Bezug auf die bevorstehende Anhörung im Griff des erlittenen Traumas (vgl. den bei Fernando, 2012, beschriebenen »Zeroprozess«) befindet. Seine Befürchtungen klingen paranoid, fast psychosenah, die Überzeugung der Feindseligkeit der Muslime ist nicht in Frage zu stellen. Ich werde sehr besorgt, wie er in einer solchen Verfassung die Anhörung bestreiten könne.

Deutlich ist, dass ich ihn in dieser Verfassung nicht oberflächlich beruhigen kann. Das wäre, als würde man einem im Gefängnis des IS Befindlichen sagen, das sei doch nicht so schlimm, die meinen es nicht so böse, während man zugleich zusieht, wie die Kameraden ermordet werden. Ich überlege historisierende Deutungen, die etwas von den vergangenen Bildern aufnehmen und seine affektive Nähe zu diesen, während es heute doch anders ist. Aber ich merke, dass ich so eine Deutung nicht überzeugt aussprechen kann, dass sie zumindest ebenso meiner Beruhigung auf sicherem analytischem Territorium dienen würde wie seiner. Ich nehme die Hilflosigkeit angesichts der unberechenbaren Autorität also eher auf, relativiere sie nicht.

Wir sprechen dann davon, dass er vielleicht auch Englisch reden könne, dass er auch um einen englisch sprechenden Dolmetscher bitten könne, dass er seine Angst vor Muslimen vielleicht auch benennen könne. Ich frage, wie das mit seiner Freundin sei. Er sagt, sie sei Drusin, sei aber auch mit vielen Muslimen befreundet. Sie sage ihm auch, dass nicht alle so seien. Sie habe vor der Anhörung in G. keine Angst.

Dann wechselt Herr D. das Thema: Ein Problem sei für ihn auch die Wohnsituation – er müsse mit einer muslimischen Frau das Bad und die Küche teilen. Das sei völlig unmöglich. Auch da wisse er nicht weiter – aber wir besprechen, dass das auch insbesondere seine Schwierigkeit sei, auch da sei seine Freundin lockerer. Er erzählt auch, dass in seiner Kultur Psychotherapie etwas völlig Abwegiges sei. Nur Verrückte würden so etwas machen, und die würden gleich im Krankenhaus behalten. Es deutet sich an, dass auch das Zusammenleben mit der Freundin etwas in seiner Kultur völlig Verbotenes ist und vor beiden Familien geheimgehalten werden muss.

Er ist damit einverstanden, dass ich mit seinen Betreuer*innen Kontakt aufnehme, um herauszufinden, ob ich etwas tun kann, was ihm in seiner realen Situation helfen, etwa den Anhörungstermin positiv beeinflussen kann, etwa ein Arztbrief. Wir besprechen, dass es ihm in dem Kontakt mit Muslimen und in dem Wechsel zwischen großer Hoffnung und völliger Verzweiflung doch anders gehe als den meisten anderen Geflüchteten und dass wir in einer Psychotherapie vielleicht herausfinden könnten, warum das so sei. Er sagt sofort, er wolle das versuchen, und wir vereinbaren einen weiteren Termin. Ich bleibe mit einem schalen Gefühl zurück. Ich denke, er hat sich in der Zustimmung nur angepasst, ich habe kein Gefühl, ob er wiederkommt, denke, ich habe da etwas Therapeutisches gesagt, womit er erst mal nichts anfangen kann. In der unerträglichen Verfassung von Hilflosigkeit und Bedrohlichkeit, die ich mit ihm erlebt hatte, habe ich mich auf sicheren Boden zurückgezogen. Vielleicht hat er dem zugestimmt, weil es ihm wie ein neuer möglicher Fluchtpunkt erscheint, vielleicht auch, weil er der Überzeugung ist, wenn er nicht freundlich zustimmt, werde ich auch zum Richter und Henker.

Eine Woche später und bis zum vierten Gespräch

Herr D. kommt nicht. Ich erlebe mich als Versager und mache zunächst das, was wir üblicherweise in solchen Situationen tun: Ich akzeptiere, dass der Patient entschieden hat, zunächst nicht mehr zu kommen, dass die drei Stunden vielleicht schon ausreichend sind, und fülle die Akte aus.

Aber er beschäftigt mich innerlich weiter. Ich bleibe aufgewühlt, Bilder von dem von ihm Erzählten sind zusammenhanglos in meinem Kopf.

Ich habe glücklicherweise überraschend die Gelegenheit zu einer ausführlichen Fallsupervision. Beim Bericht von Herrn D. merke ich erst, wie aufgewühlt ich bin, Tränen steigen mir auf bei den Szenen, die ich zuvor nur aufgenommen hatte, fast kann ich nicht sprechen. Ich fühle mich selbst verzweifelt, hoffnungslos, merke aber auch den Widerwillen, mich weiter mit dem Patienten zu beschäftigen, dass ich auch froh bin, dass er nicht wiedergekommen ist. Bei der Vorstellung schäme ich mich, es ist alles sehr nah. Die Verleugnung und Dissoziation der ersten Sitzung wird deutlich, die Überflutung und mein innerer Rückzug in der zweiten, die rationalisierende, die Sachlichkeit in den Vordergrund stellende Abwehr in der dritten Sitzung zum Schutz vor erneuter Überflutung. Erst in der Supervision wird mir wirklich emotional verstehbar, dass der Patient an einer voll ausgeprägten Traumafolgestörung mit schweren depressiven Rückzügen leidet.

Zudem ist Herr D. durch eine Vielzahl von Schuldkonflikten belastet: Seine Familie ist nach wie vor in Damaskus, der Bruder, mit dessen Pass er floh, ist statt seiner in der Armee, es gibt die Überlebensschuld (vgl. Niederland, 1968, 2002), weil seine Kameraden ermordet wurden und er ihnen nicht half, nicht helfen konnte, und es gibt die Schuld, dass er etwas kulturell völlig Inakzeptables tut, mit seiner Freundin zusammenzuleben und dies auch noch zu verheimlichen.

Das alles zu verstehen, dazu brauchte ich die Distanzierungshilfe durch die Gruppe. Ich werde empathisch und verstehend begleitet. Ich werde von der Stärke meiner Gefühle selbst kurz überwältigt, aber die Sitzung ist für mich sehr klärend.

Danach ist mir klar, dass ich nur aus eigener Überforderung das Nichterscheinen von Herrn D. so hingenommen hatte, dass es aber in gewisser Weise eine unterlassene Hilfeleistung ist. Was üblicherweise als professionelle Abstinenz betrachtet wird, wird zum Agieren.

Wie mit ihm vereinbart, rief ich seine Betreuerin an und fragte nach. Die sehr engagiert und kompetent wirkende Frau sagte, dass er offenbar wieder einen depressiven Einbruch gehabt habe, dann würde er sich komplett zurückziehen, aber sie wolle mit ihm Kontakt aufnehmen, ihm nahelegen, noch ein Gespräch wahrzunehmen bzw. wegen eines Termins anzurufen. Bzgl. des Anhörungstermins in G. könne man wirklich nichts machen, das sei sehr ärgerlich, aber es sei so, dass doch in absehbarer Zeit alle einen Termin haben würden. So wie sich die Sache für sie darstelle, würde er zu der Gruppe gehören, die auf alle Fälle Anspruch auf Asyl habe. Sie sicherte mir zu, sich nach dem Gespräch wieder bei mir zu melden.

Ich wartete wieder eine Woche, ohne dass ich eine Nachricht erhielt. Ich verstand es schlicht nicht. Ich rief noch einmal an, erreichte einige Tage später den Vertreter der Sozialarbeiterin. Er sagte, die Kollegin sei in Urlaub, er kenne Herrn D. aber auch, werde mit ihm sprechen und mich auf jeden Fall zurückrufen. Ich war wieder beruhigt – und wieder geschah zunächst nichts.

Das war der Punkt, an dem ich endgültig bereit war, die Akte zu schließen. Und dann tauchte Herr D. ohne Ankündigung wieder in der Ambulanz auf. Sein Betreuer habe ihm gesagt, er solle wieder vorbeikommen. Er habe gedacht, nach dem Nichterscheinen zuvor dürfe er nicht mehr kommen. Ich habe an diesem Tag keinen Termin frei, kann nur wenige Worte mit ihm wechseln und biete ihm einen zwei Wochen später an. Er sagt zu.

Fünfte Sitzung

Herr D. kommt pünktlich, freundlich und interessiert, erzählt, dass er in der Zwischenzeit eine Phase gehabt habe, in der er tagsüber geschlafen und nachts am Computer gespielt habe, dass er aber eine Musikgruppe mit Deutschen gefunden habe, bei denen er gerne sei und mit denen er auch auftreten wolle, und dass endlich der Anhörungstermin feststehe. Er wolle auch gerne weiter zu mir in Behandlung kommen – wenn ich das für sinnvoll hielte. Wir sprechen über seine Angst vor der Anhörung, dass er aber gute Chancen habe und noch einmal davon, dass er einen Dolmetscher auch ablehnen könne. Und wir vereinbaren einen neuen Termin in meiner Praxis.

Sechste Sitzung

Herr D. kommt, wie vereinbart, in meine Praxis. Die Anhörung hat inzwischen stattgefunden, die weibliche Dolmetscherin sei in Ordnung gewesen, zeitweise habe er selbst Englisch gesprochen, aber einiges verstehe er inzwischen auch auf Deutsch.

Dann erzählt er von den Flashbacks, die er habe bzw. von Bildern aus der Vergangenheit, die nachts auftauchen, dann wolle er nicht einschlafen, spiele am Computer. Drogen wolle er nicht nehmen, das machten so viele andere, um zu vergessen. Details von den Bildern erzählt er nicht, aber wir sprechen ansatzweise darüber, dass im Spiel niemand wirklich stirbt und dass man immer wieder neu anfangen kann.

Wir vereinbaren eine KZT, ich schreibe einen Brief an seine Ärztin, von der er auch die Überweisung für das FPI und in die Praxis hatte,[5] erkläre ihm das Vorgehen. Er ist einverstanden, und es scheint ihm wirklich gut damit zu gehen, dass er weiterhin kommen kann.

Siebte Sitzung

Herr D. bringt, wie vereinbart, Konsiliarbericht und Therapieantrag mit.

Wir sprechen die ganze Stunde darüber, dass die Eltern seiner Freundin jetzt auch in Deutschland sind und die beiden sie besuchen werden. Dann werde er um die Hand der Frau anhalten. Obwohl er das nicht wirklich einsehe, sei es doch wichtig, auch die Wünsche der Eltern zu achten.

Wir vereinbaren den nächsten Termin nach der Sommerpause.

Ich schreibe den Behandlungsbericht, bin guten Mutes und freue mich, ihn nach der Sommerpause wiederzusehen.

---

5 Eine Überweisung brauchte er, weil er noch nicht im GKV-System, sondern, wie in den ersten 15 Monaten nach Ankunft vorgeschrieben, über das zuständige Sozialamt versichert war. Erst nach 15 Monaten erhalten Geflüchtete eine Krankenkassenkarte, wodurch die Abrechnung vereinfacht wird.

Danach

Zum vereinbarten Termin kommt Herr D. nicht. Stattdessen ruft er an, sagt, dass es ihm leid tue, aber er sei krank und könne deswegen nicht kommen. Es gehe ihm gut, er erhalte wohl Asyl und habe die Eltern der Freundin kennengelernt. Er habe allerdings sein Handy verloren und rufe von dem seiner Freundin an.

Ich biete ihm einen neuen Termin eine Woche später an.

Er kommt nicht und über die Handynummer, von der aus er angerufen hatte, ist niemand erreichbar.

Von der Genehmigung der beantragten Psychotherapie höre ich trotz Nachfrage lange nichts. Schließlich erhalte ich eine Ablehnung mit der Begründung, Herr D. sei den notwendigen Untersuchungsterminen beim Gesundheitsamt mehrere Male ohne Angabe von Gründen fern geblieben, deswegen könnten die Kosten nicht übernommen werden.

Einige Zeit später wurde ich gebeten, einen Vortrag über die Gespräche zu halten. Kurz davor rief ich die Betreuerin noch einmal an. Das ist zwar eine Abstinenzverletzung, aber ich dachte, für den Abschluss des Vortrages könnte es wichtig sein – und auch um für ein gutes Gefühl des Abschlusses nach der so anstrengenden Arbeit bei mir zu sorgen.

Sie wusste nicht, dass Herr D. die Behandlung beendet hatte. Aber sie erzählte, dass sie ihn nur noch sehr selten und eher zufällig sehe, dass er eine dreijährige Aufenthaltsberechtigung habe und offenbar viele Ideen, wie er sein Leben gestalten wolle, mit Deutschlernen, einer Ausbildung, und dass er aktiv Freizeitbeschäftigungen nachgehe. Er habe optimistisch auf sie gewirkt.

Nachträgliche Überlegungen zur Psychodynamik in den Gesprächen

Was ist in diesen sieben Gesprächen geschehen? Handelt es sich bei diesen Gesprächen überhaupt um eine psychotherapeutische oder sogar um eine psychoanalytische Behandlung? Wie können so wenige Gespräche bei einem offenbar an schwerer Symptomatik leidenden jungen Mann hinreichend sein? Formal und nach der üblichen Klassifizierung (und Honorierung) waren es insgesamt sechs probatorische Sitzungen und zusätzlich ein kurzes Gespräch. Insgesamt war ich mit dem Patienten weit mehr als die doppelte Zeit beschäftigt, innerlich noch deutlich länger.

Im ersten Gespräch zeigt Herr D. die Seite des geliebten Kindes, es geht nicht anders, als ihm wohlgesonnen zu sein, ich begegne ihm mit professioneller Offenheit, kann die in mir ausgelöste Welle von Sympathie zwar noch erkennen, sie aber zugleich kaum mit hinreichender Distanz betrachten, will es vielleicht auch nicht, es ist ja wirklich angenehm. Ich bin in dem symbiotischen Sog gefangen, das geliebte Kind mit der geliebten Mutter und die geliebte Mutter mit dem geliebten Kind. Alles Störende ist außerhalb dieser Glocke – auch wenn er vom Schrecken spricht, ist er affektiv nicht spürbar. Auch ich will hinterher nicht sprechen, will von ihm nichts teilen, wie eine Mutter, die ihr jüngstes Lieblingskind für sich allein will. Das ist der eine Grund, nicht von ihm zu sprechen, der andere ist das unhaltbare Erschrecken vor den unvermittelten grausamen Bildern nach der Handbewegung, die das Durchschneiden der Kehlen zeigt. Die Handbewegung scheint zwar symbolisch, aber sie ist es nicht. Er spricht nicht von dem Schrecken, den grausamen Bildern, die ihn nachts nicht schlafen lassen. Die Handbewegung ist eher im Modus psychischer Äquivalenz[6] (vgl. Fonagy & Target, 2000) ausgeführt, sie symbolisiert nicht das Durchschneiden der Kehle, psychisch ist sie das Durchschneiden der Kehle. Da dies psychisch nicht ertragbar ist, bleibt das Erleben dissoziiert, ich selbst kann den in mich gelegten Schrecken nur als zusammenhanglose Bilder wahrnehmen, von denen ich genauso wie der Patient nicht sprechen möchte, weil ich den Schmerz fürchte. Zur Abwehr des unerträglichen Grauens im Äquivalenzmodus wechselte auch ich in den »Als-ob«-Modus. Zugleich bleibt die Angst vor dem Ersteren bestehen und wird zunächst auch von mir agiert: Ich spreche nicht über Herrn D., »vergesse« erst mal, dass Sprechen die einzige Möglichkeit zur Integration ist und rationalisierte es mit fehlender Zeit, meiner analytischen Erfahrung, die mir im weiteren Prozess schon helfen würde etc.

Die dargestellte Fähigkeit des Patienten, zum geliebten Kind zu werden und alles »Böse« (zu Beginn des Lebens die eifersüchtigen Brüder und den abwesenden

6 Dieser Begriff aus der Mentalisierungstheorie Fonagys beschreibt das Erleben sehr kleiner Kinder, dass das Symbolisierte und das Symbol identisch sind, in diesem Modus sind Gedanken und Handlungen identisch, Schreckliches kann nicht gedacht werden, weil es im Erleben identisch ist mit dem Ereignis. Der sich später entwickelnde Erlebensmodus des »Als ob« bezeichnet das symbolische Spiel, in welchem die äußere Realität das Innere nicht beeinflusst, nur ein Spiel ist. Erst danach beginnt das Kind zu verstehen, dass psychischer Innenraum bei verschiedenen Menschen unabhängig voneinander existiert und dass Handlungen in der Realität Ausdruck psychischer Prozesse sind und diese umgekehrt beeinflussen, also weder identisch noch unabhängig voneinander sind. In anderer Lesart entspricht der Modus psychischer Äquivalenz im Erwachsenenalter weitgehend einem psychotischen Modus (die Vorstellung, das innerlich Erlebte ist identisch mit der äußeren Realität) oder einem traumatischen: Die äußere Realität ist so mächtig, dass sie den Reizschutz des Ich durchbricht und sich als faktische, unveränderliche quasi einbrennt.

Vater) zu derealisieren, ist für ihn eine unschätzbare Ressource. So beschreibt er die Wiederholungen seines Lebens: Bei jedem Neuanfang ist er zunächst wirklich beliebt, fühlt sich wirklich wohl, bis sich das reale Fehlen der geliebten Mutter, die ihn vor allem Ungemach schützt, erkennbar wird. Dann kommen böse Brüder und feindselige Väter in Form von Lehrern, die schlechte Abiturnoten geben, Assads Geheimdienst, Muslime, die wollen, dass er betet, und das BAMF, vor dem er seine Berechtigung, Asyl zu bekommen, rechtfertigen muss, ins Spiel. Die Rebellen und IS-Kämpfer, die ihn gefangen nahmen, werden in dieser Lesart wohl eher zu mütterlichen Objekten: Er als »guter Mensch« und »Nicht-Assad-Getreuer« wird verschont, seine Kameraden(-Brüder) hingegen ermordet. Und er zeigt offenbar keine bösen Worte und Blicke; seine Fähigkeit, geliebtes Kind zu sein und zu bleiben, rettet ihm vermutlich das Leben.

Ich denke, noch ein weiterer Aspekt, den ich erst nachträglich erkannte, ist bedeutsam: Herr D. wirkt in der ersten Sitzung nicht wie ein junger Mann Anfang 20, eher wie ein 17-jähriger Jugendlicher, noch ohne Sorgen – ein Gitarrenspieler in lauer Sommernacht, unschuldig, glücklich, frei. Das beinhaltet unzweifelhaft eine Regression auf die Zeit direkt vor dem Abitur, bevor der traumatische Schrecken begann. Das ist schwer zu erkennen, weil die Differenz zwischen realem und vortraumatischem Alter so gering ist. Aber es ist wichtig, weil es mir verholfen hätte, zu erkennen, dass der Patient mir in der ersten Sitzung als einer begegnet, dem noch nichts Böses geschehen war.

In der zweiten Sitzung zeigt Herr D. das Gegenteil: ein gebrochener Mensch, alterslos geworden durch das erlebte Grauen, das sich in ihm beim Anblick muslimischer Männer wiederholt. Tatsächlich sind ja viele der anderen Geflüchteten junge Männer, die gegen Assad gekämpft haben und auch stolz darauf sind, ihre Feinde, des mörderischen Assads Anhänger, getötet zu haben. Es sind im Prinzip die, die ihn im Krieg gefangen genommen und seine Kameraden ermordet haben. Der ohnmächtige Hass wird spürbar und seine Mutter ist plötzlich keine mehr, die ihm hilft und ihn unterstützt, sondern eine, die selbst hasst und von ihm scheinbar aggressives Verhalten fordert: »You should crush them.« Nun kann er gerade das nicht, nicht nur in der Realität, sondern auch in seiner inneren Welt: Er ist nur durch den Schutz der geliebten Mutter den anderen überlegen, jetzt aber ist sie weit weg und fordert auch noch von ihm, ein »Mann« zu sein. Ebenso ist die Freundin hier keine Hilfe: Sie ist zwar seine Freundin, aber sie ist auch mit Muslimen befreundet, schützt ihn nicht unmittelbar und kann seine aggressiv-paranoiden Gedanken nicht halten und entgiften.

Aber vielleicht funktioniert das Halten (containen) in der Sitzung: Ich halte aus, versuche aufzunehmen, nicht zu argumentieren oder zu relativieren, das, denke ich, ist auch mein Auftrag. Aber ich kann mich selbst dabei nicht schützen, werde zum traumatisierten Opfer und regrediere. Ich kann kaum mehr Englisch sprechen, kaum mehr denken, insbesondere kann ich nicht mehr ernsthaft darüber nachdenken, dass ich selbst intervisorische, supervisorische oder auch einfach nur freundschaftlich-empathische Hilfe brauche. In der traumatischen Situation gibt es keine Hilfe.

In der Folge habe ich Angst, bewusst vor der Wiederholung der unangenehmen Situation in der nächsten Sitzung, unbewusst vor unendlichem, nicht symbolisiertem Grauen – die noch handhabbaren Bilder von Ermordungen sind einer lähmenden grauen Angst gewichen.

Herr D. kommt in die dritte Sitzung wiederum verändert. Er spricht zwar von (in meinem Erleben: paranoiden) Ängsten vor der Anhörung, aber er spricht strukturiert und ich nehme die progressive Abwehrbewegung dankbar auf, denke selbst rationalisierend, dass es gut ist, seine Angst zu relativieren, über konkrete Möglichkeiten, das Interview gut zu gestalten, zu sprechen, ihm Handwerkszeug zu geben, das er existenziell braucht. Den inneren Kontakt zu den ersten beiden Stunden habe ich da auch verloren und ich will ihn auch gar nicht haben – hier agiere ich meine Angst vor der traumatischen Erfahrung. Auch wenn die Arbeit der Stunde inhaltlich sinnvoll war, vollziehe ich doch die Abwehrbewegung des Patienten, ohne es da zu merken, mit.

Zugleich gebe ich aber Herrn D. den Raum, einen Aspekt seiner paranoiden Angst zu benennen: Er lebt verbotenerweise mit seiner Freundin zusammen und mit einer muslimischen Frau in der gleichen Wohnung. Damit hat er Tabus seiner Religion, seiner Kultur gebrochen, er muss eigentlich bestraft werden, das Interview wird innerlich zum Tribunal, wo er verurteilt werden muss, Hinrichtung erscheint als gerechte Strafe. Aber es ist auch die Geschichte der ödipalen Verstrickung: In unrechtmäßiger Weise das väterliche Gesetz missachtend, lebt er mit der Mutter-Freundin.[7] Das Erzählen von diesem neurotischen Konflikt entlastet ihn merklich, er kann danach die entspannteren Positionen seiner Freundin benennen und anerkennen.

Ich war dankbar, in ruhigeres Fahrwasser gekommen zu sein, in mir vertrauteres analytisches Arbeiten. Ich bespreche die Schweigepflichtentbindung gegenüber seiner Betreuerin und Möglichkeiten und Sinn weiterer Behandlung.

Als er danach nicht mehr kommt, agiere ich zunächst meinen Wunsch, mit der in mir ausgelösten Belastung nichts mehr zu tun haben zu wollen. Ich versuche zwar, ihn anzurufen, bin aber nicht böse darum, als es nicht gelingt. Ich rufe die

7 Anekdotisch mutet es dabei an, dass er als Berufswunsch davon erzählte, Optiker werden zu wollen, damit er Menschen helfen könne, besser zu sehen.

Betreuerin zunächst nicht an, denke an Abstinenz und seine freie Entscheidung, hoffe sogar, dass er sich nicht mehr meldet. Das sind allerdings sehr unangenehme, schambehaftete Gedanken, davon sage ich niemandem etwas. Und ich habe doch auch alles analytisch Notwendige und Richtige getan, denke ich. Am Ende würde ich zum Verfolger, wenn ich mich weiter um Kontakt bemühe. Es gibt schon viele innere Stimmen, die einem das Falsche als richtig einreden können, wenn die Abneigung hinreichend groß ist.

Aber ich nutze die Gelegenheit zur Supervision. Die dabei entstehende Klarheit macht mich wieder denk- und handlungsfähig. Ich rufe die Betreuerin an, nicht weil ich es affektiv wünsche, aber weil meine Abneigung, den Patienten wieder zu sehen, mir jetzt spürbar ist und nicht mehr agiert werden muss.

Im Kontakt mit der Betreuerin und danach deren Stellvertreter zeigt sich die Stärke der projektiven Mechanismen, die wirksam sind, wenn schwere Traumata so nahe sind: Struktur, Beziehung, Absprachen gehen verloren, man will einfach nicht in Berührung kommen. Betreuerin und Stellvertreter, beide offensichtlich sehr professionell in den Gesprächen, sicherten mir beide ernsthaft, klar, verlässlich zu, mich nach dem Gespräch mit Herrn D. kurz zu informieren, beide hielten sich nicht daran. Aber mein Insistieren hat dazu verholfen, dass ein Gespräch stattfindet, dass Herr D., der sich vollständig zurückgezogen hat, aufgesucht und ihm nahegelegt wird, sich wieder bei mir zu melden.

Und er kommt. Obwohl ich an dem Tag keine Zeit habe, das ist auch ihm offensichtlich, kann ich ein paar Minuten mit ihm sprechen, seine Angst vor Ablehnung wegen seines Fernbleibens (und seines depressiven Rückzugs) verschwindet. Er kann erfahren, dass ich Interesse an ihm und seiner Entwicklung habe. Ich erlebe mich danach zwar als unsicher, aber doch zuversichtlich, dass er wiederkommen wird, was er dann auch tut.

M. E. ist in dieser Episode etwas geschehen, was von Autoren aus unterschiedlichen Perspektiven als entscheidend für einen »guten« Ausgang der dritten Phase einer sequenziellen Traumatisierung[8] (vgl. Keilson, 1979, 2005) benannt wird. In dieser letzten Phase ist es entscheidend, inwieweit die Umgebung ein Interesse an und Verständnis für Verhalten und Erlebensweisen der zuvor Traumatisierten zeigt und ein aktives Angebot zur Verarbeitung des zuvor Erlebten bereitstellt. Held (2014, S. 697 u. 699) spricht in diesem Zusammenhang in Anlehnung an Ornstein (1985) kurz zusammengefasst von einem »inneren sicheren Ort«, einer

8 Nach Keilson ist die erste Phase die tatsächlich traumatische Situation, das konkrete Erleben von Gewalt, Ohnmacht, Rechtlosigkeit, Trennung von den Sicherheit gebenden Objekten etc. Die zweite Phase ist die von Flucht bzw. Versteckt-Werden in einer weiterhin bedrohlichen Umgebung. Die Dritte beginnt nach der Ankunft in einer im Prinzip sicheren Umgebung.

»Bewahrung eines Kern-Selbst« mittels »strategischer Ich-Spaltung« während des Traumas und der Notwendigkeit eines »äußeren sicheren Ortes« danach. Ebenso beschreibt Varvin (2016), bezogen auf die aktuelle Situation von Geflüchteten, deren Behandlungsbedürfnisse.

Die therapeutische Arbeit erfordert zumindest in der Anfangsphase ein hinreichend aktives Verhalten, das der inneren Überzeugung des Traumatisierten, mit seiner Erfahrung und seinem Verhalten letztlich Interesselosigkeit und Ablehnung hervorzurufen, klar und für ihn verstehbar widerspricht. Dies ist in diesem Fall gelungen. In der Fallsupervision war es im Übrigen ähnlich: Sehr ambivalent und zweifelnd habe ich vorgetragen, dass ich evtl. etwas zu besprechen hätte, und es erforderte aktive Aufforderung seitens der Kolleg*innen, dass ich es auch tat.

Mit der fünften Sitzung wird Herrn D. deutlich, dass ich es mit dem Interesse an seiner Situation ernst meine, dass es auch einen guten (triangulierenden) Austausch mit seiner Betreuerin gibt, dass Zuversicht besteht und er verschiedene Handlungsoptionen hat. Dies ist natürlich vor dem Hintergrund des inzwischen feststehenden Interviewtermins zu sehen, aber das Erleben ist nicht mehr das eines ohnmächtigen Wartens auf eine bevorstehende Hinrichtung wie in der dritten Sitzung, sondern ein situationsadäquates Nachdenken über eine existenziell wichtige, aber bewältigbare Situation.

Erst mit der Anhörung zwischen der fünften und sechsten Sitzung wird für Herrn D. die Differenz zwischen der traumatischen Situation in der Gefangenschaft der Rebellen sowie der Angst vor Assads Geheimdienst im Libanon (erste sowie zweite Phase sequenzieller Traumatisierungen, Keilson, 1979) und seiner aktuellen Situation (dritte Phase) affektiv klar.

Danach kann über die psychische Entlastung von den Erinnerungen gesprochen werden, die ihm der Verzicht auf Schlaf und das suchtartige Spielen von Kampfspielen verschaffen. Ohne dass die Flashbacks aufhören, verlieren sie in dieser Phase die Relevanz: Herr D. hat wieder Zutrauen gewonnen, dass er sich an einem »sicheren Ort« befindet, wo auch Entwicklung für ihn möglich ist.

In der siebten Stunde kann schließlich ein zentrales Konfliktthema, das eher auf ödipaler Ebene angesiedelt ist, gelöst werden: Die Aussicht, um die Hand der Freundin anhalten zu können, zusammen mit der Realität, dass ihre Eltern auch nach Deutschland gelangten, lassen ihn den eigenen Wurzeln, der kulturellen Heimat, ohne massive Schuldgefühle wieder näher sein. Damit ist für ihn die innere Konfliktsituation hinreichend geklärt, um die Behandlung beenden zu können, was sich einige Monate später durch die Aussagen der Betreuerin bestätigt.

Theoretische Gedanken und Abschluss

Der obige Abschnitt sollte deutlich gemacht haben, warum es sich m. E. bei den sieben Gesprächen um eine psychoanalytische Behandlung handelt, in der Behandler und Patient eine analytische Beziehung zueinander entwickelt haben und die beendet wurde, als das zentrale Behandlungsziel, das Wiedergewinnen eines inneren Handlungsspielraums, für den Patienten erreicht war.

Mit was für einem Modell menschlichen Erlebens könnte das Geschehene und Erreichte in einfacher und praktisch nutzbarer Weise abgebildet werden? Ein solches Modell sollte auch eine Antwort auf die Frage bieten, weswegen nur eine kleine Zahl von Geflüchteten in der ersten Zeit nach ihrer Ankunft im Aufnahmeland in einer Weise dekompensiert, dass zwingend therapeutische Hilfe erforderlich ist, obgleich sehr viele Geflüchtete an Traumafolgestörungen leiden. Ich möchte im Folgenden ein solches Modell vorschlagen und zur Diskussion stellen, das die bislang von mir gemachten Erfahrungen mit der Behandlung von Geflüchteten heuristisch gut abbildet und entsprechend allgemeine Hinweise für solche Behandlungen gibt.

Man kann sich den Menschen als im Zentrum von drei Achsen stehend vorstellen:

- Die erste Achse (in einem kartesischen Koordinatensystem gedacht, die x-Achse) ist die Zeit mit den Richtungen Vergangenheit und Zukunft.
- Die zweite (y-Achse) ist die der sozialen Beziehungen mit den Richtungen private (also Familie und Freunde) und öffentliche (also zu Institutionen, im Berufsleben, zu Lehrern, zu Staatsvertretern etc.).
- Die dritte (z-Achse) hat die Richtungen Heimat, Kultur, Verbundenheit (zum Boden) und Neugierde, Autonomie, Bewegung (zum Himmel).

Im Zentrum steht der Mensch mit dem Bezug zu sich selbst. Der innere Raum besteht darin, sich selbst als auf diesen Achsen beweglich zu phantasieren, der äußere sich auf ihnen tatsächlich bewegen zu können.

In traumatischen Situationen ist die äußere Beweglichkeit so weit eingeschränkt, dass nur der Rückzug auf ein Kern-Selbst (Ornstein, 1985) das psychische und (mit Glück) das reale Überleben sichert. Gleichzeitig bieten die Einschränkungen der traumatischen Situation selbst eine äußere haltgebende Struktur. Zwischen äußerer und innerer Welt besteht in gewisser Weise Kongruenz.

Auf der Flucht (bzw. im Versteck bei den von Keilson untersuchten jüdischen Kindern), also in Phase zwei sequenzieller Traumatisierung (Keilson, 1979) gibt es zumindest die Zukunftsachse, auf der Beweglichkeit besteht: Die Flucht selbst mit der darin bestehenden Hoffnung auf eine bessere Zukunft wirkt strukturierend und ist Stütze gegen einen psychischen Zusammenbruch.

Problematisch an der Situation der in Deutschland angekommenen Geflüchteten ist in diesem Modell insbesondere, dass manche von ihnen hier die Beweglichkeit auf allen drei Achsen wieder verlieren, ohne dass eine äußere zwingende Struktur wie in der traumatischen Situation selbst Halt gibt. Dies erst führt zur Dekompensation – und erneut zum Rückzug auf ein Kern-Selbst, was äußerlich als schwere Depression erscheint. Was in einer traumatischen Situation das Überleben sicherte, ermöglicht aber in der nicht-traumatischen kein adäquates Handeln. Es entsteht dabei ein hohes Maß an Inkongruenz, was wiederum die psychische Belastung erhöht.

Dies betrifft letztlich nur wenige der Geflüchteten, auch wenn sehr viele traumatische Situationen erlebt haben und unter Flashbacks und anderen Symptomen leiden. Solange bspw. Beweglichkeit auf der Achse der privaten Beziehungen erhalten bleibt oder Vertrauen in hilfreiche Institutionen bzw. professionelle Helfer besteht (y-Achse) oder die Phantasie heimatlicher/kultureller Verbundenheit bzw. der Möglichkeit weiterer Flucht oder Interesse an Entwicklung existiert (z-Achse), kommt es zu keiner Dekompensation. In diesem Modell würden Migranten ohne traumatische Erfahrungen nicht dekompensieren, weil ihnen die Achse der Vergangenheit und ihrer Geschichte zur Verfügung steht (x-Achse).

Bei dem hier vorgestellten Geflüchteten, Herrn D., lassen sich die Erfahrungen bzw. der Zusammenbruch der Beweglichkeit auf den drei Achsen mit insgesamt sechs Richtungen paradigmatisch darstellen: Auf der z-Achse ist ihm die Heimat (in der er glücklich lebte) als Deserteur bei Todesgefahr auf unabsehbare Zeit versperrt. Und vor der Genehmigung seines Asylantrags war es ebenso die autonome Gestaltung seiner Entwicklung in Deutschland. Auf der y-Achse war das Vertrauen in die deutschen Institutionen (die von ihm als mörderisch erlebte Muslime ins Land und ihn warten lassen) ebenso wie in private Beziehungen (bei seiner neurotischen Disposition insbesondere zur plötzlich fordernden Mutter und zur ihn nicht vollkommen unterstützenden Freundin) zusammengebrochen. Schließlich war ihm der Rückblick auf die Vergangenheit (wegen der schweren traumatischen Erfahrungen) versperrt und für die Zukunft keine weitere Hoffnung auf Flucht möglich. In dieser Situation innerlicher Gefangenheit erfolgte die Dekompensation.

In den Gesprächen wurde gewissermaßen die Geschichte wiederholt, aber mit einem guten Ausgang: Im ersten Gespräch die glückliche Zeit vor der traumatischen Erfahrung, worin sich diese aber schon anbahnte, im zweiten die unmittelbar zwingende mit absoluter Ohnmacht und Grauen verknüpfte Erfahrung des Traumas selbst, in der dritten die Flucht. Danach gab es eine Krise in der Behandlung ebenso wie im Leben des Patienten vor Behandlungsbeginn. Diese konnte mit vielfacher Unterstützung gelöst werden, danach standen wieder innere und folgerichtig auch äußere Entwicklungsmöglichkeiten offen, die Beweglichkeit auf allen Achsen – bis auf die in die Vergangenheit, also ins Trauma führende – war wieder gegeben.

So beendete der Patient die Behandlung. Dass er mich als hilfreiches und ihm wichtiges Objekt erkannt und möglicherweise auch internalisiert hatte, zeigt sich m. E. an dem Anruf, den er nach der Sommerpause tätigte, um zu sagen, dass er nicht kommen werde.

Ich denke, dass die sieben Gespräche für diesen jungen Mann die richtige Behandlung zur richtigen Zeit waren. Der Analytiker war für ihn einerseits Container, der die überfordernden Affekte und Bilder aufnahm. Andererseits standen durch die intensive Beziehungsaufnahme auf unbewusster Ebene in den ersten drei Sitzungen Kräfte bereit, die trotz Krise die Wiederholung einer traumatischen dritten Phase (Keilson) verhinderten. Dies ermöglichte Herrn D. ein situationsgerechtes weiteres Verhalten und eine Stabilisierung seiner äußeren Lebensumstände. Danach war er eher an der Entwicklung in seiner Alltagssituation interessiert, nicht an einer therapeutischen Behandlung. Jetzt ist er dabei, sich in Deutschland ein neues Leben aufzubauen. Dabei wird er viel Unterstützung brauchen, aber nicht unbedingt therapeutische.

Herrn D.s Struktur, insbesondere die neurotische Vulnerabilität durch eine kaum abgegrenzte Beziehung zu mütterlichen Objekten und eine tendenzielle Feindseligkeit gegenüber väterlichen und brüderlichen (mithin eine hysterisch-neurotische Struktur), hat sich durch die Gespräche natürlich nicht verändert. Ebenso bleiben seine traumatischen Erfahrungen als Gefangener der Rebellen gegen Assad und auf der Flucht vor dessen Geheimdienst eingekapselt und unaufgelöst. Um diese zu behandeln, ist eine längerfristige (analytische) Therapie erforderlich. Aber bevor Herr D. eine solche (möglicherweise) beginnt, hat er viele äußere und innere Entwicklungsmöglichkeiten in dem Land, das ihm hoffentlich neue Heimat werden kann. Dazu vielleicht einen kleinen Teil beigetragen zu haben, ist wiederum für mich sehr befriedigend.

Und weil die Geschichte mit der ersten Sitzung wie ein Märchen in lauer Sommernacht begann, soll sie auch so enden: Die Nummer des Handys, von dem mich Herr D. zum letzten Mal angerufen hatte, das Handy seiner Freundin, hatte ich noch nicht gelöscht. Unlängst habe ich sie in der WhatsApp-Liste wiederentdeckt. Das Profilbild zeigt eine junge schöne Frau in liebevoller Umarmung mit Herrn D.

Literatur

Alayarian, A. (2015). *Handbook of Working with Children, Trauma and Resilience: An Intercultural Psychoanalytic View* (United Kingdom Council for Psychotherapy Series). London: Karnac.

Bohleber, W. (2012). Die Entwicklung der Traumatheorie in der Psychoanalyse. In W. Bohleber. *Was Psychoanalyse heute leistet: Identität und Intersubjektivität, Trauma und Therapie, Gewalt und Gesellschaft* (Kap. 4, S. 85–126). Stuttgart: Klett-Cotta.

Fernando, J. (2012). Trauma und Zeroprozess. *Psyche – Z Psychoanal, 66*, 1043–1073.

Fischer, G. & Riedesser, P. (2009 [1998]). *Lehrbuch der Psychotraumatologie* (4. Aufl.). München: Ernst Reinhardt.

Fonagy, P. & Target, M. (2000). Mit der Realität spielen. Zur Doppelgesichtigkeit psychischer Realität von Borderline-Patienten. *Psyche – Z Psychoanal, 55*, 961–995.

Held, T. (2014). Child-survivors der Naziverfolgung: was haben wir damals verstanden und was nicht? *Psyche – Z Psychoanal, 68*, 681–703.

Keilson, H. (1979). *Sequentielle Traumatisierung bei Kindern. Deskriptiv klinische und quantifizierend-statistische follow-up Untersuchung zum Schicksal der jüdischen Kriegswaisen in den Niederlanden.* Stuttgart: Enke.

Keilson, H. (2005). Entwicklung des Traumabegriffs. *Kinder- und Jugendlichen-Psychotherapie, 175*, 48(3), 293–329.

Niederland, W. G. (1968). Clinical observations on the »survivor syndrome«. *Int. J. Psychoanal., 49*, 313–315.

Niederland, W. G. (2002). *Folgen der Verfolgung: Das Überlebenden-Syndrom, Seelenmord.* Frankfurt a. M.: Suhrkamp.

Ornstein, A. (1985). Survival and recovery. *Psychoanalytic Inquiry, 5*, 99–130.

Peters, D. (9.11.2017). *Drusen in Syrien. Israels riskanter Treueschwur.* Spiegel-online. Online: http://www.spiegel.de/politik/ausland/syrien-israel-schwoert-den-drusen-die-treue-a-1177009.html.

Schellong, J., Epple, F. & Weidner, K. (2016). Psychosomatik und Psychotraumatologie bei Geflüchteten und Migranten. *Internist, 57*, 434–443.

Varvin, S. (2016). Asylsuchende und Geflüchtete: Ihre Situation und ihre Behandlungsbedürfnisse. *Psyche – Z Psychoanal, 70*, 825–855.

Rose Ahlheim / Heidemarie Eickmann

Wirkfaktoren in der Arbeit mit den Eltern[1]

Ein »Gespenst« im Kinderzimmer

»In jedem Kinderzimmer gibt es Gespenster«, so beginnt Selma Fraiberg ihre Arbeit »Ghosts in the Nursery«. »Sie sind die Besucher aus der nicht erinnerten Vergangenheit der Eltern.« (Fraiberg, 1990, S. 141) Und im günstigen Falle können sie in der Kindertherapie oder eher noch in den Elterngesprächen beim Namen genannt und ihrer Macht entkleidet werden.

Eine noch nicht 30-jährige Mutter zweier kleiner Kinder kam vorsorglich zu einem Erstgespräch, als ihr Mann mit einer tödlichen Krebserkrankung zu Hause lag. Sie war entschlossen, den Mann – den Vater ihrer Kinder – bis zu seinem Tode zu Hause zu pflegen, machte sich aber Sorgen, wie der knapp vierjährige Johann all dies überstehen werde. Um ihr Töchterchen, das eben laufen lernte, machte sie sich weniger schwere Gedanken. Sie bat die Kindertherapeutin, nach dem zu erwartenden Tod des Vaters den kleinen Johann recht bald in Therapie zu nehmen. Für sich selber hatte sie zu diesem Zeitpunkt schon für eine Psychotherapie gesorgt.

Nach dem Tod des Vaters nur wenige Wochen später machte sie einen sehr belasteten Eindruck, zumal sie nun wieder in ihre Berufsausbildung einsteigen musste. Deshalb einigte man sich, es mit nur einer Wochenstunde zu versuchen, weil sie sonst das Bringen und Abholen kaum hätte organisieren können, und die Gespräche mit ihr auf den notwendigsten Informationsaustausch zu begrenzen, denn es werde ihr alles zu viel. Der kleine Johann machte indessen den Eindruck, dass er sich tapfer mit dem Verschwinden des Vaters, mit seiner Krankheit und dem Dahinsiechen auseinanderzusetzen begann. Eine Zeit lang kotete er ein, aber er zeigte gesunde Fähigkeiten, Angst, Wut, Schuld und Trauer nach und nach zum Erleben zuzulassen und zu integrieren, und begann dann auf reizende Weise mit der Therapeutin zu flirten. Die Mutter blieb aber dabei, Johann sei allzu weinerlich,

1 Aus: Jongbloed-Schurig, U./Wolff, A. (Hrsg.). »Denn wir können die Kinder nach unserem Sinne nicht formen.« Beiträge zur Psychoanalyse des Kindes- und Jugendalters. Frankfurt a. M. 1998, Brandes & Apsel Verlag.

beginne beim kleinsten Anlass laut zu heulen, reagiere auch in der Kindergruppe mit gekränktem Rückzug, wenn ihm etwas querkomme. Sein »Gejaule« sei ihr oft unerträglich. So bat die Kindertherapeutin sie nach einem Jahr zu einer dichteren Folge von Gesprächen, um das Problem besser verstehen zu können.

Die Mutter konnte nun viel offener und beweglicher von sich erzählen.

Die Schwangerschaft habe sie zunächst in Hochstimmung versetzt, aber bald schon sei ein regelrechter Einbruch erfolgt, Angst und Depression hätten ihr zugesetzt, sie habe liegen und ihre Studienveranstaltungen abbrechen müssen. Dabei hätte sie es doch so gern besser gemacht als die eigene Mutter! Und damit war sie bei ihrer eigenen Kindheit.

Ihre Mutter nämlich, Johanns Großmutter, war nach ihrer Erinnerung ständig niedergeschlagen, nörglerisch, leidend und voller Vorwurf gewesen, seit sie – Johanns Mutter war damals 8 Jahre alt – einen behinderten Jungen zur Welt gebracht hätte. Seitdem habe sie die Mutter stützen, trösten, nach Kräften aufheitern und im Haushalt unterstützen müssen. Alles habe sich nur noch um den kleinen Bruder gedreht, der wegen einer spastischen Lähmung im Rollstuhl aufwuchs, mit einer verzerrten Mimik und einer mühsam geförderten, aber immer schwer verständlichen unartikulierten Sprache. Die junge Frau wusste inzwischen aus ihrer eigenen Therapie, wie mühsam sie Wut, Eifersucht, Hass und Beseitigungswünsche hatte abwehren müssen.

Im ersten Lebensjahr des kleinen Johann hatte, wie sie weiter berichtete, die Depressivität sich verschlimmert, die junge Frau fühlte sich vom Leben ausgeschlossen und wertlos, hatte deswegen wieder Schuldgefühle und dachte, nun müsse ihr Kind Schaden nehmen. »Mein armes Kind«, das war ihr ständiger Gedanke. Und noch heute, so sagte sie, denke sie bei jedem kleinen Alltagszwischenfall: »Mein armes Kind!«

Der Gedanke lag nahe, dass ihr kleiner Johann, das »arme Kind«, in den Schatten des behinderten Bruders geraten war. Insbesondere wenn er sein Gesicht zum »Heulen« verzog und sein »Gejaule« anstimmte, wurden die Erinnerungen wach und mit ihnen die ehemals verpönten aggressiven Regungen. »Mein armes Kind«, dachte sie, und es schwang dabei der Unterton aus ihrer Kindheit mit »du Depp, du Klotz am Bein«, der verdrängte Hass von ehedem. Und von Beginn an war sie zudem im Zweifel gewesen, ob sie es »besser als ihre Mutter machen«, ob sie also ein gesundes Kind haben würde (oder dürfte).

Die Mutter nahm diesen Gedanken sehr nachdenklich auf. All das sei ihr nicht neu, sagte sie, es sei Thema ihrer Therapie über viele Stunden gewesen. Und doch sei etwas eben erst »angekommen«. Es hatte, wie sie sagte, jetzt eben »Klick gemacht«.

In der Folge berichtete sie, dass Johann nicht mehr häufiger weinte als andere Jungen seines Alters auch. In der Kindergruppe zeigte er sich, so fand sie, selbstbewusster und mutiger, mit der kleinen Schwester setzte er sich endlich entschlossen auseinander, er widersprach öfter, statt gleich loszuheulen. Und wenn er doch einmal weinte, so hatte ihre Gereiztheit nachgelassen, und er war durchaus nicht mehr ein »armes Kind« für sie.

Diese Mutter hatte in ihrer eigenen Therapie viel erarbeitet. Und doch bedurfte es eines eigenen Anstoßes im Rahmen der Kindertherapie, bis ihre Umstellungsbereitschaft auch in der Beziehung zu Johann zum Tragen kam. Welche Dynamik macht es möglich, dass in unserer Arbeit mit den Eltern »etwas ankommt« und »Klick macht«, das in einem anderen Rahmen diese Wirkung nicht hat? Mit anderen Worten: Wo liegen unsere spezifischen Chancen, wo setzt unsere Arbeit an? Denn die Beobachtung, dass der Erkenntniszuwachs und die strukturellen Veränderungen aus einer eigenen Therapie oder Analyse der Eltern nicht unmittelbar zu Veränderungen in der Beziehung zum Kind führen, ist nicht neu. Die Dynamik in der »begleitenden Psychotherapie der Beziehungspersonen« muss ihre eigenen Merkmale haben.

Vermeidung von Regression

Eine Besonderheit ist sicher das Prinzip, die Eltern als Erwachsene, verantwortungsvoll Handelnde anzusprechen und Regression nicht zu ermutigen. Die eigene Therapie von Johanns Mutter, um bei ihrem Beispiel zu bleiben, hatte ihren Bruderhass ans Licht gebracht. Sie hatte die junge Frau darin bestätigt, dass ihre negativen Gefühle zu ihrer Kindheit gehören und nicht wegzuleugnen sind, dass Wut und Eifersucht ihre Berechtigung hatten, dass ein Kind in dieser Lage so fühlen darf. Im Elterngespräch dagegen war das kleine Mädchen mit dem spastischen Bruder aus der Entfernung zu sehen, aus der erwachsenen Perspektive mit dem Kontext: »Es ist nicht Johann.« Und: »Ich bin Mutter und nicht Schwester.«

Die Erfahrung ist verbreitet, dass die eigene Analyse der Eltern wohl die Sensibilität für bisher ungefühlte Emotionen schärft, aber die elterliche Position nicht unbedingt stärkt. Das passagere Wiederaufleben von kindlichen und unangepassten Wünschen scheint eher den Wunsch zu bestärken, Kind zu sein, statt Kinder zu haben.

Will man demgegenüber genauer ergründen, was in der Elternarbeit die elterliche Position stärken kann, so ist zunächst zu betrachten, was sich zwischen Eltern und Kindern ereignet. Denn in diesem Beziehungsfeld nimmt die Kindertherapeutin ihren Platz ein und versucht, verändernd in dessen Dynamik einzugreifen.

Elternschaft als Entwicklungsprozess

Immer noch kann Benedeks Arbeit »Elternschaft als Entwicklungsphase« (Benedek, 1960) als Grundlage für alle weiteren Überlegungen zum Thema gelten. Eltern zu werden, so präzisierte Benedek in einer späteren Arbeit, bedeute in einen Entwicklungsprozess einzutreten, der indessen nicht im Sinne einer »Entwicklungsphase« auf bestimmte Veränderungen hinauslaufe und zu einem neuen Strukturniveau führe und der niemals ganz abgeschlossen sei (vgl. Anthony et al., 1970, bes. S. 599ff.). Kindertherapeuten sind es gewohnt, nach den elterlichen Konflikten und Schwachstellen Ausschau zu halten, die das Kind in irgendeiner Weise in seiner Entwicklung irritiert und schließlich in Therapie geführt haben. Umgekehrt aber sind auch die Eltern Einflüssen und Anforderungen von Seiten ihres Kindes ausgesetzt, die in ihnen selber zu Veränderungen, Verschiebungen, Modifikationen im Selbstbild und in der Über-Ich-Struktur führen, zu Reifungsprozessen oder zur Neuauflage alter Konflikte. Die Identifizierung mit dem Kind in seinem gerade erreichten Entwicklungszustand, mit seinen Affekten, seinen Möglichkeiten, seinen Wünschen und Ängsten weckt in den Eltern die Erinnerungsspuren und Internalisierungen aus eben jener Zeit. Unvermeidlich rührt diese notwendige regressive Bewegung, die zum Einfühlen und Verstehen des Kindes unentbehrlich ist, auch an abgewehrte Konflikte und weckt sie zu neuem Leben. Der Umgang mit dem Kind ist zugleich ein Umgang mit den kindlichen Anteilen in Vater oder Mutter selbst, und er kann zu neuen, reiferen, geglückteren Lösungsformen führen.

Werfen wir einen kurzen Blick auf das, was Benedek über die orale Phase schreibt.

Ihr Augenmerk ist nicht auf das gerichtet, was im Kind geschieht. Dies – wie im Kind die gesamte Nährsituation mit allen Affekten und Körpersensationen die Grundlage seiner Selbst- und Objektrepräsentanzen bildet – ist oft dargestellt und in neuerer Zeit bis ins Einzelne untersucht worden. Könnte das Kind verbalisieren, so könnte es etwa die globale Vorstellung ausdrücken: »Ich bin gut, weil sie mich für gut hält und als gut behandelt.« Oder, im Falle einer gestörten Beziehung: »Ich bin schlecht, weil sie schlecht zu mir ist und mich als schlecht behandelt.« Die Mutter aber, um die es hier geht, erfährt ebenfalls innere Veränderungen. Sie introjiziert die Erfahrung der Mutterschaft und reaktiviert zugleich ihre eigenen oralen Konflikte. Gedeiht das Kind, so könnte die neu konstellierte Vorstellung heißen: »Ich bin eine gute Mutter, weil mein Kind gut gedeiht, also ist es auch ein gutes Kind, so wie ich ein gutes Kind war und meine Mutter gut war.« Tritt aber eine Störung auf – sei es von innen oder auch von außen – und erscheint das Kind ihr als unzufrieden, so kann der negative Kreislauf in Gang gesetzt werden: »Ich habe ein unzufriedenes Kind, also bin ich eine schlechte Mutter, dann ist auch mein Kind schlecht, schlecht war meine Kindheit, meine Mutter, war ich selbst.« Benedek nimmt also an, dass auch die psychischen Mechanismen, die das Kind beherrschen – in der oralen Phase die primäre, globale Identifizierung – im erwachsenen Elternteil wiederbelebt werden.

In ähnlicher Weise müssen die Eltern, wenn ihr Kind die anale Phase der magischen Omnipotenz durchlebt, aufs Neue eigene infantile Allmachtsphantasien bearbeiten und aufgeben. Sie werden aber auch die idealen Objektvorstellungen ihres Kindes auf die eine oder andere Weise internalisieren und in ihr Selbstbild aufnehmen. Später dann müssen sexuelle Impulse und wiederaufgelebte ödipale Inzestphantasien aufs Neue verdrängt und neutralisiert werden. Gelingen diese Prozesse, so lässt die Über-Ich-Strenge nach und reifes Vertrauen in die elterlichen Fähigkeiten wächst. Andernfalls aber werden Selbstzweifel und Ambivalenz regressiv geschürt.

So können auf jedem Entwicklungsniveau, an jedem Konfliktknoten die Weichen nicht nur für das Kind, sondern auch für seine Eltern neu gestellt werden. Wiederbelebte anale oder ödipale Trieb- und Beziehungskonflikte werden keine Mutter und keinen Vater unberührt lassen.

Identifikation mit der elterlichen Position

Zum genaueren Verständnis der Prozesse, die zu einem Gewinnen oder Rückgewinnen der elterlichen Position führen, sei der Frage nachgegangen, wie das elterliche Selbstbild und Selbstgefühl sich herausbildet: »Ich als Mutter«, »Ich als Vater«, »Wir als Eltern«. Die Selbstrepräsentanz mit all ihren Facetten setzt sich ja zusammen aus einer Unzahl von verinnerlichten Interaktionsszenen, die das Subjekt und die mithandelnden Personen in jeweils einer konkreten Szene mitsamt dem Kontext begleitender Affekte zeigen, sofern diese nicht der Verdrängung anheimgefallen sind. Die zahllosen Einzelbilder strukturieren und verdichten sich im Laufe des Zusammenlebens, ordnen sich zu Gestalten, bilden charakteristische Züge und Pole heraus mit einer vielschichtigen Aura von affektiven Tönungen. Dieser Prozess ist niemals ganz abgeschlossen. Und in der Kindheit bereits wird im Rollenspiel, im Bemuttern der Freunde oder kleinen Geschwister, im vorwegnehmenden Phantasieren und Probehandeln auch die mütterliche oder väterliche Dimension der Summe der Selbstrepräsentanzen hinzugefügt. Die Grundlage aber der mütterlichen und väterlichen Einstellung bilden die Identifizierungen mit den versorgenden Eltern schon seit frühester Zeit, zuallererst festgehalten als Engramme körperlicher Erfahrung. Kleine Mädchen halten und versorgen ihre Puppenbabys in ähnlicher Weise, wie sie selbst es erlebt haben, ohne es doch bewusst erinnern zu können. Väter und Mütter müssen in einem langandauernden Prozess – der mit der Phantasie, ein Kind zu haben, beginnt und der intensiviert wird durch Schwangerschaft und Geburt ihres Kindes – im ständigen Austausch mit Kind und Partner ihre väterlichen und mütterlichen Selbstrepräsentanzen aktualisieren und anpassen. In diesen Arbeitsprozess nun kann sich, wie es scheint, die Kindertherapeutin einschalten, indem sie miteingeschlossen wird in den Interaktionsprozess und für das Kind gelegentlich seine Eltern repräsentiert, für die Eltern aber repräsentiert sie ihr Kind. So kann sie den gewohnten Austausch verstehen, ein Innewerden ermöglichen, ein Korrigieren und Zurechtrücken – nicht nur auf Seiten der Erwachsenen, denn manchmal ist es ja auch das Kind, das an seinem einmal gewonnenen Elternbild mit allen affektiven Implikationen festhält.

»Jetzt habe ich mich schon so verändert«, sagt eine Mutter im Erstgespräch, »vier Jahre Therapie, aber mein Sohn behandelt mich noch immer so wie vor vier Jahren. Als wollte er es gar nicht bemerken.«

Aber gerade für die Erwachsenen bietet die Zeit der Elternschaft eine Chance, verlorene Beweglichkeit zurückzugewinnen. Dabei ist es das Kind, das den Eltern durch sein Befinden, sein Mitspiel in der Versorgung wie auch im Austausch von Gefühlen und Phantasien spiegelt, was sie für Eltern sind. In der Sprache der Selbstpsychologie könnte man sagen: Nicht nur dienen die Eltern dem Kind als Selbstobjekte, indem sie ihm ihre erwachsenen Funktionen, ihre reife psychische Struktur zur Verfügung stellen, nicht nur gebraucht das Kind diese Selbst-Objekt-Funktionen so, als wären es seine eigenen. Sondern die Eltern brauchen umgekehrt das Kind als Selbstobjekt, das ihnen spiegelt: Ihr seid gute Eltern, weil ich gut gedeihe; ihr seid starke Eltern, weil ihr mich stärken könnt.

In dieser Linie gedacht, hat die Kindertherapeutin Johanns Mutter solche Sicherheit vermittelt, denn zwischen Mutter und Sohn war die Spiegelung verzerrt. Im Spiegelbild erschien sozusagen als Doppelbild der Schatten des Bruders aus der Kindheit der Mutter. An Johanns Stelle also hat ihr die Kindertherapeutin gezeigt: Johann ist ein lebendiges, intaktes, ein vitales und lernbegieriges Kind, und schau her, du bist die Mutter eines solchen Kindes.

Kindertherapeuten stehen so gesehen im Schnittpunkt der gegenseitigen Projektionen und Identifikationen von Eltern und Kindern.

Mutter-Kind-Therapie

Besonders deutlich ist diese Konstellation in einem therapeutischen Setting in den Mittelpunkt gerückt, das darauf angelegt ist, den frühen Mutter-Kind-Dialog vor dem Entgleisen zu bewahren, der Mutter-Kind-Therapie nämlich.

Fraiberg, Adelson und Shapiro, die hier beispielhaft genannt seien, beschreiben zwei Eltern-Kind-Therapien in jungen Familien, deren Kinder im ersten Lebensjahr durch unzureichende Bemutterung schwer gefährdet schienen. Einer dieser beiden Verläufe ist in der deutschen Übersetzung von S. Fraibergs Arbeit *Ghosts in the Nursery* (1990) wiedergegeben. Das Einsteigen der Therapeutin in die Mutter-Kind-Beziehung hatte hier eine Art von Übersetzungsfunktion, weil die Mutter nicht in der Lage war, die Signale und Mitteilungen ihres Kindes zu verstehen. Die ersten Veränderungen waren möglich, indem die Therapeutin die seltenen Momente positiven Kontaktes in Worte übersetzte, die die Mutter verstand. So sagte sie, zum Kind gewandt: »Das tut dir gut, wenn Mutter dich versteht.« Oder zur Mutter: »So lächelt Jane nur Sie an, weil Sie die Mutter sind.« Mit dieser Unterstützung konnte die Mutter ihr Kind als ihr zugewandt erleben und sich selbst als eine Mutter, die ihr Kind verstehen und zum Lächeln bringen kann. Sorgfältig vermied die Therapeutin alles, was sie als »bessere Mutter« hätte erscheinen lassen können und was bei der jungen Frau das Gefühl von Entwertung und Neid hätte wecken können (auf die Bedeutung des Neides als eines Störfaktors in der Arbeit mit den Eltern werden wir weiter unten zu sprechen kommen).

Auf der Basis des wachsenden Vertrauens in die eigenen »guten« Fähigkeiten war dann die Mutter in der Lage, sich in einer schmerzhaften Erinnerungsarbeit der traumatischen eigenen Kindheit zu nähern. Die Anwesenheit des Kindes, das nun im Begriff war, zu einem »gelungenen« Kind zu werden, ermutigte und stützte das Vertrauen in ihre erwachsenen Fähigkeiten und erleichterte ihr so das Standhalten gegenüber den schrecklichen Empfindungen aus ihrer Lebensgeschichte.

Der Bericht geht dann der Frage nach, warum manche Eltern auch nach schwerster Traumatisierung in der eigenen Kindheit ihre Kinder aktiv vor dem selbst erlittenen Schmerz schützen, warum aber andere Eltern das eigene Trauma blind weitergeben, über Generationen sogar, wie unter einem Wiederholungszwang stehend. Nur wenn Eltern in der Lage sind, so ist die Folgerung aus den erfolgreichen Mutter-Kind-Therapien, den Schmerz, die Angst und Verzweiflung ihrer eigenen Kindheit erinnern zu können, nur dann können sie auch Schmerz, Angst und Verzweiflung bei ihren eigenen Kindern wahrnehmen und annehmen. Wenn aber die unerträglichen Gefühle aus dem Erleben ausgesperrt bleiben, wenn das nackte Gerüst von erinnerten Tatsachen ohne emotionale Umhüllung repräsentiert ist, dann fehlt die Möglichkeit der Einfühlung in das Kind. Die Zeit der jungen Elternschaft ist offenbar eine sensible Phase, in der mit der Unterstützung einer Eltern-Kind-Therapie eine Annäherung an die eigene traumatische Kindheitserfahrung (und damit eine veränderte Einstellung in der Elternrolle) möglich ist.

Je nach dem psychoanalytischen Konzept, in das eine solche Arbeit eingebettet ist, wird die Funktion des Therapeuten in einer Mutter-Kind-Therapie als Selbst-Objekt-Funktion, als Holding-Function oder als Containing bezeichnet werden können, als Hilfs-Ich- und Hilfs-Über-Ich-Funktion oder als Developmental Help für die Mutter und mittelbar auch für den Vater. All diese Aspekte werden sich in Ansätzen auch in der begleitenden Psychotherapie der Eltern im Rahmen der kindertherapeutischen Arbeit finden lassen.

Die Bedeutung der elterlichen Allianz

Im durchschnittlich gesunden Fall können diese Hilfestellung Vater und Mutter füreinander leisten, wenn sie miteinander eine elterliche Allianz eingegangen sind (vgl. bes. Cohen & Weissman, 1984). Ein solches Bündnis zwischen den Erwachsenen, die sich die Sorge um die Kinder teilen, kann unabhängig von der ehelichen Beziehung bestehen und kann sie im Falle einer Trennung des Paares auch überdauern. Es sichert und prägt das Selbstgefühl der Partner als »Mutter« und »Vater«, beide stärken einander in ihrem Vertrauen in ihre elterliche Kompetenz und in die Fähigkeiten des Kindes. Die gemeinsam entwickelte Vorstellung vom Kind, wie es war, wie es ist und wie es werden soll, kann für beide als Korrektiv aktueller Ängste oder Konflikte dienen. Wichtig ist, dass innerhalb des Bündnisses einer für den anderen einspringt, so dass Erschöpfung oder gelegentlicher Überdruss nicht grundlegend stören müssen. Ein Partner kann sich vom anderen bestätigt und in der elterlichen Rolle akzeptiert fühlen, so dass beiden die Identifikation mit der elterlichen Position erleichtert wird.

Auch alleinerziehende Eltern suchen oft eine solche Unterstützung bei anderen Erwachsenen. Umgekehrt gibt es genug Elternpaare, deren Allianz nicht zustande gekommen oder gestört ist. Dann wird die Arbeit darauf abzielen, dass die Eltern das elterliche Bündnis (wieder) miteinander eingehen können. Oftmals aber wird die Kindertherapeutin vorübergehend als Ersatzpartner in einer elterlichen Allianz gesehen und in Anspruch genommen werden. So ist ein oft gehörter erleichterter Stoßseufzer gerade von alleinerziehenden Müttern, wenn die Kindertherapie eben beginnt: »Mir ist eine Last von den Schultern genommen!« Das muss nicht bedeuten, dass die Therapeutin sich nun an Mutters Stelle abrackern soll. Es kann heißen, dass die Mutter sich nun nicht mehr so allein und überlastet fühlen muss, weil ein Austausch möglich geworden, für die nächste Zeit eine elterliche Allianz mit der Kindertherapeutin eingegangen worden ist.

Hier sei noch einmal an Johanns Mutter erinnert, die am Anfang dieser Überlegungen stand. Für sie war die Klärung im Gespräch mit der Kindertherapeutin wohl auch deswegen hilfreich, weil diese ihr zeitweilig die elterliche Allianz ersetzen konnte. Sie hatte den Partner verloren, der sie in ihrer Mütterlichkeit hätte bestätigen und ermutigen können, und konnte die Kindertherapeutin als Ersatz nutzen, weil sie dieser zutraute, dass sie ihr Kind kenne und schätze.

Damit ist nochmals eine Facette benannt in jenem Binnenraum zwischen Mutter, Vater und Kind, in dem sich kindertherapeutische Arbeit abspielt. Dass es sich aber nicht um einen friedlichen und idyllischen Austausch von gegenseitigen Idealisierungen handeln kann, dürfte klar sein. Denn es sind ja meistens schwere Konflikte, die den Eltern unserer Patienten das Elternsein erschweren. Johanns Mutter etwa hatte mit einem intensiven abgewehrten Hass zu kämpfen – auf den Bruder, auf seine Behinderung, auf die vorwurfsvoll leidende Mutter, auf den eigenen Vater, der sich in seine Arbeit zurückgezogen hatte, auf den Vater ihrer Kinder, der sie unwiderruflich verlassen hatte. Heftige Beseitigungswünsche waren gerade nach dem Tod ihres Mannes mit schwerem Schuldgefühl belegt.

Nun lagen im Fall des kleinen Johann und seiner Mutter die Verhältnisse besonders günstig. Die Mutter hatte bereits gute Erfahrungen in der eigenen Therapie gemacht und Vertrauen gewonnen, sie war mit der analytischen Sichtweise identifiziert. Sie konnte auch die beiden beteiligten Therapeuten unbewusst als zwei Eltern phantasieren, die sich gegenseitig akzeptierten und ergänzten, weil sie die Triangulierung bereits in ihrer psychischen Struktur fest verankert hatte. So konnte sie die Erkenntnis: »Ich kämpfe immer noch mit dem behinderten Bruder und erkenne ihn irrtümlich in Johann wieder«, zu ihrer Beruhigung nutzen und neue Zuversicht in ihre Mütterlichkeit gewinnen.

Aber eine eigene Therapie der Eltern, deren Früchte dann in der Kindertherapie geerntet und in die Scheuer eingefahren werden können, bleibt die Ausnahme. Meistens müssen die Konflikte der Eltern erst aufgespürt werden, damit verständlich wird, an welcher Stelle – um mit René Spitz zu reden – der Dialog zwischen Eltern und Kind entgleist ist.

Widerstände der Eltern

Und nicht immer hilft uns das Bemühen um Verstehen und Deuten in der Arbeit mit den Eltern weiter. Nicht selten tauchen trotz positiver Veränderungen im Kind – oder gerade deswegen – plötzlich und relativ unerwartet Probleme auf. Ein typischer Verlauf sei hier skizziert:

Obwohl sich der Eindruck vertieft, in der Kindertherapie guten Zugang zu den unbewussten Phantasien des Kindes gefunden zu haben, und obwohl auch die Eltern von positiven Veränderungen durch Rückmeldungen aus ihrer Umwelt berichten, verstärkt sich befremdlicherweise ihre Zurückhaltung. Die Eltern werden im Kontakt merklich kühler, erscheinen auch anspruchsvoller, ohne die Ansprüche allerdings konkreter benennen zu können. Ihre Haltung oder die eines Elternteils schwankt zwischen Rückzug einerseits und Angriff andererseits. Hatten sie sich anfangs kooperativ gezeigt und engagiert, so beklagen sie nun häufiger, dass sie keine wirkliche Hilfe bekämen, dass ihre Hilflosigkeit nicht ernst genug genommen werde, dass ihnen klarere Verhaltensanweisungen fehlten.

Bei der Therapeutin verstärken sich negative Gefühle gegenüber den Eltern und den Gesprächen mit ihnen. Sie spürt zunehmenden Widerwillen, will die Eltern am liebsten nicht mehr sehen, muss sich vielleicht sogar Angst vor dem nächsten Gespräch eingestehen. Ihre Formulierungen kommen in den Elterngesprächen nicht mehr an, Interventionen werden zurückgewiesen, sie fragt sich, ob denn eine psychoanalytische Arbeit zusammen mit diesen Eltern noch möglich ist, ja ob sie überhaupt jemals möglich war. Alle Bemühungen, den Dialog wiederaufzunehmen und zu verändern, scheitern. Im Laufe jeder weiteren Stunde kommt die Kindertherapeutin sich wie vernichtet vor, sie fühlt sich nicht selten auch nach den Stunden körperlich und seelisch wie ausgelaugt. Der Dialog droht endgültig zu entgleisen. Manchmal geht der Therapeutin die analytische Haltung verloren, sie wird den Eltern gegenüber drängend, sie sollten doch endlich »das Richtige«, nämlich die positive Veränderung des Kindes, sehen. Die Eltern ihrerseits fühlen sich nun nicht zu Unrecht unter Druck gesetzt und kritisiert. Manchmal drohen sie mit Abbruch der Behandlung, manchmal brechen sie sie wirklich ab. Aber nicht selten behalten sie die Haltung zwischen Rückzug und Angriff bis zum Ende der Behandlung bei. Mit Erleichterung nehmen sie das Ende der Behandlung hin. Sie verabschieden sich in der letzten Stunde, als gelte es, einem vermeintlichen Feind zu entfliehen, nicht ohne noch einmal gründlich über diese untaugliche Unternehmung Psychotherapie – trotz Erfolg – geschimpft zu haben. Die Therapeutin ist in solchen Fällen erleichtert, die Behandlung endlich beendet zu haben und diese

Eltern nicht mehr sehen zu müssen. Zufriedenheit oder gar die oben beschriebene Beruhigung durch Erkenntnis stellen sich allerdings bei solchen Fällen nicht ein.

Eifersucht

Es erscheint naheliegend, eine solche Haltung der Eltern oder eines Elternteils mit der möglichen Eifersucht auf die Therapeutin zu erklären, einem Phänomen, das schon H. Hug-Hellmuth beschrieben hat: Sorge, Scham und Erbitterung begleiten das Gefühl, in der Erziehung gescheitert zu sein; Misstrauen und die Befürchtung, von der Kinderanalytikerin verurteilt, vom Kind bloßgestellt und der begangenen Erziehungsfehler überführt zu werden, auf der einen Seite, Eifersucht auf der anderen Seite belasten die Beziehung zur Kinderanalytikerin (vgl. Hugh-Hellmuth, 1921).

Wenn es sich aber um Eifersucht handelt, gibt es gute Möglichkeiten der Bearbeitung. Das ist erkennbar an der Art, wie die Eltern den Kontakt gestalten, wie sie ihre Kritik formulieren und wie diese Formulierungen in der szenischen Gestaltung ihren Ausdruck finden. Auch in solchen Verläufen kommt es zu krisenhaften Verwicklungen: Termine sollen verschoben werden, die Belastung des Bringens wird zu groß, das Kind will nicht mehr zur Therapie, es kommt zum Streit zwischen den Ehepartnern; überhaupt sind die Zweifel groß, ob diese Behandlung das Richtige für das eigene Kind ist. Die die Eifersucht begleitenden Affekte von Wut, Rivalität, Angst und Erregung sind deutlich spürbar. In der Regel führt aber die empathische Deutung, u. a. über das Herstellen von Verknüpfungen zur Lebensgeschichte der Eltern, zum Verständnis der unterschiedlichen Gefühle. Die Eltern sind Deutungen gegenüber zugänglich, Krisen werden überwunden, und die Beziehung zur Therapeutin ist zwar zeitweilig sehr belastet, aber nie ernsthaft gefährdet. Die trianguläre Situation – das gemeinsame Interesse von Therapeutin und Eltern, das Kind zu verstehen – stellt sich immer wieder neu ein. Worte werden als hilfreich auf der Suche nach Erklärungen empfunden. Und nicht zuletzt können sich die Eltern mit der Sichtweise der Therapeutin identifizieren, weil sie die Veränderung bei ihrem Kind und die eigene Veränderung als große Entlastung erleben.

Neid

Was aber, wenn alles Gesagte, wenn die Worte wertlos gemacht und zurückgewiesen werden? Der Eindruck, dass Worte nicht aufgenommen werden können, dass sie wie unverdaulich zurückgegeben werden, lässt vermuten, dass es sich bei dieser Art der Reaktion um die Wiederbelebung früher Neidgefühle handeln könnte, wie sie M. Klein beschreibt. Die Therapeutin bleibt in dem Gefühl zurück, nichts Gutes käme von ihr; sie repräsentiert sozusagen die »böse Brust« (hierzu vgl. Segal, 1974).

Zum Verständnis der malignen Entwicklung ist M. Kleins Unterscheidung von Eifersucht und Neid hilfreich (Klein, 1972, S. 175). Danach kann Eifersucht als die reifere Gefühlsqualität gelten, denn sie setzt eine triangulierte Objektbeziehung voraus. Eifersucht bezieht sich auf die Liebe des Objekts, die das Subjekt für sich beansprucht, die ihm aber seiner Überzeugung nach von einem Dritten geraubt wird. Neid dagegen stammt aus der frühesten ausschließlichen Mutter-Kind-Beziehung. Sein Ursprung ist das schmerzhafte Gefühl des kleinen Kindes, die Brust der Mutter besitze alle Vollkommenheit und die grenzenlose Fähigkeit zu befriedigen, enthalte ihm aber diese Befriedigung vor. Das Kind will selbst im Besitz der geneideten Eigenschaften sein und die Brust, die vermeintliche Quelle des Schmerzes, verderben. In der Intensität und Ausschließlichkeit des empfundenen Neids liegt nach M. Klein eine Ursache der negativen therapeutischen Reaktion.

Auch O. Kernberg sieht im frühen Neid, der zu dem Bedürfnis führt, »den Therapeuten und mit ihm überhaupt alle äußeren Objekte, die Liebe und Befriedigung zu geben vermöchten, an sich scheitern zu lassen«, eine Ursache für die negative therapeutische Reaktion (Kernberg, 1980, S. 150).

Nach D. W. Winnicott entsteht Neid aus einem verfrühten Erleben von Getrenntsein zwischen Kind und Mutter, aus einer Störung in der primären Versorgung, die nicht zu einer Beruhigung beim Säugling führte (Winnicott, 1973, S. 93ff.).

Es scheint so, als würden während der Kindertherapie in manchen Eltern frühe, schwer erträgliche Neidgefühle wiederaufleben, die sogar die Therapie des Kindes gefährden. Wenn es dem Kind besser zu gehen beginnt, werden die Eltern an dieser Schnittstelle unbewusst an einen sehr frühen Mangel erinnert, für dessen Beschreibung die Wortfindung nicht möglich erscheint, weil alles Erleben so diffus ist, dass es der absoluten Verdrängung unterworfen wird. Solange das Kind leidend war, wurde dieser Mangel überdeckt. Unter Umständen ist sogar die Erkrankung des Kindes der Ausdruck einer konflikthaften Kollusion der Eltern mit dem Kind in der Art gewesen, dass darüber die Illusion des Einsseins geschaffen worden ist. Nun aber, im vorsichtigen Erproben des Getrenntseins, sind die Eltern (oder einer von ihnen) zurückgeworfen auf ein nicht benennbares infantiles Erleben. War zuvor lebendiges Gefühl in der Sorge um das Kind noch spürbar, treten an dessen Stelle nun nicht benennbare Kälte oder Starre. Der Neid schließt die Möglichkeit des Erlebens von Einssein und Getrenntsein, von Wärme und Beruhigung aus.

Umgang mit dem Neid der Eltern

Welche Möglichkeiten gibt es nun, mit dieser Art von Schwierigkeiten umzugehen? Natürlich kann man sich vornehmen, im Rahmen intensiverer Gespräche vor Beginn der Therapie des Kindes eingehender die Motivation der Eltern und ihren Umgang mit Konflikten zu untersuchen. Aber die negative Reaktion der Eltern, wie wir sie beschrieben haben, taucht ja eben erst dann auf, wenn es dem Kind besser geht. Sinnvoller ist es, die Art des Deutens und überhaupt alle Interventionen einer Überprüfung zu unterziehen und sie gegebenenfalls zu modifizieren. Deutungen, die auf eine Verknüpfung der aktuellen Beziehungsprobleme mit der Lebensgeschichte der Eltern abzielen, führen in solchen Fällen nicht zu einer emotionalen Verständigung, die die Eltern in ihrem Erleben erreicht; denn ihr ganzer Widerstand zielt gerade darauf ab, nicht mit dem frühen Mangel in emotionalen Kontakt zu kommen. Deswegen ist es sinnvoller, solche Deutungen über einen längeren Zeitraum zu vermeiden. Auch handfeste Ratschläge, obwohl von den Eltern ausdrücklich eingefordert, sind letztlich wenig hilfreich. Zum einen würden sie, als unbrauchbar entlarvt, zurückgewiesen, zum anderen wäre die Therapeutin der Verlockung erlegen, sich sozusagen als besseren Elternteil darzustellen und Neid erst recht herauszufordern. Aber auch empathische, um Verstehen bemühte Deutungsversuche werden von diesen Eltern häufig als Kränkung und Zurückweisung erlebt.

Zu überlegen ist, ob nicht an die Stelle von Deutungen die Benennung des Jetzt-Zustandes treten sollte, indem auf der einen Seite jeweils die Eltern und auf der anderen Seite das Kind betrachtet werden. (Ähnlich ging die oben beschriebene Mutter-Kind-Therapie vor, die der Mutter die unverstandenen Signale des Kindes »übersetzte«.) Indem zwei zuvor maligne ineinander geschobene Ebenen entflochten, jeweils für sich allein sichtbar gemacht werden, könnten die Benennung und getrennte Beobachtung der jeweiligen Person in der Gegenwart zu einer Erleichterung führen, ohne dass die Eltern dazu verführt werden, das allzu schmerzhafte Erleben aus ihrer eigenen Geschichte erneut in Szene zu setzen.

Der getrennt auf sie selbst und auf das Kind gerichtete Blick schließt zunächst die Suche nach den unbewussten Phantasien ausdrücklich aus. Die historische Perspektive wird nicht benannt, alles Gesagte bezieht sich auf die Gegenwart.

Der Vater eines fünfjährigen Jungen, der außerhalb der Familie mit niemandem sprach, im Kindergarten nicht spielte, nicht aß (obwohl er den ganzen Tag dort zubrachte) und dort auch nicht zur Toilette gehen konnte, hatte sich nur schwer entschließen können, die Psychotherapie des Sohnes zu unterstützen und an den 14-tägigen Elterngesprächen teilzunehmen. Als er 14 Jahre alt war, hatte sein eigener Vater sich erhängt, und es stand für ihn von vornherein fest, dass er an seine eigene Geschichte nicht würde rühren wollen. Zwar fühlte er sich in ständiger Sorge, sein Sohn könnte die Depression des Großvaters »geerbt« haben, zumal auch er selber in Konfliktsituationen zum Rückzug in Schweigsamkeit und Starre neigte. Aber er hatte die Schweigsamkeit seit der Erkrankung und dem Suizid seines Vaters wie eine Schutzhülle um sich gezogen, und niemand sollte daran rütteln. Er selber hatte damals keinerlei seelische Unterstützung gehabt, denn seine Mutter war ihm selbst wie auch seinem Vater gegenüber eher kalt und reserviert gewesen, und die alterstypischen Konflikte des Pubertierenden, dem der väterliche Schutz nun fehlte, hatten ihn darüber hinaus ihren Zugriff fürchten lassen.

So reaktivierten die Elterngespräche einerseits die unbewusste Befürchtung, in der Ehefrau oder der Therapeutin wieder dem kalten mütterlichen Objekt ausgeliefert zu sein, und andererseits die Angst, erneut von dem Schmerz des traumatischen Erlebens überwältigt zu werden. Er rüstete sich mit grimmigem Rückzug und der inneren Haltung, es werde sich sowieso niemals etwas ändern oder höchstens dadurch, dass »der Junge aus der Schweigsamkeit eben von alleine herauswächst«.

Es war deutlich zu spüren, welch große Anstrengung es den Vater kostete, die sich abzeichnenden Veränderungen des Jungen innerlich als etwas Gutes anzuerkennen. Sein Widerstreben, seinem Sohn das Gute zu lassen, das dieser aus der Therapie bezog, und den Beitrag der Therapeutin als »gut« anzuerkennen, wirkte immer wieder lähmend und war dem gemeinsamen Nachdenken nicht zugänglich.

Aber dann kamen Handlungen des kleinen Patienten in das Gespräch, die deutlich dessen Sehnsucht nach Identifikation mit dem Vater ausdrückten. Zum Beispiel hatte sich der Junge ein Jugendbild des Vaters, das diesen auf einem Motorrad sitzend zeigte, über sein Bett gehängt. Erst nachdem im Elterngespräch die Bedeutung dieses Bildes »entdeckt« worden war, wurde zu Hause ein Gespräch darüber möglich, dass der Kleine, wenn er erst einmal groß wäre, auch so ein Motorrad fahren wolle wie der Papa. Im Gespräch über diese Episode stellte die Therapeutin (wie auch sonst oftmals) einen Rückbezug auf die Geschichte des

Vaters bewusst nicht her, wohl aber versuchte sie ihm deutlich zu machen, mit welcher Bewunderung und Sehnsucht der kleine Junge nach dem Vater suchte, wie sehr er ihn bei aller ödipalen Rivalität auch brauchte als Schutz vor dem starken mütterlichen Zugriff, und dass er ihn in durchaus altersangemessener Weise idealisierte. Diese Sequenz öffnete dem Vater gewissermaßen die Augen für viele andere, ähnliche Beispiele aus dem Alltag, die die Identifikationsversuche des Sohnes verdeutlichten. Daraufhin fiel es ihm leichter, ohne mütterlichen Beistand mit dem Kleinen etwas zu unternehmen. So zogen Vater und Sohn wie zwei Kollegen zur häuslichen Baustelle und gingen mit Befriedigung dort gemeinsam ans Werk. Bewundernd konnte der Kleine die handwerklichen Fähigkeiten des Vaters beobachten und selbst mit anpacken.

Ähnlich wie in der oben beschriebenen Mutter-Kind-Therapie, hatte die Therapeutin eine Art von Übersetzungsfunktion wahrgenommen, weil der Vater nicht in der Lage gewesen war, die Signale des Sohnes aufzunehmen, zu verstehen und auf sich zu beziehen. Da dies in Anwesenheit der Mutter geschah, konnte diese erkennen, wie auch sie gelegentlich »Übersetzerin« sein kann, wenn der Vater einmal wegen seiner eigenen Verstrickung keinen Blick für das innere Befinden seines Kindes hat.

Derartige Interventionen betreffen zunächst nur die bewusstseinsfähigen, beobachtbaren Gefühle und Äußerungen der Eltern und des Kindes. Über diese Art der vorsichtigen Benennung können die Eltern ihr Kind anders als gewohnt wahrnehmen. Sie fühlen sich von schuldhafter Verstrickung entlastet und sind zugleich befreit von der Angst, selber therapiert zu werden. Der Neid wird auf diese Weise nicht umfassend bearbeitet, aber Eltern entdecken z. B. Anstrengungen des Kindes, ihnen nahe zu sein, und sie erleben auch, dass dies ohne Kollusion möglich ist und ohne die gefürchtete Überwältigung durch das in der eigenen Kindheit Erlebte.

Gerade Eltern, deren Neid leicht geweckt wird, brauchen das Gefühl, selber Anteil an der positiven Veränderung des Kindes zu haben. Nur dann können sie es aushalten, dass es dem Kind besser zu gehen beginnt, und – wenn auch unter großer innerer Anstrengung – die Therapie des Kindes tolerieren.

Je nach Lage der Dinge fordern die Elterngespräche sehr unterschiedliche technische Vorgehensweisen. Es kann – wie zuletzt beschrieben – in manchen Fällen richtig sein, über weite Strecken die lebensgeschichtlichen Erfahrungen der Eltern bewusst auszusparen, um nicht Widerstände zu provozieren, deren Bearbeitung in diesem Rahmen kaum möglich wäre. Es wird in anderen Fällen (wenn die Beziehung zur Kindertherapeutin im Rahmen einer triangulierten Objektwelt steht) gerade darum gehen, die Verflechtungen der unbewussten elterlichen Kindheitskonflikte mit der Konfliktdynamik des Kindes zu entdecken und gemeinsam zu verstehen. Auf vielfältige Weise wird es zu wechselseitigen identifikatorischen Prozessen zwischen Eltern und Kindertherapeutin kommen. Immer wird es Ziel der Arbeit sein, die elterliche Position von Mutter und Vater zu stärken. Die Elternarbeit hat ihren Ort am Schnittpunkt der gegenseitigen Idealisierungen, Identifikationen, Projektionen, Phantasiebildungen und unbewussten Triebwünsche von Eltern und Kindern, und von hier bezieht sie ihre Wirksamkeit.

Literatur

Anthony, W., James, E. & Benedek, Th. (1970). *Parenthood. Its Psychology and Psychopathology*. Boston.

Benedek, Th. (1960). Elternschaft als Phase der Entwicklung. In *Jahrbuch der Psychoanalyse, Bd.1* (S. 35–61).

Cohen, R. S. & Weissman, S. H. (1984). The Parenting Alliance. In *Parenthood. A Psychodynamic Perspective* (S. 33–49). Hrsg. v. R. S. Cohen, B. J. Cohler & S. H. Weissman. New York/London.

Fraiberg, S. (1990). Schatten der Vergangenheit im Kinderzimmer. *Arbeitshefte Kinderanalyse, 11/12,* 141–160. Hrsg. am Wissenschaftlichen Zentrum II GH Kassel.

Hugh-Hellmuth, H. (1921). Zur Technik der Kinderanalyse. *Internationale Zeitschrift für Psychoanalyse, 7,* 179–196.

Kernberg, O. (1980). *Borderlinestörungen und pathologischer Narzißmus*. Frankfurt a. M.

Klein, M. (1972). Neid und Dankbarkeit. In *Das Seelenleben des Kleinkindes und andere Beiträge zur Psychoanalyse* (S. 174–186). Reinbek bei Hamburg.

Segal, H. (1974 [2019]). *Melanie Klein. Eine Einführung in ihr Werk.* Frankfurt a. M., 3. Auflage 2019.

Winnicott, D. W. (1973). *Vom Spiel zur Kreativität.* Stuttgart.

Die Autorinnen und Autoren

Marie-Luise Althoff, Dr. phil., Psychoanalytikerin, Supervisorin, Lehranalytikerin. Studium der Mathematik, Erziehungswissenschaften und Psychologie. Kassenpsychotherapeutische Tätigkeit in Herford von 1992 bis 2012. Seitdem niedergelassen in privater Praxis in Bielefeld mit den Schwerpunkten Supervision, Selbsterfahrung, Gruppen- und Paartherapie. Seit 1998 tätig in der Aus- und Weiterbildung von Psychotherapeuten an mehreren Ausbildungsinstituten. Ausbildung am Anna Freud Centre in MBT; vertritt das Thema Mentalisieren auf Tagungen, z. B. in Erfurt, Bad Salzuflen, Lindau; ist Gründungsmitglied des MBT-D-A-CH. Seit vielen Jahren Filmvorstellungen im Rahmen der Veranstaltung »Psychoanalyse trifft Film« in Leipzig und auf der Erfurter Psychotherapiewoche.

Rose Ahlheim, Kleinmachnow bei Berlin. War als Dozentin und Supervisorin tätig im Anna-Freud-Institut, Frankfurt am Main, und im Esther-Bick-Institut, Berlin.

Susanne Benzel, Dr. phil., wissenschaftliche Mitarbeiterin am Sigmund-Freud-Institut und Psychotherapeutin für Kinder, Jugendliche und junge Erwachsene mit der Fachkunde Psychoanalyse und Tiefenpsychologie; vormals Vertretung der Professur für Soziologie und psychoanalytische Sozialpsychologie an der Goethe-Universität Frankfurt. Ihre Arbeitsschwerpunkte liegen in der Adoleszenz-, Jugend- und Familienforschung, der Migrations-, Generationen- und Biografieforschung und in der Erforschung der psychischen und sozialen Folgen von Digitalisierung sowie in den Methoden der qualitativen Sozialforschung.

Claudia Burkhardt-Mußmann, analytische Kinder- und Jugendlichen-Psychotherapeutin, Supervisorin, Dozentin am Anna-Freud-Institut, 2014 bis 2020 fachliche Leitung von *Jasmin – zwischen Traum und Trauma. Zur Unterstützung früher Mutterschaft von Flüchtlingen.* Bei Brandes & Apsel zuletzt erschienen: *Räume, die Halt geben* (2015) und gemeinsam mit Frank Dammasch: *Migration, Flucht und Kindesentwicklung* (2016).

Heidemarie Eickmann, Praxistätigkeit von 1986 bis 2017 in Gießen. Dozentin und Supervisorin am Anna-Freud-Institut Frankfurt am Main. Lehrtätigkeit an der Justus-Liebig-Universität Gießen, Fachbereich Pädagogik. Aufsätze in der

Zeitschrift *Analytische Kinder- und Jugendlichen-Psychotherapie.* Filmvorstellungen in der Reihe »Psychoanalyse und Film« des Eberhard-Richter-Instituts Gießen.

Ellen Lang-Langer, Dr., Analytische Kinder- und Jugendlichen-Psychotherapeutin, niedergelassen in Frankfurt a. M. Dozentin, Supervisorin, Sachverständige für Familienrecht. Veröffentlichungen bei Brandes & Apsel: *Trennung und Verlust: Fallstudien zur Depression in Kindheit und Jugend* (2009), *Spielraum und Rahmen: Abstinenz und Agieren in der psychoanalytischen Behandlung von Kindern und Jugendlichen* (2014), *Holding, Strukturveränderung und Therapieerfolg: Evaluation psychoanalytischer Behandlungen von Kindern und Jugendlichen im Erwachsenenalter* (2019) und *Autismus und Trauma* (2024), diverse Beiträge in Fachzeitschriften.

Michael Günter, Jg. 1957, Prof. Dr. med. Dr. phil. h. c., studierte Medizin, Kunstgeschichte und Empirische Kulturwissenschaft in Tübingen und Wien. Facharzt für Kinder- und Jugendpsychiatrie und Psychotherapie und für Psychosomatische Medizin. Psychoanalytiker für Erwachsene, Kinder und Jugendliche, Lehranalytiker (DPV/IPA). Leiter des Instituts für psychiatrisch-psychologische Begutachtung Tübingen (I2PT). Mitherausgeber der Zeitschrift *Kinderanalyse.* Autor und Herausgeber mehrerer Bücher und zahlreicher Artikel. Arbeitsschwerpunkte: Adoleszenz, Psychoanalytische Sozialarbeit, Forensische Kinder- und Jugendpsychiatrie, Psychosomatik im Kindes- und Jugendalter.

Johan Norman, Dr. med., arbeitet als Psychoanalytiker mit Kindern, Jugendlichen und Erwachsenen in Schweden, Lehranalytiker und Supervisor. Zahlreiche Publikationen über psychoanalytische Technik, insbesondere in der Arbeit mit Kindern.

Gabriele Häußler, Kinder- und Jugendlichen-Psychotherapeutin in Privatpraxis in Heilbronn; Dozentin und Supervisorin am Psychoanalytischen Institut Stuttgart e. V. und am Würzburger Institut für Psychoanalyse und Psychotherapie e. V.; langjährige Mitarbeit in der Psychotherapeutischen Babyambulanz Stuttgart; von der KBV beauftragte Gutachterin für analytische und tiefenpsychologisch fundierte Kinder- und Jugendlichenpsychotherapie; Mitherausgeberin und Redaktionsmitglied der Fachzeitschrift *Kinder- und Jugendlichen-Psychotherapie* (KJP) im Verlag Brandes & Apsel.

Thomas Hüller, Diplompädagoge und niedergelassener Kinder- und Jugendlichen-Psychotherapeut (VAKJP) in Frankfurt am Main. Ist als Dozent, Supervisor und Gutachter tätig. Interessenschwerpunkt: Technik der psychoanalytischen und tiefenpsychologischen Kinder- und Jugendlichen-Psychotherapie.

Angelika Staehle, Diplom-Psychologin, Psychologische Psychotherapeutin, analytische Kinder- und Jugendlichen-Psychotherapeutin, Psychoanalytikerin für Kinder, Jugendliche und Erwachsene (DPV/IPA). Lehranalytikerin und Supervisorin DPV/DGPT/IPA, Gruppenlehranalytikerin. Viele Jahre Leiterin der Erwachsenenausbildung und der Weiterbildung Kinder- und Jugendlichen-Psychoanalyse der DPV. Niedergelassen seit 40 Jahren in eigener Praxis für Kinder, Jugendliche und Erwachsene, einzeln und in Gruppen. Zahlreiche Veröffentlichungen zur psychoanalytischen Behandlungstechnik von Kindern, Jugendlichen und Erwachsenen, zu Träumen, autistischen Phänomenen, Mutismus und Symbolisierungsstörungen. Letzte Veröffentlichungen: *Psychoanalytische Grundannahmen* (2020, zusammen mit Dieter Bürgin, Kerstin Westhoff, Anna Wyler von Ballmoos) sowie Beiträge in Fachzeitschriften.

Erwin Sturm studierte zunächst Ingenieurwissenschaften und Arbeit in der Industrie, anschließend Studium der Psychologie in Frankfurt und Ausbildung zum Psychoanalytiker am Frankfurter Psychoanalytischen Institut (FPI), niedergelassen in eigener Praxis seit 2004, Lehranalytiker und Supervisor der DPV, seit 2014 Leiter der Ambulanz am FPI.

Gabriele Teckentrup, analytische Psychotherapeutin für Kinder und Jugendliche, Lehrsupervisorin und Dozentin für psychoanalytische und psychotherapeutische Fort- und Weiterbildung. Inhaltliche Schwerpunkte und Publikationen zu Adoleszenz, zu geschlechtsspezifischer Entwicklung, zu Trauma und transgenerativen Übertragungsphänomenen bei Traumatisierungen u. a. durch Flucht und Migration, Film und Psychoanalyse.

Gisela Zeller-Steinbrich, Psychoanalytikerin für Erwachsene, Kinder und Jugendliche mit Praxis in Basel. Paar- und Familientherapeutin (BVPPF, agba). Dozentin, Ausbildungsanalytikerin und Supervisorin an verschiedenen Weiterbildungsinstitutionen in Deutschland und der Schweiz. Fachpublikationen zu Paar- und Familientherapie, Kinderanalyse, Beziehungsdiagnostik (OPD-KJ), Kinderwunschentwicklung. Buchautorin.

Nachweise

Ahlheim, Rose (2003). Sehnsucht und Destruktion. Zeitgefühl und Selbstkohärenz in der Behandlung eines mehrfach traumatisierten Jungen. *Analytische Kinder- und Jugendlichen-Psychotherapie*, 118, 34(2), 205–223.

Ahlheim, Rose / Eickmann, Heidemarie (1999). Wirkfaktoren in der Arbeit mit den Eltern. *Analytische Kinder- und Jugendlichen-Psychotherapie*, 103, 30(3), 381–397.

Althoff, Marie-Luise (2020). Der Rahmen – seine Konstituierung und Inszenierung in ersten Begegnungen mit Kindern. *Kinder- und Jugendlichen-Psychotherapie*, 187, 51(3), 319–334.

Benzel, Susanne (2019). Körperszenen – Selbstverletzungen in der Adoleszenz. *Kinder- und Jugendlichen-Psychotherapie*, 184, 50(4), 475–493.

Günter, Michael (2015). Thrills and Regressions revisited. Welche Träume träumen wir im Zeitalter elektronischer Medien? *Analytische Kinder- und Jugendlichen-Psychotherapie*, 166, 46(2), 225–242.

Häußler, Gabriele (2010). Der kindliche Schlaf – ein Wechselspiel von Trennung und Wiederbegegnung. *Analytische Kinder- und Jugendlichen-Psychotherapie*, 146, 41(2), 207–218.

Hüller, Thomas (2008). Das dissoziale Symptom als Restitutionsversuch männlicher Identitätsentwicklung. Betrachtungen aus der Behandlung eines zwölfjährigen Jungen. *Analytische Kinder- und Jugendlichen-Psychotherapie*, 139, 39(3), 333–347.

Lang-Langer, Ellen (2005). Primäres Einkoten. Ein Fallbericht. *Analytische Kinder- und Jugendlichen-Psychotherapie*, 127, 36(3), 371–390.

Norman, Johan (1999). Die Freiheit zu spielen, zu träumen und zu denken. *Analytische Kinder- und Jugendlichen-Psychotherapie*, 104, 30(4), 521–539.

Staehle, Angelika (2019). Formen der Angst und ihre Transformation in psychoanalytischen Behandlungen von Kindern. *Kinder- und Jugendlichen-Psychotherapie*, 181, 50(1), 55–86.

Sturm, Erwin (2018). Behandlung in sieben Stunden? Gedanken zu analytischen Gesprächen mit einem jungen Geflüchteten. *Kinder- und Jugendlichen-Psychotherapie*, 179, 49(3), 383–404.

Teckentrup, Gabriele (2017). Flucht und Trauma. *Kinder- und Jugendlichen-Psychotherapie*, 175, 48(3), 359–379.